U0265612

药师处方审核案例版培训教材

肾脏系统疾病用药

总 主 编　吴新荣

副总主编　王景浩

主　　编　劳海燕

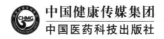

中国健康传媒集团

中国医药科技出版社

内 容 提 要

　　本书是药师提升肾脏系统疾病用药处方审核能力的培训教材。书中收录肾脏系统常见疾病、药源性肾脏系统疾病、肾移植等用药及腹膜透析、血液净化患者的药物方案、剂量调整。各章节含四部分内容,即肾脏系统疾病的简要介绍、药物治疗方案、处方审核注意事项、处方案例分析。书中通过分析大量处方实例,将理论与实践相结合,对药师日常处方审核工作具有重要的参考价值,可快速提升药师的审方能力和技巧。本书可供医疗机构、药店药师使用。

图书在版编目(CIP)数据

肾脏系统疾病用药/劳海燕主编. —北京:中国医药科技出版社,2022.3
药师处方审核案例版培训教材
ISBN 978 – 7 – 5214 – 2916 – 9

Ⅰ.①肾… Ⅱ.①劳… Ⅲ.①肾疾病—用药法—职业培训—教材 Ⅳ.①R983

中国版本图书馆 CIP 数据核字(2021)第 265901 号

美术编辑　陈君杞
版式设计　诚达誉高

出版　**中国健康传媒集团** | 中国医药科技出版社
地址　北京市海淀区文慧园北路甲 22 号
邮编　100082
电话　发行:010 – 62227427　邮购:010 – 62236938
网址　www. cmstp. com
规格　710 × 1000mm ¹⁄₁₆
印张　14 ¾
字数　279 千字
版次　2022 年 3 月第 1 版
印次　2022 年 3 月第 1 次印刷
印刷　三河市万龙印装有限公司
经销　全国各地新华书店
书号　ISBN 978 – 7 – 5214 – 2916 – 9
定价　58.00 元

获取新书信息、投稿、为图书纠错,请扫码联系我们。

编委会

自　序

　　又要写序了，这次是一套全新的以审方案例为重点的书。每当此时内心总是既充满期盼又有些许惶恐，期盼的是这套书满带着墨香来到我们面前，惶恐则是这必须却很难写的序无人过目。直到最近看一本书，其娓娓道来的序让我意识到，序应该是有故事、有灵魂的，这样的序会有人想读完！

　　2018 年 6 月底，国家卫生健康委员会、国家中医药管理局、中央军委后勤保障部联合印发《医疗机构处方审核规范》，首次明确了"药师是处方审核工作的第一责任人"，并对处方审核的管理和流程作了具体规范。这为药师更深入地融入临床、开展药学服务工作，提供了坚实的政策基础。凭借着在职业生涯中积累的专业敏感，我们项目组义务反顾地踏上了这条充满酸甜苦辣的审方培训路，并在全国得到共鸣，审方路踏过祖国的各个省区，获得大家一致好评。审方培训的顺利开展离不开国家政策的支持。2018 年 11 月，国家卫生健康委员会等又发布了《关于加快药学服务高质量发展的意见》，再次强调了处方审核的重要性。2019 年 8 月，新版《药品管理法》第六章规定"医疗机构应当配备依法经过资格认定的药师或者其他药学技术人员，负责本单位的药品管理、处方审核和调配、合理用药指导等工作"，首次将处方审核这样一技能性的工作以法律的形式呈现。2020 年 2 月，国家卫生健康委员会、财政部、国家医疗保障局、教育部、人力资源社会保障部、国家药品监督管理局六部委联合发布《关于加强医疗机构药事管理促进合理用药的意见》，要求"强化药师或其他药学技术人员对处方的审核""加强药学人才队伍建设"，并首次对处方审核药师的绩效提出了建议。在国家不断出台的政策牵引下，处方审核能力已成为行业刚需。各种医疗质量检查也把处方审核列为重要的内容。为了顺应这个需求，各省都在积极开办处方审核培训班。

　　在药学专业的学历教育阶段，我国多数药师以化学学科、药学基础理论和实验的知识结构为主体，临床基础知识、临床实践经验相对缺乏，因而业务能力和专业素质普遍无法满足处方审核对专业技能的需求。为突破医院药师审方知识和技能欠缺的瓶颈、建立审方思维、胜任处方审核工作，我们必须在处方审核的继续教育培训上下功夫。但是长期以来处方审核培训受重视程度不够，原因有几个方面：①培训内容不够系统，不能覆盖药师处方审核中系统知识点；②培训方式枯燥，药师学习主动性差，培训效果不明显；③培训结束后，缺少与培训相关的配套案例练习，学员不能学以致用，知识遗忘率高。

为提高医院药师处方审核能力和合理用药、安全用药的服务水平，满足当前综合医改对药师服务转型的要求，尽快让广大药师具备审方的基本技能，我们把培训重点放在理论与实践的有机结合上：让药师不仅懂药，还要了解疾病的发生发展与药物治疗之间的关系；掌握学习的窍门，懂得运用现代手段和工具解决工作中的实际问题；提高学习能力，动态追踪药学发展前沿。处方审核是一个药师的基础工作技能，如果仅仅在理论上学习审方的方法，而不从根本上理解审方中的道理，无法去直面医生的质疑。因此我们需要药师在审方中做到知其然知其所以然，在审方的过程中会灵活运用循证这个工具。如此，才能够使药师从以前只会机械地发对药，向智慧地用好药华丽转身，在医疗团队中找到自身的价值，产生强烈的职业荣誉感。

广东省药学会自 2018 年 8 月起开展处方审核培训，已举办 40 余期，共培养学员近 3 万名，并已将其打造成行业内具有重要影响力的药学继教培训品牌，为系统化审方项目的开展打下坚实的理论及实践基础。随着科学技术的发展，新药层出不穷，新药的不良反应、药物的相互作用、审方规则也在不停地更新，所以进行基本的短期审方培训之后，有一本好的专业参考书变得尤为重要。伴随培训出版的《药师处方审核培训教材》深受广大药师追捧，填补了我国审方培训教材的空白。现在推出的这套书，是关于特殊人群用药的处方审核案例丛书。全书共分五册，主要是针对儿童、老年、妊娠哺乳期、疼痛、肾病患者等特殊人群治疗过程中的用药审核。这类人群的特殊性，使得他们的用药更加复杂，因而对他们所用药物的审核也显得越必要。各分册编写时，遵照《医疗机构处方审核规范》标准，以近年来公布的相关诊疗指南为依据，以大量真实的处方案例为基础，将特殊人群常见疾病治疗的知识点与临床处方案例相结合，提出处方问题、进行机制分析、实施干预建议。本套书主要以案例为切入点，讲述在临床实践过程中如何进行规范合理的处方审核，其中穿插医学、药学理论知识点，真正地将理论知识与临床实践运用相结合。整套书内容可读性强、知识点突出、格式层次清晰，因而可以成为医院药师甚至临床医生日常工作的得力助手。这套书主要供医疗机构从事审方药师工作的专业技术人员使用，也可作为临床医生的参考用书。

希望这套书能够做一盏灯，照亮致力于特殊人群处方审核的药师前行的路。

吴新荣　王景浩
2021 年 9 月

前　　言

2018 年国家卫生健康委员会等发布了《医疗机构处方审核规范》，明确"药师是处方审核工作的第一责任人"，并对处方审核管理和流程作了具体规定。药师的审方能力与医学素养和综合能力直接相关。我国审方药师普遍存在知识结构缺陷和医学知识不足，缺乏及时发现并制止不合理处方的能力。因此，提高药师的综合素质、统一审方标准、规范审方行为、培养合格的审方药师已成为我国药学服务工作的当务之急。本书根据《医疗机构处方审核规范》《北京市医疗机构处方专项点评指南（试行）》等文件的指导，对肾脏系统疾病的处方进行审核，列举案例和解析，以期为药师处方审核提供参考。

本书由三部分内容构成。第一是简明扼要对肾脏系统常见疾病的概况、药物治疗原则及常见药物特点进行总结。肾脏系统疾病本身具有发病原因多、并发症多、用药周期长且患者多为老年人等特征，在肾脏系统疾病的治疗过程中，临床药物的合理使用显得尤为重要。在肾脏系统疾病中，肾病综合征、IgA 肾病、过敏性紫癜性肾炎、狼疮性肾炎、糖尿病肾病、慢性肾衰竭等是常见的疾病，且需要长期治疗和预防，属于慢性病管理范畴。治疗药物涉及药理类别广泛，用药种类达数十种之多，故选择这些常见病作为介绍重点。急性肾损伤、药源性肾脏系统疾病、急性肾小球肾炎、急进性肾小球肾炎、肾移植、血液净化患者药物剂量的调整等也是肾科用药处方审核时需要掌握的内容，所以也做了详尽的介绍。第二是对处方审核的注意事项进行了简要性陈述。第三是以案例形式对临床上常见处方审核过程的问题进行了分析。

本书既有疾病药物治疗的理论基础，又有来自临床实践的审方案例可供学习与剖析，有利于巩固审方药师所学的理论知识，增加审方的实操性。本书可供审方药师学习肾病专科用药，补齐短板，让药师不仅懂药，还要了解专科疾病的发生、发展与药物治疗的关系，对审方药师掌握与学习肾脏系统常见疾病的审方知识与技能，具有一定的帮助。本书对医学生学习肾脏系统常见疾病的药物治疗知识，也有裨益。通过学习掌握肾脏系统常见疾病的药物治疗知识、审方的基本要素与思路、常见药物特点，懂得处理肾病专科用药的审方技巧，提高疑难复杂问题处理能力。

本书的编委是由国内大型医疗机构临床一线工作的具有丰富临床经验的肾科临床专家及临床药师组成。

限于时间和知识不断更新，书中若有疏漏之处，欢迎广大读者批评指正。

编　者
2021 年 5 月

目　　录

绪　　论

一、慢性肾脏病的疾病负担

全球范围内慢性肾脏病（chronic kidney disease，CKD）的发病率达 10% ~ 16%，并且呈逐年增长趋势。各个国家发病率有所差异。我国所进行的横断面研究（2009 年 9 月 ~2010 年 9 月）显示，中国 CKD 患病率约为 10.8%，也就是说约有 1.2 亿人患有 CKD。其中，我国北部地区及西南地区，CKD 患病率尤为突出（16.9% 和 18.3%）。同时这项研究显示，性别、年龄、高血压、糖尿病、高尿酸血症、心血管疾病病史、居住区域及经济情况等因素均与 CKD 患病率相关。慢性肾脏病的直接后果是终末期肾脏病（end - stage renal disease，ESRD）。我国 ESRD 的患病率约为 0.03%。患者一旦进入 ESRD，进行肾脏替代治疗是唯一的选择，需要进行血液透析、腹膜透析或肾脏移植，影响患者健康、寿命，并带来经济及身心上的负担。

二、肾脏系统疾病治疗措施

（1）肾脏系统疾病的一般治疗包括饮食调整、生活方式的调整以及避免肾毒性药物的使用。

（2）针对病因及发病机制的治疗，包括许多原发性肾小球疾病和一些自身免疫性疾病激发的肾脏疾病。由于其发病机制存在免疫反应的异常，所以临床上常常需要用到糖皮质激素及免疫抑制剂。临床上常用的免疫抑制剂包括环磷酰胺、吗替麦考酚酯、硫唑嘌呤、环孢素 A 及他克莫司等。

（3）针对非免疫发病机制高血压肾损害、糖尿病肾病、高尿酸血症肾病、感染等相关肾脏疾病的治疗，控制血压、血糖、尿酸及感染等非免疫机制致病因素也是非常必需的。在肾脏病患者中尤其需要严格控制血压、血糖。血管紧张素转换酶抑制剂（angiotensin - converting enzyme inhibitor，ACEI）或血管紧张素受体拮抗剂（angiotensin receptor blocker，ARB）能够阻断肾素 - 血管紧张素（renin - angiotensin system，RAS）系统，不仅减轻肾小球囊内压及肾小球高滤过状态，同时还具有血流动力学以外的相关作用机制（如保护足细胞、减少系膜基质增生等）来减轻肾脏损伤，所以具有降压以外的肾脏保护作用。无论是免疫机制为主的肾脏疾病（如 IgA 肾病、膜性肾病、狼疮性肾炎等），还是非免疫机制为主的肾脏疾病（如糖尿病、多囊肾等），ACEI 及 ARB 均可减轻蛋白尿、延缓肾功能进展。所以无论是改善全球肾脏病预后组织（Kidney Disease：Improving Global Outcomes，KDIGO）指南，还是 JNC8 中均建议 CKD 患者无禁忌证时首选 ACEI 或 ARB。但是需要注意的是，当患者发生急性肾损伤（acute kidney injury，AKI）时，尚无充分证据证实 ACEI 及 ARB 是加重还是减轻肾脏损伤，所以不建议在 AKI 时常规使用 ACEI 及 ARB。

（4）合并症及并发症的治疗。肾脏疾病患者往往存在多种并发症，如高血压、糖尿病、冠心病、肝衰竭等，这些器官功能障碍同样会加重肾脏疾病进展及影响患者最终预后，所以需要在治疗肾脏本身疾病时，也需要积极治疗与控制这些合并症。

（5）肾脏替代治疗。对于需要进行肾脏替代治疗的 ESRD 患者，可以选择腹膜透析、血液透析及肾移植。

三、肾脏系统疾病药物治疗的特点

首先，肾脏系统疾病治疗具有长期性特点。除部分去除病因后能够恢复正常肾功能的 AKI 患者以及急性泌尿系感染的患者外，绝大多数肾脏病患者需要接受长期或者终身治疗及随访。其次，对于糖皮质激素及免疫抑制剂，需要在起始治疗时予以规范的足剂量。对于不同疾病，糖皮质激素和免疫抑制剂有其规范的起始用量及疗程。比如微小病变型肾病综合征需要起始使用 1mg/kg 糖皮质激素；环孢素 A 在治疗膜性肾病时，需要起始使用 3~5mg/kg，并需使谷浓度达到 100~200ng/ml。如果治疗时没有使用足剂量，很可能达不到治疗作用。再次，原发性或继发性肾小球肾炎的患者需要注意维持治疗。这些患者即使治疗效果好，很快能够达到临床缓解，也需要较长时间、规范的维持治疗。例如，增殖型狼疮性肾炎患者，当达到临床完全缓解进入维持治疗后，其维持治疗需要 1.5~2 年，甚至部分患者需要更长时间维持治疗。另外，在临床治疗过程中需要密切监测药物副作用。由于许多肾脏疾病患者需要长时间使用糖皮质激素和（或）免疫抑制剂，往往会带来相关副作用，如感染、肝肾功能损伤、骨髓抑制等。所以服药后密切监测是必不可少的。最后，由于相当一部分肾脏疾病患者存在肾功能衰竭，药物经肾排泄减慢，可能导致药物蓄积，所以许多药物在治疗过程中需要减量使用，否则将会出现相关药物蓄积带来不良反应。

四、学习与掌握肾脏系统疾病处方审核特点的必要性

2018 年 7 月 10 日国家卫健委等发布了《医疗机构处方审核规范》，明确"药师是处方审核工作的第一责任人"，并对处方审核管理和流程作了具体规范。

药师的审方能力与医学素养和综合能力直接相关。

肾脏系统疾病药物治疗知识是审方药师需要学习掌握的基本内容之一。由于肾脏系统疾病本身具有发病原因多、并发症多、用药周期长且患者多为老年人等特征，在肾脏系统疾病的治疗过程中，临床药物的合理使用显得尤为重要。在肾脏系统疾病中，肾病综合征、IgA 肾病、过敏性紫癜性肾炎、狼疮性肾炎、糖尿病肾病、慢性肾衰竭等是常见的疾病，且需要长期治疗和预防，属于慢性病管理范畴。而治疗药物涉及药理类别广泛，用药种类达数十种之多。急性肾损伤、药源性肾脏系统疾病、急性肾小球肾炎、急进性肾小球肾炎、肾移植、血液净化患者药物剂量的调整等也是肾科用药处方审核时需要掌握的内容。

我国审方药师普遍存在知识结构缺陷和医学知识不足的问题，缺乏及时发现并制止不合理处方的能力。因此，提高药师的综合素质，统一审方标准，规范审方行为，培养合格的审方药师已成为我国药学服务的当务之急。

（刘双信　劳海燕）

第一章　肾病综合征

第一节　概述

肾病综合征（nephrotic syndrome，NS）是指大量蛋白尿 ［成人 >3.5g/d、儿童尿蛋白 >50mg/（kg·d）］、低白蛋白血症（ <30g/L）、明显水肿和（或）高脂血症等一组临床表现相似的综合征。肾病综合征由多种病因引起肾脏损害，肾小球基底膜通透性增加，导致大量蛋白尿的一组疾病。

一、流行病学

本病在儿童较为常见，国外报道 16 岁以下人口年发生率约为 1/50000，累积发生率为 8/50000，中国各地区协作调查统计原发性肾病综合征占儿科泌尿系统住院病人的 21%（1982 年）和 31%（1992 年），其中病程 1 年内的初发者占58.9%，是儿科最常见的肾脏疾病之一。

二、病因和发病机制

肾病综合征根据病因分为原发性和继发性，排除继发性因素后，即为原发性肾病综合征。原发性肾病综合征的发病机制尚未完全明了。一般认为蛋白尿是由于肾小球毛细血管壁电荷屏障及分子屏障的破坏所致。正常肾小球滤过膜带负电荷，电荷屏障由基底膜上的固定阴离子位点（主要为硫酸肝素多糖）及内皮细胞表面的多阴离子（主要为涎酸蛋白）所组成；分子屏障则由滤过膜内侧的内皮细胞窗孔基底膜及上皮细胞裂孔膜组成，其中基底膜起主要作用。机体通过免疫反应激活凝血、纤溶系统以及补体基质金属蛋白酶等因素损伤基底膜，分子屏障破坏导致非选择性蛋白尿。也可通过非免疫机制，如高血压、高血糖或基底膜结构缺陷等，导致屏障破坏，出现蛋白尿。细胞免疫紊乱特别是T 细胞免疫功能紊乱，T 细胞数降低，$CD4^+/CD8^+$ 比例失衡，破坏基底膜电荷屏障导致蛋白尿。

继发性肾病综合征可由糖尿病肾病、系统性红斑狼疮、肝炎病毒相关性肾炎、肾淀粉样变、药物或毒物损伤、过敏性、肿瘤及遗传性疾病等引起。不同年龄及性别，其继发性肾病综合征的原因各有侧重。

三、病理和病理生理

肾病综合征的常见病理类型有微小病变型肾病（minimal change nephrosis，MCD）、膜性肾病（membraneous nephropathy，MN）、局灶性节段性肾小球硬化（focal segmental glomerulosclerosis，FSGS）、系膜增生性肾炎（mesangial proliferative glomerulonephritis，MsPGN）、系膜毛细血管性肾炎（membrano - proliferative glomerulonephritis，MPGN）等。其中青少年微小病变型肾病、系膜增生性肾炎、局灶性节段性肾小球硬化的发病率较高，老年患者膜性肾病较多。但近年来，年轻患者肾脏病理为膜性肾病者明显增多（表 1-1）。继发性肾病综合征根据其疾病本身，病理各有其自身疾病的特征。

表 1-1　肾病综合征的分类和常见病因

分类	儿童	青少年	中老年
原发性	微小病变型肾病	系膜增生性肾小球肾炎 微小病变型肾病 局灶性节段性肾小球硬化 系膜毛细血管性肾小球肾炎	膜性肾病
继发性	过敏性紫癜肾炎 乙型肝炎病毒相关性肾炎 系统性红斑狼疮肾炎	系统性红斑狼疮肾炎 过敏性紫癜肾炎 乙型肝炎病毒相关性肾炎	糖尿病肾病 肾淀粉样变性 骨髓瘤性肾病 淋巴瘤或实体肿瘤性肾病

肾病综合征病理生理是肾小球滤过膜对血浆白蛋白通透性增加，引起大量蛋白尿、低蛋白血症、水肿及高脂血症。一般认为水肿形成是由于大量蛋白尿使血浆白蛋白浓度降低，血浆胶体渗透压下降，血管内水分及电解质外渗到组织间隙。继发性有效循环血量减少，从而刺激心房、动静脉等压力、容量感受器，反射性地引起交感神经兴奋，肾素 - 血管紧张素 - 醛固酮及抗利尿激素等分泌增加，促使肾脏对水钠重吸收增加，引起水肿。肾病综合征存在的低蛋白血症，主要与尿中蛋白丢失，肝脏白蛋白合成减少及体内的白蛋白分布异常，分解代谢增加有关。低蛋白血症对机体产生各种影响。肾病综合征伴低蛋白血症时，总胆固醇、游离胆固醇、胆固醇酯均升高，甘油三酯在病变严重时才升高。产生高脂血症主要是由于低蛋白血症及血浆胶体渗透压低，刺激肝脏脂蛋白合成增加。肾病综合征时存在高凝状态，其主要原因为肝脏合成凝血因子 V、Ⅷ和纤维蛋白原增

加，抗凝血酶（Antithrombin Ⅲ，AT Ⅲ）活性降低，以及高脂血症时内皮细胞损伤，激活血小板，导致高凝状态。肾病综合征时还存在细胞免疫缺陷，总 T 细胞量下降，T 细胞亚型异常等，易导致感染。

四、临床表现和辅助检查

1. 症状和体征 肾病综合征可隐匿或急性起病，诱因不明确，有诱因者往往为上呼吸道感染、肠炎、皮肤感染或各种过敏等。发病年龄与病因有关，儿童肾病综合征的病理类型多为微小病变型肾病，老年肾病综合征多为膜性肾病。

肾病综合征主要表现为水肿及蛋白尿。肾病综合征水肿特点是首先发生在组织疏松的部位，如眼睑或颜面部、足踝部，以晨起为明显，严重时可以涉及到下肢及全身。肾性水肿的性质是软而易移动，临床上呈现凹陷性水肿，即用手指按压局部皮肤可出现凹陷。水肿严重时，可出现胸水、腹水、阴囊水肿及心包积液。值得注意的是，尽管部分患者有严重低蛋白血症，但水肿不明显。

肾病综合征患者除水肿及蛋白尿外，还可表现为血尿、高血压及肾功能减退。系膜增生性肾小球肾炎、系膜毛细血管性肾小球肾炎及局灶性节段性肾小球硬化患者，其血尿、高血压及肾功能减退的发生率较高；微小病变型肾病及膜性肾病患者，其血尿、高血压及肾功能减退的发生率较低。

2. 辅助检查

（1）典型的肾病综合征实验室主要检查结果为：①大量蛋白尿（24 小时蛋白定量 > 3.5g）；②低白蛋白血症（血浆蛋白 < 30g/L）；③高脂血症。此外，部分患者尿液中红细胞增多以及肾功能受损。

（2）肾脏 B 超检查 可了解肾脏大小、形态和内部结构等。

（3）肾脏 ECT 检查 双肾 ECT 检查肾小球滤过率，以明确肾脏的损伤程度。

（4）肾脏病理 肾病综合征的主要病理类型有微小病变型肾病、局灶性节段性肾小球硬化、系膜增生性肾小球肾炎、膜性肾病及系膜毛细血管性肾小球肾炎等，它们的病理各有其特征。

第二节　药物治疗方案

一、治疗目标

原发性肾病综合征治疗总体目标是最大限度长期维持蛋白尿缓解，减少肾病综合征的复发，减慢肾小球硬化的速度，延缓肾脏病的进展及其并发症的发生，从而改善生活质量、延长肾脏存活时间。

二、治疗措施的选择和安排

原发性肾病综合征的病理类型有差别，各自有不同的治疗方案。

成人微小病变型肾病，首选糖皮质激素治疗，每日顿服 1mg/（kg·d），最大剂量 80mg/d，标准激素剂量疗程不超过 12 周。对于复发或激素依赖型成人微小病变型肾病，建议口服环磷酰胺 2~2.5mg/（kg·d）8 周或钙调磷酸酶抑制剂环孢素 3~5mg/（kg·d）或他克莫司 0.05~0.1mg/（kg·d）分两次口服。

局灶性节段性肾小球硬化，出现肾病综合征时才使用激素和免疫抑制剂，建议足量激素治疗 12~16 周；对于激素抵抗 FSGS，推荐环孢素 3~5mg/（kg·d），治疗 4~6 个月。对于非肾病综合征水平的蛋白尿，给予 ACEI 或 ARB 治疗。

膜性肾病根据蛋白尿及肾功能分为低危、中危及高危患者。对于膜性肾病低危患者（尿蛋白 <3.5g/d 且肾功能正常），由于部分患者可自发缓解，先给予 6 个月 ACEI 或 ARB 治疗，同时给予生活及饮食指导；对于中危膜性肾病患者（尿蛋白 3.5~6.0g/d，且肾功能正常），除 ACEI 或 ARB 外，建议糖皮质激素和免疫抑制剂治疗。初始治疗推荐隔月交替的静脉 – 口服糖皮质激素和环磷酰胺，或激素加环孢素，或激素加他克莫司治疗；对于高危患者（尿蛋白大于 6.0g/d 且肾功能不正常），建议激素加环孢素或他克莫司或霉酚酸酯治疗。

对于表现为肾病综合征的 IgA 肾病患者，如果肾脏病理损伤轻，如单纯轻度系膜增生者，可使用足量激素联合 ACEI 或 ARB 治疗。但使用足量激素联合 ACEI 或 ARB 治疗蛋白尿无效者，应联合使用免疫抑制剂（如环磷酰胺）治疗。对于肾脏病理损伤重，或有活动性、进展性病变，如弥漫重度系膜增生、细胞性新月体或纤维素坏死者，单纯给予糖皮质激素治疗不合适，应给予糖皮质激素联合免疫抑制剂（如环磷酰胺、硫唑嘌呤等）治疗。

三、预期治疗结果

蛋白尿完全缓解及肾功能稳定，是肾病综合征预后良好的重要指标。肾病综合征治疗反应可以分为完全缓解、部分缓解、激素敏感、激素抵抗、激素依赖及复发等。完全缓解是指蛋白尿 <0.3g/d，且血白蛋白 >35g/L；部分缓解是指蛋白尿为 0.30~3.5g/d，尿蛋白较基线下降 ≥50%；激素敏感是指激素治疗 8 周内尿蛋白转阴；激素抵抗是指标准激素 1mg/（kg·d）治疗 16 周后，肾病综合征不能缓解；激素依赖是指激素减药到一定程度即复发或停用 2 周内复发；复发是指完全缓解 >1 个月后，蛋白尿 ≥3.5g/d；频繁复发是指 6 个月内复发 2 次，1 年内复发 3 次。

四、药物治疗

1. 对症治疗

（1）利尿消肿

1）适当限水限钠。

2）轻度水肿限水限钠效果欠佳者，可口服利尿剂治疗。

3）明显水肿患者可使用利尿剂，常用药物有氢氯噻嗪、呋塞米、托拉塞米、螺内酯等。上述药物使用时，需要注意电解质及肾功能变化。

4）血浆白蛋白或血浆：建议用于①严重低蛋白血症，单用利尿剂效果不佳者；②血容量不足，低血压者。

5）渗透性利尿剂：如低分子右旋糖酐，可一过性提高血浆胶体渗透压，加用袢利尿剂可增强利尿效果。但长期使用易致肾小管上皮细胞损伤，导致急性肾衰竭，慎用。

6）严重水肿，利尿剂效果不佳者，可采用单纯超滤脱水。

（2）减少尿蛋白 肾病综合征患者，应用 ACEI 或 ARB 类药物，减轻肾小球高滤过状态，减少蛋白尿，延缓肾功能恶化。ACEI 类药物有卡托普利、依那普利、福辛普利、赖诺普利等；ARB 类药物有缬沙坦、厄贝沙坦、替米沙坦、氯沙坦等。肾病综合征患者出现严重水肿时，需慎重使用 ACEI 或 ARB，以免引起急性肾衰竭。

2. 激素和免疫抑制剂的应用

（1）糖皮质激素 对于微小病变型肾病及局灶性节段性肾小球硬化患者，首选糖皮质激素，其应用原则和方案如下。

1）起始足量：常用为泼尼松 $1mg/(kg \cdot d)$（最大量不宜超过 $80mg/d$），晨顿服。连用 8 周，FSGS 可用至 $12 \sim 16$ 周。

2）缓慢减量：上述治疗后每 $2 \sim 3$ 周减原用量的 10%，当减至用量为 $0.5mg/(kg \cdot d)$ 时，可考虑维持 $4 \sim 8$ 周，再缓慢减量。

3）维持治疗：以最小有效剂量 [通常为 $0.2mg/(kg \cdot d)$] 作为维持量，再服用 $6 \sim 12$ 个月。

4）肝功能损害患者，宜用等剂量泼尼松龙或甲泼尼龙治疗。

（2）免疫抑制剂 激素无效，或激素依赖，或复发的难治性肾病综合征患者，加用细胞毒药物或免疫抑制剂治疗，常用的药物如下。

1）环磷酰胺（Cyclophosphamide，CTX）：常用方法为 CTX $0.5 \sim 0.75g/m^2$，静脉滴注，每月一次；或 CTX 口服，一日 0.1g，分 $1 \sim 2$ 次服。一年内总剂量为 $6 \sim 8g$。环磷酰胺的主要不良反应为骨髓抑制、肝功能损害、性腺抑制、脱发、出血性膀胱炎、感染加重及消化道反应等。使用环磷酰胺前，需要检查血常规及肝功能。

2）环孢霉素 A（Cyclosporin A，CsA）：$3 \sim 5mg/(kg \cdot d)$，q12h，服药期间监测血药浓度并维持其血浓度谷值为 $100 \sim 200ng/ml$，服药 $3 \sim 6$ 个月后缓慢减量，可每月减量25%，至$2mg/(kg \cdot d)$维持，疗程为 $1 \sim 2$ 年。环孢素治疗肾病综合征，通常与激素联用。

3）吗替麦考酚酯（Mycophenolate Mofetil，MMF）：口服，一日 $1.5 \sim 2.0g$，分 2 次服，用 $3 \sim 6$ 个月后开始缓慢减量。维持剂量为 $0.5 \sim 0.75g/d$，维持时间为 $1 \sim 2$ 年。霉酚酸酯治疗肾病综合征，通常与激素联用。

4）他克莫司（Tacrolimus，FK506）：口服，$0.05 \sim 0.1mg/(kg \cdot d)$，分 2 次服，服药期间监测血药浓度并维持其血浓度谷值为 $5 \sim 10ng/ml$。用 $3 \sim 6$ 个月后开始缓慢减量，停药后复发率高。

3. 并发症处理

（1）血栓及栓塞　有血栓及栓塞高危的肾病综合征患者应给予抗凝治疗，特别是血浆白蛋白低于 25g/L 及膜性肾病患者可给予低分子肝素或华法林治疗，监测凝血指标，活化部分凝血酶时间（activated partial thromboplastin time，APTT）达 $2 \sim 3$ 倍，国际标准化比率（international normalized ratio，INR）需要控制在 $1.8 \sim 2.0$。

（2）脂质代谢紊乱　应少进食富含饱和脂肪酸和胆固醇的食物，可根据患者情况同时使用调脂药，如 HMG CoA 还原酶抑制剂辛伐他汀、普伐他汀、瑞舒伐他汀、阿托伐他汀等。对病理为微小病变型的肾病综合征患者，不常规推荐使用降脂药。

（3）感染　激素治疗同时无需应用抗生素预防感染，一旦发生感染，需及时应用有效的抗生素积极治疗，必要时停用免疫抑制剂，或激素减量。

（4）急性肾损伤　患者出现严重相对血容量下降时，尿量减少，尿渗透压上升，给白蛋白或血浆以纠正相对容量不足。肾病综合征合并急性肾损伤，有部分患者是特发性急性肾衰竭，其肾小球病变轻微而间质水肿明显，肾小管上皮细胞变性、坏死或脱落。患者常无明显诱因出现少尿或无尿，尿钠排泄增多。给予胶体扩容效果欠佳，常需要透析治疗，肾功能可恢复。

4. 常用药物　常用药物的用法与注意事项见表 1-2，抗 T 细胞类药物和抗增殖类药物的适应证和不良反应见表 1-3，环孢素与他克莫司（FK506）不良反应比较见表 1-4。

表1-2 常用药物的用法与注意事项

药物	用法	注意事项
甲泼尼龙	冲击：每次 15 ~ 30mg/kg（最大量 ≤ 1.0g），置于5%葡萄糖注射液100ml中静脉滴注，维持1~2小时，连用3天为1个疗程，间隔1周可重复使用，一般应用1~3个疗程。冲击后继续口服泼尼松	短时间内静脉注射大剂量甲泼尼龙（10分钟内给予大于500mg），可导致心律失常与心脏停搏等；伴活动性感染；高血压、高眼压；有胃肠道溃疡或活动性出血者慎用甲泼尼龙
他克莫司	0.05 ~ 0.15mg/(kg·d)，每12小时1次，空腹	服药后1周查血药浓度，维持谷浓度5~10ng/ml；诱导期6个月，如未获完全缓解则可停药，如获得部分缓解可继续使用钙调磷酸酶抑制剂（CNIs）至12个月；蛋白尿缓解后渐减量，每3个月减25%，低剂量维持12~24个月
环孢素	诱导缓解治疗：初始剂量3~5mg/(kg·d)，每12小时1次，空腹 维持治疗：缓慢减量，每月减少0.5mg/(kg·d)或每3个月减少25%，减至1mg/(kg·d)时维持，总疗程1~2年	用药期间需监测血药浓度，维持谷浓度100~200ng/ml；同时建议每3个月监测肾功能（包括肾小管功能）1次
环磷酰胺	大剂量环磷酰胺静脉冲击（2种方案）： （1）环磷酰胺剂量8~12mg/(kg·d)，置于生理盐水100ml静脉滴注，维持1~2小时，连用2天，每2周重复1次 （2）环磷酰胺剂量每次 500~750mg/m²，置于生理盐水100ml中缓慢静脉滴注，维持1~2小时，每月1次 口服环磷酰胺：剂量2~3mg/(kg·d)，分次口服，疗程8~12周	严格掌握总累积量（累积量150mg/kg），防止远期对性腺的损伤 用药期间注意多饮水、碱化治疗，以维持足够尿量，防止出血性膀胱炎
吗替麦考酚酯（MMF）	20~30mg/(kg·d)，分两次口服，诱导期4~6个月，诱导剂量后每3~6个月减少10mg/(kg·d)维持治疗，总疗程12~24个月。连续使用MMF 4个月无效者可列为MMF耐药	MMF不良反应主要有胃肠道反应和感染；少数患者可出现血液系统骨髓抑制、肝脏损害等

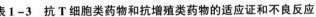

表 1-3　抗 T 细胞类药物和抗增殖类药物的适应证和不良反应

药物	作用机制	适应证	副作用
抗 T 细胞类药物			
环孢素	作用于钙调磷酸酶，抑制活化的 T 细胞合成白介素 2，从而抑制 T 细胞免疫活性	FSGS、MCD	肾毒性（最主要副作用）、肝毒性、高血压、高血脂、神经毒性、恶性肿瘤、多毛、牙龈增生、胃肠道紊乱
他克莫司	类似于环孢素，主要作用于钙调磷酸酶，抑制活化的 T 细胞合成白介素 2，从而抑制 T 细胞免疫活性	FSGS、MCD、LN	肾毒性、高血压、高血脂、神经毒性
抗增殖类药物			
硫唑嘌呤	对细胞产生毒性，抑制嘌呤核苷酸合成，干扰 RNA 合成、代谢，主要作用于 T 细胞活化后的增殖和分化阶段	LN、激素抵抗型 NS、急性肾小球肾炎等	骨髓抑制、肝毒性、胃肠道溃疡、血糖升高、增加肿瘤风险
环磷酰胺	与核苷酸结合导致 DNA 烷基化，干扰 DNA 转录，对活化的淋巴细胞产生毒性	LN、难治性 NS、新月体性肾炎、韦氏肉芽肿病等	骨髓抑制、不可逆性腺抑制、出血性膀胱炎、增加肿瘤风险
来氟米特	活化代谢产物抑制线粒体内 DHODH 活性，进而抑制淋巴细胞增殖	LN、NS	胃肠道症状、过敏、肝功能受损
吗替麦考酚酯	抑制 DNA 的 IMPDH 浓度，干扰 GMP 经典合成途径，抑制 T、B 淋巴细胞增殖	LN、NS	骨髓抑制、胃肠道症状、感染

注：DHODH，二氢乳清酸脱氢酶；IMPDH，次黄嘌呤核苷酸脱氢酶；GMP，药品生产质量管理规范。

表1-4 环孢素与他克莫司（FK506）不良反应比较

	副作用	环孢素	FK506
肾毒性	缩血管	强	弱
	致纤维化	强	弱
	血肌酐	高	低
	肾小球滤过率	低	高
	肾移植存活率	低	高
非肾毒性	糖尿病、震颤、头痛、消化不良、呕吐、腹泻和低镁血症	少见	常见
	多毛、牙龈增生、高 LDL、胆固醇和甘油三酯水平高	常见	少见

注：环孢素与 FK506 不良反应比较的实验数据主要来源于肾移植的病人。肾急性和慢性毒性方面，FK506 比环孢素小。非肾毒性的不良反应各有特点。

第三节　处方审核的注意事项

肾病综合征处方审核有以下几点注意事项。

（1）当处方中有糖皮质激素和质子泵抑制剂时，需要审核患者是否有预防激素相关应激性溃疡的指征。

（2）当处方中有免疫抑制剂时，需要注意免疫抑制剂血药浓度及剂量调整；同时需要注意联合用药是否存在药物不良相互作用。如环孢素与抗真菌药物（伏立康唑）联用时需要减少环孢素给药剂量；环孢素与他汀类联用时需要注意他汀药物的品种选择及剂量调整。

（3）肾病综合征患者抗凝治疗首选抗凝药物华法林，如处方中有华法林，需要注意与联用药物可能存在药物相互作用。如与他克莫司联用时，需要监测 INR 和他克莫司血药浓度，必要时调整华法林剂量。

（4）特殊人群如肝肾功能不全患者需要结合其肝肾功能、合并疾病等对药品的选择及剂量进行审核。

（5）当处方中有复方制剂时，需要审核是否存在重复用药及遴选药品不适宜等情况。

第四节 处方审核案例

 案例1

【处方描述】

(1) 患者信息：男，31岁，无消化道溃疡及消化道出血病史，便潜血阴性

(2) 临床诊断：肾病综合征，微小病变型肾病，慢性肾脏病2期

(3) 处方

甲泼尼龙片	4mg×30片	20mg, qd, po
泮托拉唑肠溶片	40mg×7片	40mg, qd, po
阿托伐他汀片	20mg×7片	20mg, qd, po
碳酸钙 D_3 片	600mg×30片	600mg, qd, po

【处方问题】 适应证不适宜：泮托拉唑肠溶片适应证不适宜。

【处方分析】 根据《2018年应激性溃疡防治专家共识》，大剂量使用糖皮质激素（剂量＞氢化可的松250mg/d），同时合并以下一项危险因素时（包括ICU住院时间＞1周；便潜血持续时间＞3天；合并使用非甾体抗炎药），可预防性使用质子泵抑制剂。该患者目前使用甲泼尼龙片的用量为20mg/d（相当于氢化可的松100mg/d），未合并其他应激性溃疡危险因素，无使用质子泵抑制剂指征。

【干预建议】 建议停用泮托拉唑肠溶片，以免长期使用质子泵抑制剂导致肾损伤发生风险增加。

 案例2

【处方描述】

(1) 患者信息：男，50岁

(2) 临床诊断：肾病综合征，高血压3级

(3) 处方

甲泼尼龙片	4mg×28片	8mg, qd, po
环孢素软胶囊	25mg×56粒	50mg, q12h, po
厄贝沙坦片	150mg×56片	150mg, q12h, po
氨氯地平阿托伐他汀钙片	氨氯地平5mg/阿托伐他汀钙片20mg×14片	5mg/20mg, qd, po
硝苯地平控释片	30mg×14片	30mg, qd, po

【处方问题】 重复给药：氨氯地平阿托伐他汀钙片与硝苯地平控释片存在

— 13 —

重复给药问题。

【处方分析】 氨氯地平阿托伐他汀钙片为复方制剂，其中含有的氨氯地平与硝苯地平同属于钙通道阻滞剂，考虑存在重复给药。

【干预建议】 建议选择一种钙通道阻滞剂，如调整为硝苯地平控释片 60mg qd po，阿托伐他汀钙片 20mg qn po。

 案例 3

【处方描述】

(1) 患者信息：女，31 岁，因"双下肢水肿伴排泡沫尿 1 年余，咳嗽咳痰 1 月余"入院，1 年前肾穿刺活检术诊断为膜性肾病，予甲泼尼龙片联合环孢素治疗。本次入院胸部 CT 提示肺部感染，真菌 G 实验升高，长期服用免疫抑制剂，考虑肺部真菌感染，予伏立康唑片抗真菌治疗。入院时查环孢素血药浓度 45.3ng/ml，联合使用伏立康唑 5 天后复查环孢素浓度为 150.5ng/ml，7 天后复查环孢素血药浓度为 87.2ng/ml。

(2) 临床诊断：肾病综合征，膜性肾病（Ⅱ期），肺部真菌感染

(3) 处方

伏立康唑片	200mg×10 片	0.2g，q12h，po
环孢素软胶囊	25mg×56 粒	100mg，am，po
		100mg，pm，po

【处方问题】 有配伍禁忌或者不良相互作用：伏立康唑与环孢素。

【处方分析】 伏立康唑通过细胞色素 P450 同工酶代谢，包括 CYP2C19、CYP2C9 和 CYP3A4。而环孢素为 CYP3A4 底物，伏立康唑可使环孢素的 C_{max} 和 AUC 至少升高 13% 和 70%。当已经接受环孢素治疗的患者开始应用伏立康唑时，建议环孢素剂量减半，并严密监测环孢素的血药浓度。环孢素浓度的增高可引起肾毒性。停用伏立康唑后仍需严密监测环孢素的浓度，如有需要可增大环孢素的剂量。

该患者入院时查环孢素血药浓度 45.3ng/ml，联合使用伏立康唑 5 天后复出环孢素浓度为 250ng/ml，建议减少环孢素剂量为 50mg bid，7 天后复查环孢素血药浓度为 87.2ng/ml。

【干预建议】 减少环孢素剂量，监测环孢素浓度。

 案例 4

【处方描述】

(1) 患者信息：男，44 岁，因"发现血肌酐升高 1 年余，反复双下肢水肿 1

年，再发1个月”入院。入院查血肌酐295μmol/L，24小时尿蛋白4678mg，既往有乙肝病史，入院查乙肝病毒表面抗原（＋）、乙肝病毒e抗体（＋）、乙肝病毒c抗体（＋），乙型肝炎病毒核酸2.47×10³，ALT 78U/L，AST 89U/L，GGT 100U/L。

（2）临床诊断：慢性肾小球肾炎，局灶节段性肾小球硬化，慢性活动性乙型肝炎

（3）处方

醋酸泼尼松片	5mg×42片	50mg，qd，po
阿法骨化醇软胶囊	0.25μg×10粒	0.25μg，qd，po
恩替卡韦片	0.5mg×14片	0.5mg，qd，po

【处方问题】　遴选的药品不适宜：醋酸泼尼松片、阿法骨化醇软胶囊选择不适宜。

【处方分析】　该患者诊断为慢性肾小球肾炎、局灶节段性肾小球硬化，需要长期服用糖皮质激素治疗，予维生素D预防骨质疏松，但该患者有乙肝病史，根据HBV DNA结果，目前处于活动期。

泼尼松为前体药物，须在肝内将11位酮基还原为11位羟基后才能显药理活性。甲泼尼龙无须在肝脏经过转化，可直接在体内与白蛋白和肾上腺皮质素转运蛋白形成弱的、可解离的结合型甲泼尼龙。阿法骨化醇在肝脏被迅速转化成1，25-二羟维生素D₃，后者为维生素D₃的代谢物，起到调节钙、磷代谢的作用。骨化三醇是维生素D₃最重要活性代谢产物之一，在肾脏1α-羟化酶作用下由其前体25-羟维生素D₃转化而成，无须再经过肝脏转化。所以对于肝功能不全患者应该选择甲泼尼龙和骨化三醇治疗。

【干预建议】　将泼尼松片换成甲泼尼龙片（40mg，qd，po），将阿法骨化醇软胶囊换成骨化三醇胶丸（0.25μg，qd，po）。

 案例5

【处方描述】

（1）患者信息：男，18岁，因“腹痛7天，排泡沫尿、周身水肿5天”入院，查血白蛋白16g/L，总胆固醇11.84mmol/L，24h尿蛋白量8.2g。

（2）临床诊断：肾病综合征

（3）处方

注射用甲泼尼龙琥珀酸钠		40mg，ivgtt，qd
0.9%氯化钠注射液		100ml
阿托伐他汀钙片	20mg×7片	20mg，qd，po

阿司匹林肠溶片　　　　　100mg×28 片　　　　100mg，qd，po

【处方问题】　遴选的药品不适宜：阿司匹林肠溶片选择不适宜。

【处方分析】　肾病综合征时患者体内凝血和纤溶系统可有如下变化：①纤维蛋白原增高；②血浆中第 V、Ⅶ凝血因子增加；③抗凝血酶Ⅲ下降；④血浆纤溶酶原活性下降；⑤血小板数量可增加，其黏附性和聚集力增高。其结果可导致高凝状态并发生血栓栓塞。有血栓及栓塞高危的肾病综合征患者应给予抗凝治疗，特别是血浆白蛋白低于25g/L及膜性肾病患者。可给予低分子肝素或华法林治疗，监测凝血指标，活化部分凝血酶时间（APTT）达2~3倍，国际标准化比率（INR）需要控制在1.8~2.0。

【干预建议】　该患者血浆白蛋白16g/L，血栓及栓塞风险高，应给予抗凝治疗。阿司匹林为抗血小板药，应该选择低分子肝素或华法林治疗。

案例 6

【处方描述】

（1）患者信息：男，50 岁。因"反复全身水肿伴泡沫尿 1 年余，水肿加重半个月"入院。入院后实验室检查：总胆固醇 5.31mmol/L，甘油三酯 2.93mmol/L，血肌酐 139μmol/L，24h 尿蛋白 7601.5mg；CsA 浓度 91.5ng/ml。

（2）临床诊断：原发性肾病综合征，膜性肾病 CKD 3 期

（3）处方

阿托伐他汀钙片　　　　　20mg×7 片　　　　20mg，qd，po

环孢素软胶囊　　　　　　25mg×50 片　　　　75mg，am，po

　　　　　　　　　　　　　　　　　　　　　50mg，pm，po

【处方问题】　用法、用量不适宜：阿托伐他汀钙片每次给药剂量不适宜。

【处方分析】　阿托伐他汀在人体内主要经肝脏 CYP3A4 酶代谢，环孢素为 CYP3A4 酶抑制剂，二者联用时环孢素会抑制阿托伐他汀的代谢，导致后者血药浓度显著升高，增加肌病或横纹肌溶解症的风险，说明书提示当阿托伐他汀与环孢素必须合用的情况下，阿托伐他汀的剂量不应该超过10mg/d。

根据药品说明书，其他他汀类调血脂药如瑞舒伐他汀、匹伐他汀禁止与环孢素联用；洛伐他汀避免与环孢素联用；辛伐他汀、普伐他汀和氟伐他汀谨慎与环孢素联合使用，与环孢素同时服用时，辛伐他汀不应超过10mg/d，普伐他汀不超过20mg/d，氟伐他汀剂量不超过40mg/d。

【干预建议】　如需联合应用，建议阿托伐他汀钙片每次给药剂量不超过10mg。密切观察该患者，治疗期间若出现转氨酶升高或者肝脏疾病的症状或体征，需复检肝功能，直至肝功能恢复正常。若 AST 或 ALT 持续超出正常值上限 3

倍或 3 倍以上，则停用阿托伐他汀。

 案例 7

【处方描述】

（1）患者信息：女，69 岁。因"确诊膜性肾病 4 年，泡沫尿半个月余"入院，入院后 160/95mmHg，24h 尿蛋白 3881.1mg，尿酸 554μmol/L；既往高血压 5 年。

（2）临床诊断：膜性肾病，高血压 2 级（高危），高尿酸血症

（3）处方

醋酸泼尼松片	5mg×42 片	30mg，qd，po
环孢素软胶囊	50mg×14 粒	50mg，q12h，po
氯沙坦氢氯噻嗪片	62.5mg×7 片	125mg，qd，po

（氯沙坦 50mg：氢氯噻嗪 12.5mg）

【处方问题】 遴选的药品不适宜：氯沙坦氢氯噻嗪片不适宜。

【处方分析】 利尿剂氢氯噻嗪可增加近曲小管对尿酸的再吸收，减少肾小管对尿酸的分泌，长期应用可以导致尿酸升高。患者患有高尿酸血症，不宜使用氢氯噻嗪。

氯沙坦属于 ARB 类药物，可选择性扩张出、入球小动脉，降低肾小球内压，减少蛋白尿的产生，延缓肾小球硬化。而且氯沙坦在人体内以一价阴离子形式存在，可以填充肾小管尿酸转运蛋白所需的电荷，与尿酸竞争尿酸转运蛋白，能抑制尿酸重吸收，增加肾小管对尿酸的分泌。因此，对于肾脏疾病合并高血压、痛风患者，可以考虑氯沙坦钾降压。

【干预建议】 停用氯沙坦氢氯噻嗪片，改用氯沙坦钾 100mg qd po 降压。

 案例 8

【处方描述】

（1）患者信息：男，35 岁，体重 60kg，肌酐 190μmol/L，ALB 35g/L，计算肌酐清除率为 40.71ml/min。既往有乙肝病史，入院查乙肝病毒表面抗原（+）、乙肝病毒 e 抗体（+）、乙肝病毒 c 抗体（+），乙型肝炎病毒核酸 $2.47×10^3$，ALT 80U/L，AST 96U/L，GGT 110U/L。

（2）临床诊断：肾病综合征，乙型肝炎病毒相关性肾炎

（3）处方

甲泼尼龙片	4mg×30 片	40mg，qd，po
恩替卡韦片	0.5mg×14 片	0.5mg，qd，po

骨化三醇胶丸　　　0.25μg×10 粒　　　0.25μg, qd, po

【处方问题】　用法、用量不适宜：恩替卡韦用法用量不适宜。

【处方分析】　患者为乙型肝炎病毒相关性肾炎患者，需接受抗乙肝病毒治疗。恩替卡韦片适用于病毒复制活跃，血清丙氨酸氨基转移酶（ALT）持续升高或肝脏组织学显示有活动性病变的慢性成人乙型肝炎的治疗。在肾功能不全的患者中，恩替卡韦的表观口服清除率随肌酐清除率的降低而降低。肌酐清除率 < 50ml/min 的患者应调整用药剂量。该患者计算肌酐清除率为 40.71ml/min，根据恩替卡韦片说明书，对于肌酐清除率 30~50ml/min 的患者，通常剂量为每 48 小时一次，每次 0.5mg。

【干预建议】　调整恩替卡韦片的给药频次为 qod（隔日一次）。

（劳海燕　刘双信　吴慧仪　刘　晶）

第二章 IgA肾病

第一节 概述

IgA肾病（immunoglobulin A nephropathy，IgAN）是以反复发作性肉眼或镜下血尿，肾小球系膜细胞增生，基质增多，伴广泛IgA沉积为特点的原发性肾小球疾病。

一、流行病学

IgA肾病是目前全球范围内最常见的一种原发性肾小球肾炎。该病多发于青壮年人群，80%的患者肾活检时年龄分布在16～35岁，10岁以下的幼年发病者和老年发病者均不多见。患者男性多于女性，男女发病之比为2:1～6:1。

发病率具有明显地区和种族差异。亚洲整体上是IgA肾病的高发地区，在我国、日本和新加坡，IgA肾病占肾活检诊断原发性肾小球肾炎的30%～50%，但同属亚洲的印度其发病率仅为4%～7%，泰国为9.2%。我国一组10594例肾活检病例报道，发现IgA肾病占肾活检患者的39.55%。在美国和加拿大其发病率为2%～10%，在非洲IgA肾病是一种少见病。

二、病因和发病机制

本病发病机制并未阐明。目前证实本病所沉积的是IgA1，主要是由骨髓和淋巴系统所产生系统源性的问题。当前，IgA肾病的病因和发病机制可能有以下几个方面。

1. IgA分子在肾小球系膜区的沉积与清除 IgA肾病的发生是从IgA分子异常及在肾小球系膜区的沉积开始的。目前已知，IgA肾病患者体内IgA分子的生成、理化特征和功能均存在一定异常。首先，患者IgA分子的生成增加，虽然血清整体IgA水平不一定升高（仅35%～50%的患者血清整体IgA水平升高），但多聚IgA1（poly IgA1，pIgA1）水平显著高于正常对照者。其次，患者IgA1分子的糖基化出现障碍，其O型低聚糖侧链的位点、数目和糖分子的组成均有异常，导致 IgA1 分子更容易聚合成大分子的 pIgA1，与肾小球系膜的结合力显著增强，也更容易在肾小球系膜区发生沉积。除了糖基化异常外，IgA 肾病患者 IgA 分子的唾液酸化不足可能也是发病的一个重要因素。

2. IgA 受体在 IgA 分子清除及沉积过程中的作用　IgA 肾病不仅存在 IgA 分子的沉积异常，也伴有对异常沉积的 IgA 分子的清除障碍。有研究认为体内 IgA 分子的清除是一种"特异性的、受体依赖性的、可饱和"机制，机体通过 IgA 分子与其特异性受体结合，触发细胞的吞噬和降解而加以清除。

3. 系膜区沉积的 IgA 分子及其免疫复合物触发组织损伤机制　沉积在肾组织系膜区的 IgA 分子或其免疫复合物可直接激活系膜细胞，促进系膜细胞的细胞外信号转导，增加促炎因子的合成和分泌。而许多细胞因子对系膜细胞增生和细胞外基质的合成和分泌也具有显著促进作用。这两个方面相互作用和影响，共同导致 IgA 肾病的肾脏病理生理改变。同时，沉积在系膜区的 IgA 分子或其免疫复合物也可以通过补体激活途径直接激活系膜细胞，促进其对炎症因子和基质蛋白的合成和分泌，导致组织病理损伤。

4. 非免疫致病因素和下游损伤机制　IgA 肾病的非免疫致病因素主要包括肾小球高压、小管间质高蛋白负荷和缺血、缺氧。此三者虽不是发病的初始因素，但对病情的持续进展、对组织的重塑和患者的预后都具有非常重要的影响。此外肾小球系膜区 IgA 沉积和微血管炎是与 IgA 肾病下游损伤密切相关的两种组织病变。

5. 遗传易感因素　IgA 肾病发生的种族差异和家族聚集现象提示其是一种多基因、多因素参与的复杂的遗传性疾病。

三、临床表现和肾脏病理

1. 临床表现　IgA 肾病的临床表现多种多样、轻重不一，可以表现为各种肾炎综合征、肾病综合征、急性肾衰竭、慢性肾衰竭等，也可以表现为单纯镜下血尿或血尿伴蛋白尿。大量的临床实践越来越倾向于认为：IgA 肾病实际是一组临床症候群，同一患者不同病程阶段症候群可转变。各种临床症候群在发病机制、病理改变及转归等方面都有明显的差别，临床上应区别对待。

临床最多见的是镜下血尿伴或不伴有蛋白尿，40%～50% 的患者表现为发作性肉眼血尿。大部分患者有间断性或持续性轻、中度蛋白尿，仅约 5% 的患者达肾病综合征水平的蛋白尿，但儿童和青少年患者肾病综合征的发生率明显增高。不伴血尿的单纯蛋白尿非常罕见。有不足 5% 的患者表现为急性肾衰竭。患者发病前 1～2 天常有上呼吸道、消化道、泌尿系统或乳腺感染病史，典型的发病过程常常是在上呼吸道或胃肠道感染后出现发作性肉眼血尿。不少 IgA 肾病患者病史中可出现不同程度的颜面、双下肢水肿，也可出现轻、中度高血压，大约不到5%的患者可表现为恶性高血压。

2. 肾脏病理　肾脏病理是诊断 IgA 肾病的金标准。近年研究发现，IgA 肾病除在免疫荧光具有以 IgA 沉积的共同表现以外，其病理形态学表现也多种多样，如轻微病变、不同程度的系膜增生、局灶节段硬化、新月体形成、系膜毛细血管增生以及增生硬化等。原发性 IgA 肾病的主要病变在肾小球，其基本病理改变：①系膜增生，包括系膜细胞增生和系膜基质增宽；②毛细血管内增生，包括局灶节段性毛细血管内增生和弥漫性毛细血管内增生；毛细血管内增生伴有系膜区增生，其细胞成分是系膜细胞、内皮细胞及浸润的白细胞；③正常肾小球或仅轻度肾小球病变。伴发病理改变包括：①粘连；②毛细血管外增生，包括毛细血管襻坏死和新月体。

目前 IgA 肾病病理评价系统最常用的是牛津病理分型，见表 2 - 1。牛津病理分型以欧美及亚洲原发性 IgA 肾病患者为研究对象，发现系膜细胞增生程度、内皮细胞是否增生、是否存在节段性硬化或粘连及肾小管萎缩或肾间质纤维化、细胞/纤维细胞性新月体 5 种病理指标对 IgA 肾病预后有影响的独立危险因素。由此，牛津病理分型的最终病理报告形式包括系膜细胞增生（M0/1）、内皮细胞增生（E0/1）、节段性硬化或粘连（S0/1）、肾小管萎缩或肾间质纤维化（T0/1/2）及细胞/纤维细胞性新月体（C0/1/2）5 项独立影响预后的病理指标。

表 2 - 1　IgA 肾病牛津病理分型标准病理指标的定义

病理指标	定义	评分
系膜细胞增生	系膜细胞增殖评分指的是对所有肾小球的平均值	
	<4 个系膜细胞/系膜区 =0	M≤0.5
	4 ~5 个系膜细胞/系膜区 =1	M >0.5[a]
	6 ~7 个系膜细胞/系膜区 =2	
	>8 个系膜细胞/系膜区 =3	
节段性肾小球硬化或粘连	任何不同程度的襻受累，包括肾小球节段硬化/粘连	S0 - 无，S1 - 有
毛细血管内皮细胞增生	肾小球毛细血管腔内细胞数增多，并导致宫腔狭窄	E0 - 无，E1 - 有
肾小管萎缩或间质纤维化	肾小管萎缩或间质纤维化的皮质区面积比例，选择高的比例值	T0：0 ~25%
		T1：26% ~50%
		T2：>50%

续表

病理指标	定义	评分
细胞/纤维细胞性新月体	细胞或纤维细胞性新月体百分比	C0：无 C1：0~25% C2：≥25%

注：a 系膜评分应在 PAS 染色（Periodic Acid – Schiff stain）切片做评估。如果有超过一半的肾小球系膜区细胞超过 3 个细胞，应该归为 M1。因此，系膜评分并非总是需要正规的系膜细胞计数。

第二节　药物治疗方案

IgA 肾病临床及病理表现为多样性，其治疗及预后相差悬殊。尿蛋白、肾功能和肾脏病理是提示预后最重要的指标。不同患者其尿蛋白、肾功能和病理严重程度不同，因而治疗方案也不同。

IgA 肾病的治疗治疗方案分为以下几部分。

一、一般治疗

1. 预防及治疗感染　IgA 肾病患者在黏膜感染时，血尿通常会在感染后的 24 小时内加重，一般在 2~3 天后会自行消失，但镜下血尿可持续存在。最常见的感染是上呼吸道感染或胃肠道感染。

2. 控制高血压　IgA 肾病发病时合并高血压是肾脏预后不良的指标。此外，IgA 肾病的肾损伤可导致高血压，而高血压本身又是加重肾损害的重要因素。因此，IgA 肾病患者的高血压要积极治疗。对于 24 小时尿蛋白 < 1.0g 的患者，血压的靶目标应控制于 130/80mmHg 以下；对于 24 小时尿蛋白 > 1.0g 的患者，血压的靶目标应为在 125/75mmHg 以下。对于 IgA 肾病合并高血压者，降血压治疗应首选血管紧张素转换酶抑制剂（ACEI）或血管紧张素 Ⅱ 受体拮抗剂（ARB）；若患者血压不能达标，可联合使用其他降血压药，如钙通道阻滞剂（CCB）、利尿剂、β 受体阻滞剂、α 受体阻滞剂等。

二、药物治疗

1. RAS 抑制剂　绝大多数研究对 RAS 抑制剂在治疗 IgA 肾病中的作用充分肯定。在《KDIGO 肾小球肾炎临床实践指南（2020）》中对于 24 小时尿蛋白大于 1.0g 的患者建议长期给予 RAS 抑制剂，并根据血压调整剂量。对于 24 小时尿蛋白在 0.5~1g 的患者，建议给予 RAS 抑制剂。并建议在血压耐受的前提下逐渐增加 RAS 抑制剂剂量，尽量使蛋白尿控制在 1g/d 以下。

2. 糖皮质激素　糖皮质激素是治疗 IgA 肾病的基础药物之一。临床试验证实，激素能够减少 IgA 肾病患者的尿蛋白及进入终末期肾脏病（end stage renal disease，ESRD）的危险。尤其对中 – 重度蛋白尿的患者，激素治疗可改善 IgA 肾病的预后。IgA 肾病的临床和病理表现呈多样性，治疗需要遵循个体化治疗原则，糖皮质激素多用于治疗 24 小时尿蛋白大于 1.0g 的 IgA 肾病患者。但是因患者的肾功能、肾脏病理改变各异，糖皮质激素的使用剂量、方法以及是否与免疫抑制剂联合使用均不同。

3. 免疫抑制剂　IgA 肾病患者肾脏病理改变严重时，单纯使用糖皮质激素虽然可以减少蛋白尿，但不足以保护肾功能，不能延缓肾衰竭的进展，此种情况需要与免疫抑制剂联合使用。常用的免疫抑制剂有环磷酰胺、硫唑嘌呤、霉酚酸酯、环孢素和他克莫司等。

考虑到免疫抑制剂可能带来的副作用如严重感染等，在《KDIGO 肾小球肾炎临床实践指南（2020）》中，除新月体 IgA 肾病且伴肾功能快速恶化时，不建议激素联合环磷酰胺或硫唑嘌呤治疗；除肾功能快速恶化的新月体 IgA 肾病外，对于肾小球滤过率（glomerular filtration rate，GFR）小于 $30ml/(min \cdot 1.73m^2)$ 的患者，也不建议激素联合免疫抑制剂。同时，不建议使用吗替麦考酚酯治疗 IgA 肾病。

但目前这些证据水平都很低，在国内目前进行的一项随机对照试验（RCT）研究中，初步结果已经发现在肾功能异常的 IgA 肾病患者中，激素联合环磷酰胺比单用激素治疗更能够稳定肾功能水平。

第三节　处方审核的注意事项

IgA 肾病审核处方时需留意下列几点注意事项。

（1）当处方中有糖皮质激素时，需结合病历核查患者是否有激素治疗指征。例如，经过 3~6 个月优化支持治疗（包括服用 ACEI/ARB 和控制血压）后，尿蛋白仍持续≥1g/d 且 GFR >50ml/（min·1.73m²）的患者，建议使用糖皮质激素治疗 6 个月。

（2）当处方中有免疫抑制剂时，需结合病历核查患者是否有免疫抑制剂治疗指征。例如，新月体性肾小球肾炎伴肾功能迅速恶化时，可以采用激素联合环磷酰胺或硫唑嘌呤治疗。

（3）当处方中有 ACEI、ARB 类药物时，需结合病历核查患者是否有持续蛋白尿。

第四节　处方审核案例

 案例1

【处方描述】

(1) 患者信息：女，17岁

(2) 临床诊断：IgA肾病，癫痫

(3) 处方

醋酸泼尼松片	5mg×42片	15mg, qd, po
环孢素软胶囊	25mg×56粒	50mg, q12h, po
氯沙坦钾片	50mg×14片	50mg, qd, po
卡马西平片	100mg×14片	100mg, qd, po

【处方问题】　有配伍禁忌或不良相互作用：卡马西平和环孢素有不良相互作用。

【处方分析】　卡马西平是CYP3A4和肝脏其他Ⅰ相、Ⅱ相酶系统的强效诱导剂，可以降低主要通过CYP3A4代谢药物（如环孢素）的血浆浓度，药理作用减弱。

【干预建议】　建议在神经内科医生的指导下调整为丙戊酸钠缓释片治疗癫痫。如必须合用环孢素与卡马西平，应加强临床观察及环孢素、卡马西平血药浓度监测，酌情调整这两种药物剂量。

 案例2

【处方描述】

(1) 患者信息：女，38岁。血压（BP）124/86mmHg。实验室检查：血肌酐（Cr）57.18μmol/L，eGFR 106.98ml/(min·1.73m^2)（CKD–EPI公式）；尿常规中血液（含血红蛋白）（+），白蛋白0.5g/L（+），24小时尿蛋白总量558.2mg；ANA、dsDNA、血管炎指标、肿瘤指标等未见异常；肾活检病理示IgA肾病（M1 E1 S0 T0 C1）。

(2) 临床诊断：IgA肾病

(3) 处方

氯沙坦钾片	50mg×28片	50mg, qd, po
培哚普利叔丁胺片	4mg×28片	4mg, qd, po

【处方问题】　联合用药不适宜：氯沙坦钾片和培哚普利叔丁胺片联合用药

不适宜。

【处方分析】　根据《KDIGO 肾小球肾炎临床实践指南（2020）》，如果 24 小时尿蛋白定量大于 0.5g，建议使用 ACEI 或者 ARB 单药治疗，不推荐 ACEI 联合 ARB；如果患者能耐受，建议 ACEI/ARB 逐渐增加剂量控制病情。该患者肾功能正常，24 小时尿蛋白总量为 558.2mg，联合使用氯沙坦钾片与培哚普利叔丁胺片不适宜。

【干预建议】　由于 ARB 类药物不良反应（如干咳）较 ACEI 类小，建议单用氯沙坦钾片 100mg qd po，监测血压并记录，定期复查尿蛋白定量、血肌酐、血钾等。

 案例 3

【处方描述】

（1）患者信息：男，82 岁。患者诉喉咙痛。查体：T 36.6℃，咽红，扁桃体无肿大，无咳嗽咳痰，肺部听诊未见明显异常。血常规检查示：WBC $6.81 \times 10^9/L$，NEUT（%）68.3%。

（2）临床诊断：IgA 肾病，高血压病 3 级，2 型糖尿病

（3）处方

氯沙坦钾片	50mg×28 片	100mg, qd, po
硝苯地平控释片	30mg×28 片	60mg, qd, po
盐酸二甲双胍片	0.5g×28 片	0.5g, bid, po
注射用阿莫西林克拉维酸钾	1.2g×2 支	2.4g, q12h, ivgtt
0.9%氯化钠注射液		100ml

【处方问题】　无适应证用药：阿莫西林克拉维酸钾属无适应证用药。

【处方分析】　复查病历，结合患者临床表现和实验室检查结果，该患者的感染诊断不成立，抗感染治疗指征不明确。因此，注射用阿莫西林克拉维酸钾无用药指征，为适应证不适宜。

【干预建议】　停用抗菌药物。

 案例 4

【处方描述】

（1）患者信息：男，54 岁

（2）临床诊断：IgA 肾病

（3）处方

| 醋酸泼尼松片 | 5mg×100 片 | 30mg, qd, po |

来氟米特片	5mg×60 片	10mg, bid, po

【处方问题】 用法用量不适宜：来氟米特片给药频次不适宜。

【处方分析】 参考来氟米特片药品说明书，因来氟米特半衰期较长，建议间隔 24 小时给药。

【干预建议】 建议减少来氟米特的给药频次，调整为 qd 给药。

 案例 5

【处方描述】

(1) 患者信息：男，29 岁

(2) 临床诊断：IgA 肾病（Lee V 级）

(3) 处方

醋酸泼尼松片	5mg×200 片	40mg, qm, po
泮托拉唑钠肠溶片	40mg×14 片	40mg, qd, po
缬沙坦片	80mg×14 片	80mg, qd, po
骨化三醇胶丸	0.25μg×20 粒	0.25μg, qd, 舌下含服

【处方问题】 给药途径不适宜：骨化三醇给药途径不适宜。

【处方分析】 骨化三醇胶丸说明书未提及该药的给药途径可以为含服。舌下含服适用于需要快速较紧急用药或需要避免肝脏消除的情况，故含服骨化三醇可能无法达到有效浓度，因此不推荐含服该药。

【干预建议】 调整给药途径为口服。

 案例 6

【处方描述】

(1) 患者信息：女，40 岁，已婚已育。实验室检查：血肌酐 112μmol/L；24 小时尿蛋白 3.19g；血白蛋白（ALB）28.1g/L。

(2) 临床诊断：IgA 肾病（Lee 分级Ⅲ级，牛津分型 M1 E1 S1 T0 C1）

(3) 处方：

厄贝沙坦片	0.15g×12 片	0.15g, qd, po

【处方问题】 遴选的药品不适宜：对于 IgA 伴有新月体的患者，应考虑予糖皮质激素联合环磷酰胺治疗。

【处方分析】 《KDIGO 肾小球肾炎临床实践指南（2012）》中指出新月体性 IgA 肾病或伴有肾功能快速下降的患者，可以考虑糖皮质激素联合环磷酰胺或者硫唑嘌呤治疗；急进性新月体性 IgA 肾病的治疗方案可参照抗中性粒细胞胞浆抗体（ANCA）相关小血管炎的治疗方案，即起始治疗通常包括大剂量口服或者静脉糖皮质激素联合口服或静脉环磷酰胺（不同研究推荐的治疗方案各不相同），也可以考虑使用血浆置换（但是目前 RCT 证据有限）。除此之外，目前没有明确证据推荐或建议糖皮质激素在其他各种表现的 IgA 肾病中应用，尤其需要在肾功能已经受损 eGFR < 50ml/（min·1.73m^2）的 IgA 患者中评估糖皮质激素的疗效和副反应带来的各种风险。

该患者已婚已育，无生育要求，排查后提示糖皮质激素应用无风险，病理诊断为局灶增生性 IgA 肾病伴有新月体，24 小时尿蛋白定量较高，应给予糖皮质激素冲击 3 天后，予足量糖皮质激素联合环磷酰胺进行治疗。

【干预建议】 该患者 eGFR 为 53.08ml/（min·1.73m^2），建议予糖皮质激素冲击后再予足量激素联合环磷酰胺继续治疗。

 案例7

【处方描述】

（1）患者信息：男，29 岁。实验室检查：血肌酐 67μmol/L；24 小时尿蛋白 0.35g；ALB 32g/L。

（2）临床诊断：系膜增生性 IgA 肾病（牛津分型 M1 E1 S1 T0 C0）

（3）处方

| 氯沙坦钾片 | 100mg×7 片 | 100mg，qd，po |
| 双嘧达莫片 | 25mg×100 片 | 25mg，tid，po |

【处方问题】 适应证不适宜：对于 IgA 肾病的患者，不常规推荐给予抗血小板药物。

【处方分析】 根据 2012 年、2020 年发表的《KDIGO 肾小球肾炎临床实践指南》中均指出：不推荐应用抗血小板药物治疗 IgA 肾病。双嘧达莫是最常用的抗血小板药物（5 个相关研究），其次是曲美他嗪和地拉齐普（各 1 个相关研究）。基于这 7 项研究的 meta 分析提示抗血小板治疗能降低中、重度 IgA 肾病患者的蛋白尿，保护其肾功能。但由于这 7 个研究本身的不足：自身对照的质量较低；未评估肾脏存活率；长期随访可能出现不一致结果；患者同时应用其他药物，抗血小板药物的作用不能从中区分出。该 meta 分析的结果可信性较低，证据不足，因此，指南不推荐应用抗血小板药物治疗 IgA 肾病。

本例患者 ALB 并未低于 25g/L，可不予抗凝或抗血小板治疗，而应坚持 ARB 治疗 3~6 个月，控制血压于 130/80mmHg 以下，定期复查尿蛋白定量。

【干预建议】 该患者 eGFR > 50ml/（min·1.73m^2），24 小时尿蛋白 < 1g，建议坚持 ARB 治疗 3~6 个月，可停用双嘧达莫片。

案例8

【处方描述】

（1）患者信息：男，41岁。实验室检查：血肌酐121μmol/L；24小时尿蛋白2.2g；ALB 21.2g/L。

（2）临床诊断：局灶增生硬化型IgA肾病（牛津分级M1 E0 S1 T1 C0）

（3）处方

吗替麦考酚酯胶囊	0.25g×40粒	0.25g，q12h，po
甲泼尼龙片	4mg×30片	4mg，qd，po

【处方问题】 该处方为合理处方。

【处方分析】 根据2020年发表的《KDIGO肾小球肾炎临床实践指南》中指出：对于中国IgA患者，如24小时尿蛋白持续>1g，而eGFR>50ml/（min·1.73m²），排除感染、中性粒细胞低等禁忌后，可考虑予吗替麦考酚酯（MMF）联合小剂量激素治疗。

本例患者eGFR为63.69ml/（min·1.73m²），24h尿蛋白>1g，无感染征，血常规无异常，排除风险后采用MMF联合小剂量激素的方案，治疗方案制定合理，符合最新指南推荐，用药后应定期随访患者尿蛋白、肌酐变化的情况。

【干预建议】 本例处方为合理处方，未予干预。

 案例9

【处方描述】

（1）患者信息：男性，61岁。患者因"双下肢水肿1个月，腹胀3天"入院。实验室检查：白蛋白17g/L，总胆固醇5.85mmol/L，甘油三酯9.58mmol/L，低密度脂蛋白胆固醇2.64mmol/L，高密度脂蛋白胆固醇0.6mmol/L，肌酐91μmol/L，24小时尿蛋白9096mg。患者食欲差，入院后予营养支持对症处理。

（2）临床诊断：原发性肾病综合征，IgA肾病

（3）处方

泼尼松片	5mg×100片	60mg，qd，po
奥美拉唑肠溶片	20mg×14片	20mg，qd，po
碳酸钙D₃片	0.6g×30片	0.6g，qd，po
骨化三醇胶丸	0.25μg×20粒	0.25μg，qd，po
中长链脂肪乳注射液	250ml	250ml，qd，ivgtt
阿托伐他汀钙片	20mg×14片	20mg，qn，po

【处方问题】 1. 适应证不适宜：脂肪乳注射液适应证不适宜。

2. 遴选药品不适宜：单用阿托伐他汀不适宜。

【处方分析】　该患者因为双下肢水肿、腹胀导致食欲差，入院后立即给予中长链脂肪乳注射液营养支持治疗不适宜，而且中长链脂肪乳说明书提示：用药过程中应定期检查血清甘油三酯，脂肪乳输注过程中，血清甘油三酯浓度不应超过3mmol/L。该患者甘油三酯9.58mmol/L，应停止使用中长链脂肪乳注射液。

该患者入院查血脂升高，以甘油三酯升高为主，阿托伐他汀仅能轻度降低血清 TG 水平和轻度升高 HDL-C 水平，能显著降低血清 TC、LDL-C 和 ApoB 水平，主要用于高胆固醇血症。

对于高甘油三酯血症患者，根据《中国成人血脂异常防治指南》，当血清 TG ≥1.7mmol/L（150mg/dl）时首先应用非药物干预措施，包括治疗性饮食、减轻体重、减少饮酒、戒烈性酒等。若 TG 水平仅轻、中度升高（2.3～5.6mmol/L（200～500mg/dl），为了防控 ASCVD 危险，虽然以降低 LDL-C 水平为主要目标，但同时应强调非 HDL-C 需达到基本目标值。经他汀治疗后，如非 HDL-C 仍不能达到目标值，可在他汀类基础上加用贝特类、高纯度鱼油制剂。对于严重高 TG 血症患者，即空腹 TG ≥5.7mmol/L（500mg/dl），应首先考虑使用主要降低 TG 和 VLDL-C 的药物（如贝特类、高纯度鱼油制剂或烟酸）。

该患者甘油三酯为9.58mmol/L，HDL-C 降低，应联合使用贝特类药物。他汀与非诺贝特联用可使高 TG 伴低 HDL-C 水平患者心血管获益。非诺贝特适用于严重高 TG 血症伴或不伴低 HDL-C 水平的混合型高脂血症患者。该患者61岁，eGFR 为78ml/（min·1.73m²），非诺贝特可以使用，用药期间注意监护。

【干预建议】　停用中长链脂肪乳注射液；联合使用非诺贝特胶囊，上午服非诺贝特，晚上睡前服阿托伐他汀，从小剂量开始使用，并定期监测肝酶、肌酶、血脂及血常规。

案例 10

【处方描述】

（1）患者信息：男，58岁。因"血肌酐升高1年，胸背部疼痛2天"入院，既往有 IgA 肾病病史5年，入院肌酐清除率 ml/min。查体：左胸、背部、肋间皮肤起疱疹。

（2）临床诊断：IgA 肾病 CKD 4 期，带状疱疹

（3）处方

甲泼尼龙片	4mg×30 片	20mg, qd, po
泛昔洛韦片	0.25g×6 片	0.25g, qd, po
加巴喷丁胶囊	0.1g×50 粒	0.4g, tid, po

【处方问题】 用法、用量不适宜：加巴喷丁胶囊给药频次不适宜。

【处方分析】 该患者诊断为 IgA 肾病，长期使用大剂量激素维持治疗，免疫功能下降，从而感染疱疹病毒，医师予加巴喷丁胶囊止痛，药品选择合理。但根据药品说明书，加巴喷丁主要以原型通过肾脏排泄从全身循环系统中消除，肾功能受损患者对加巴喷丁的清除能力下降，因此肾功能不全患者为防止药物蓄积引发不良反应，需要根据肌酐清除率来调整给药剂量，详见表 2-2。该患者肌酐清除率为 8.41ml/min，加巴喷丁给药间隔时间不适宜。

表 2-2 根据肾功能调整加巴喷丁用法用量

肌酐清除率 ml/min	每日用药总量（g/d）	剂量方案
>60	1.2	0.4g, tid
30～60	0.6	0.3g, bid
15～30	0.3	0.3g, qd
<15	0.15	0.3g, qod[a]
血液透析	—	0.2～0.3g[b]

注：a，隔日给药；b，未接受过加巴喷丁治疗的患者初始剂量为 0.3～0.4g，然后每透析 4 小时给加巴喷丁 0.2～0.3g。

【干预建议】 建议加巴喷丁胶囊用法、用量调整为 0.3g qod po。

 案例 11

【处方描述】

（1）患者信息：女，30 岁。体重 50.6kg。实验室检查：肌酐 139μmol/L；24h 尿蛋白总量 2.57g。

（2）临床诊断：IgA 肾病

（3）处方

| 氯沙坦钾片 | 100mg×28 片 | 100mg, qd, po |
| 复方 α-酮酸片 | 630mg×28 片 | 630mg, qd, po |

【处方问题】 用法、用量不适宜：复方 α-酮酸片用量不适宜。

【处方分析】 复方 α-酮酸片配合低蛋白饮食，可用于预防和治疗因慢性肾功能不全而造成蛋白质代谢失调引起的损害。根据《慢性肾脏病蛋白营养治疗共识》，从 CKD 第 3 期起 eGFR <60ml/(min·1.73m^2) 即应开始低蛋白饮食治疗，推荐蛋白摄入 0.6g/(kg·d)，并可补充复方 α-酮酸制剂 0.12g/(kg·d)。患者查肌酐 139μmol/L，计算 eGFR 43.86ml/(min·1.73m^2)，处于 CKD 3b 期，且诊断为 IgA 肾病，伴有不同程度蛋白尿，可配合服用复方 α-酮酸片补充蛋白。按照患者体重计算，每天约需补充 9 片复方 α-酮酸片，即一天 3 次，每次 3 片。

处方中复方α-酮酸片用量不足。

【干预建议】 调整复方α-酮酸片用量为每次1.89mg（3片），每日3次，并监测患者的血钙水平。

 案例12

【处方描述】

（1）患者信息：女，30岁；24小时尿蛋白0.8g；血压155/92mmHg。

（2）临床诊断：IgA肾病

（3）处方

| 缬沙坦胶囊 | 80mg×7片 | 80mg, qd, po |
| 甲泼尼龙片 | 4mg×30片 | 40mg, qd, po |

【处方问题】 无适应证用药：无适应证使用甲泼尼龙片。

【处方分析】 根据《内科学（肾脏内科分册）》（国家卫生和计划生育委员会住院医师规范化培训教材）给出的IgA肾病常规治疗流程，对于尿蛋白介于0.5～1g/d的患者，可仅使用ACEI/ARB类药物控制血压＜130/80mmHg即可，无需联合使用糖皮质激素治疗，以减少不必要的药物引起的不良反应。ACEI/ARB类药物除常用的降压作用外，还可减轻肾小球高滤过状态，减轻尿蛋白，延缓肾功能恶化。

【干预建议】 停用甲泼尼龙片，根据血压逐步调整缬沙坦胶囊的用量，使患者血压控制达标。

 案例13

【处方描述】

（1）患者信息：男，70岁

（2）临床诊断：IgA肾病，良性高血压

（3）处方

| 缬沙坦氨氯地平片 | 80mg/5mg×7片 | 80mg/5mg, qd, po |
| 氯沙坦钾片 | 100mg×7片 | 100mg, qd, po |

【处方问题】 重复给药：缬沙坦氨氯地平片和氯沙坦钾片重复给药。

【处方分析】 患者诊断为IgA肾病，良性高血压，开具的处方中有缬沙坦氨氯地平片和氯沙坦钾片，缬沙坦、氯沙坦两者均为ARB类药物，属重复用药。

【干预建议】 选择其中一种ARB类药物即可，ARB类药物除降压作用外，还具有减轻肾小球高滤过状态、降低尿蛋白、延缓肾功能恶化的作用。如该患者降尿蛋白、降压效果不理想，可考虑联合其他药物治疗。

（马建超　劳海燕　李剑芳　潘裕华）

第三章　过敏性紫癜性肾炎

第一节　概述

过敏性紫癜性肾炎（hypersensitive purpura nephritis，HSP）是一种能够累及皮肤、胃肠道及肾小球的系统性小血管炎。在 HSP 所累及的皮肤、肾脏及其他脏器中，能够发现含有 IgA 的免疫复合物沉积，并且引发血管的炎症反应。累及的皮肤可以引发白细胞碎裂性血管炎，表现为出血点和紫癜。累及胃肠道可以引起腹痛和消化道出血。肾脏受累表现为免疫复合物性肾小球肾炎。

一、流行病学

HSP 能够在任何年龄段发病，男性稍多于女性，儿童的发病率显著高于成年人。HSP 发病的高峰年龄为 5 岁左右，这与 IgA 肾病好发年龄段为 15～30 岁明显不同，可占儿童肾小球肾炎患者的 15%。大龄儿童及成年人患者肾脏损伤更加严重。大约 1/4 的患者会有过敏史，但并无证据证实急性加重期与特异性过敏原相关。有部分病例在接触过敏原或冷空气后会出现复发，复发的病例多数集中于冬季。

当临床确诊 HSP 及确定受累器官后，仍然需要注意是否合并其他系统性疾病，如系统性红斑狼疮、系统性硬化病；还需要注意是否存在潜在的感染，如脑膜炎球菌感染、淋球菌感染或耶尔森菌小肠结肠炎。此外，某些药物或疫苗相关的高敏反应期，感染后肾小球肾炎所表现出来的全身症状都可能与 HSP 的表现相似。

30%～50% 的患者会有上呼吸道的前驱感染史，但仍缺乏关于链球菌感染的血清学证据。腹部症状经常会被误诊为阑尾炎、胆囊炎或其他急腹症，从而剖腹探查。

二、病因和发病机制

目前 HSP 的病因及发病机制仍然不是非常清楚，但比较明确的是这是一种系统性免疫复合物相关的疾病，患者血清中能够检测到含有 IgA 的循环免疫复合物，并能够导致小血管炎症及毛细血管壁损伤。这种免疫复合物以 IgA1 亚型为主的多聚 IgA 复合体，同时含有补体旁路活化的成分，这证实了补体旁路激活也是 HSP 的发病机制之一。但补体的激活是否是由这种 IgA 免疫复合物引发以及补体在肾小球病发病过程中的作用仍然不清楚。

三、临床表现和辅助检查

1. 症状和体征　过敏性紫癜经典的四联症包括皮肤、胃肠道、关节及肾脏受累，但并不是所有的患者均同时又以上器官的受累。不管是仅累及皮肤或是所有器官均受累，都可以伴发全身症状，包括发热，不适以及疲乏无力。无论是成人或是儿童，皮疹的特点都是相类似的，皮疹多发于四肢，但也可发生与臀部和躯干，多为略高于皮面的出血性斑点。皮疹可成批出现，也可融合成片，皮疹严重时即使无肾脏损伤也可以出现肢端水肿。

皮肤活检为白细胞碎裂性血管炎，免疫荧光检查可见血管壁上 IgA 免疫复合物沉积伴 C3 沉积，但不伴 C4 及 C1q 沉积。25% ~ 90% 的患者可以出现肠道表现，如腹部绞痛、恶心、呕吐、黑便及鲜血便。最近一项研究调查了 260 名 HSP 患者，发现有 58% 患者有腹痛及 18% 患者有消化道出血。用内镜检查这些患者的肠道，可以发现紫癜样病变，甚至极少数患者有穿孔和肠套叠的表现。受累关节最常见的是踝关节和膝关节，肘关节和腕关节较为少见，可同时合并有关节腔积液和关节痛，患者一般不会出现关节变形或蚀化性关节炎。极少数患者会累及常见四个器官以外的系统，如肺、神经系统或泌尿道。

根据不同的检测方法以及患者的种族、性别、年龄等差异，HSP 的肾脏病变发生率从 20% ~ 100% 不等，在对 260 名患者的研究中，有 20% 患者肾脏受累。根据以往的报道，常规检测尿液发现肾脏受累率为 30% ~ 50%。肾脏受累的患者表现为蛋白尿（97%）及血尿（93%），近一半患者有肾病综合征水平的蛋白尿。肾损伤通常在其他系统受累后数天至数周后发生，尿常规检查可以发现镜下血尿、尿蛋白及管型，肉眼血尿少见。肾脏受累程度与皮肤、胃肠道和关节受累的严重程度无关。

2. 辅助检查　HSP 患者血小板计数及血清补体水平通常处于正常范围，少数患者会有轻度 CH50 下降以及补体旁路激活的一些实验室检查异常。血清 IgA 水平在一半 HSP 患者，特别是急性期的患者中会发现升高，但 IgA 升高的水平与临床表现的严重程度以及病程无关。部分患者可以在血清中发现一系列异常的 IgA 抗体，例如 IgA 型类风湿因子，IgA 型及 IgG 型的循环免疫复合物，IgA 型抗心磷脂抗体，IgA 与纤黏蛋白聚合物，IgA 抗 α - galactosyl 抗体和 IgA 型抗体。目前认为 IgA 型及 IgG 型的循环免疫复合物，IgA 型类风湿因子及 IgA 抗 α – galac-tosyl 抗体与 HSP 肾脏病变有关，但上述抗体与本病的关系尚有待进一步证实。此外，部分患者还存在冷球蛋白血症。

HSP 所有的分型中几乎均会出现血尿，并同时合并不同程度的蛋白尿，在 I、II、III 型的患者中仅有 25% 患者出现肾病综合征水平蛋白尿。IIIb、IV、V 型患者肾功能恶化的可能性更大。

四、诊断和并发症

1. 诊断 HSP 的诊断标准，有以下特点者即可做出诊断：①四肢出现对称分布、成批出现的紫癜，特别是以下肢为主。②紫癜出现前后，可伴有腹部绞痛、便血、关节痛、血尿及水肿等。③血小板计数、凝血功能及骨髓检查均正常。诊断为 HSP，进行细致的尿常规检查明确肾脏受累可以诊断为过敏性紫癜性肾病。

2. 鉴别诊断 IgA 肾病、ANCA 相关小血管炎性肾损伤、狼疮性肾炎、冷球蛋白血症肾损伤。

3. 并发症 过敏性紫癜是一自限性疾病，严重的并发症少见，但在临床上也有个案报道。

（1）肠梗阻、肠套叠及肠穿孔 肠梗阻、肠套叠及肠穿孔是过敏性紫癜相对常见的并发症，表现为阵发性绞痛，可合并呕吐及消化道出血，主要是因为过敏性紫癜引起肠道广泛的毛细血管炎症，甚至是坏死性的小动脉炎，引发肠黏膜下水肿及出血。肠蠕动紊乱可诱发肠套叠。

（2）急性肾衰竭 急性肾衰竭表现为肾功能急剧恶化，早期出现少尿或无尿。产生急性肾功能不全的原因有：①肾小球大量新月体形成，甚至是新月体性肾小球肾炎，导致肾小球滤过率急剧下降，导致急性肾衰竭。②肾小管管腔阻塞，导致急性肾衰竭。一来自日本 5 岁女孩过敏性紫癜后发生急性肾衰竭的个案报道，行肾穿刺活检发现大量红细胞管型阻塞肾小管，导致急性肾衰竭。

（3）高血压 高血压是过敏性紫癜较常见的临床并发症，但通常与肾脏受累相关联，主要是由紫癜性肾炎时肾脏病变引起的水钠潴留或肾小血管炎症所引发，通常随着紫癜性肾炎的好转而血压逐渐减轻。

（4）颅内出血 颅内出血是过敏性紫癜少见的并发症，其主要临床表现为头痛、头晕、呕吐、神志恍惚、谵妄、癫痫、偏瘫、意识模糊及昏迷等。HSP 是一系统性坏死性血管炎，当侵袭脑血管时，可能引发脑出血。MRI 及 CT 检查可以确诊。

（5）肺出血 过敏性紫癜合并肺出血临床上极为罕见，主要表现为呼吸急促、呼吸困难及胸痛等。主要是因为血管炎侵袭肺小血管，导致白细胞破碎性血管炎而引发肺出血。一旦发生肺出血，患者预后较差。

第二节　药物治疗方案

目前认为 HSP 是一种自限性疾病。本病并无统一的治疗方案，大部分患者不使用免疫抑制治疗。尽管激素的治疗会减轻腹部症状及关节炎，但激素是否能够减轻肾脏损伤仍缺乏对照性研究。

一、治疗原则

1. 一般治疗　避免接触过敏原，过敏性紫癜急性期或发作期应该卧床休息，注意保暖。服用维生素 C 及复方芦丁可改善毛细血管壁的脆性。感染所引起者应查明感染原因，及时采取抗菌治疗。如药物、食物或其他物质过敏所致者应立即停止或避免接触过敏原。

2. 抗组胺药物的使用　常用药物如苯海拉明、马来酸氯苯那敏、西替利嗪或赛庚啶等均可使用。10% 葡萄糖酸钙 10ml 静脉注射，每日 2 次，连用 7～10 天。腹痛明显者可以用山莨菪碱或阿托品。0.5% 盐酸普鲁卡因 10～20ml，每日 1～2 次静脉注射，共 10～14 天，疗效满意。

3. 止血药的使用　无大出血，一般不用止血药。严重出血者可选用酚磺乙胺。

4. 糖皮质激素的应用　皮质类固醇对控制皮疹、腹痛及关节炎疗效明显。患者肾脏病理有大量新月体形成时，可以考虑足量激素治疗，疗程不宜短于 8 周，然后逐渐减量，乃至停药。疾病活动期还可使用丙种球蛋白治疗。

5. 细胞毒药物的使用　对于重症紫癜性肾炎，特别是新月体性肾小球肾炎，上述治疗无效者可以采用环磷酰胺、硫唑嘌呤或苯丁酸氮芥及其他的免疫抑制剂，当效果不理想时可以进行血浆置换。不能口服者可用静脉给药。

二、药物治疗

对于有明确肾脏损害的患者，多采取与 IgA 肾病相同的治疗方案，药物选择上主要以糖皮质激素单用或联合细胞毒药物或免疫抑制剂治疗。

1. 糖皮质激素　临床表现为肾病综合征，或尿蛋白定量 >1g/d，病理表现为活动增生性病变的患者，可用糖皮质激素治疗。激素可以减轻蛋白尿，缓解胃肠道症状、关节肿痛及皮肤紫癜。

（1）口服用药　泼尼松初始剂量为 0.6～1.0mg/（kg·d），最大剂量不超过 80mg/d，建议清晨一次顿服，以最大限度地减少对下丘脑 - 垂体 - 肾上腺皮质激素轴的抑制作用，服用 8 周后逐渐减量，每 2~4 周减 10%，逐渐减量至隔日顿服，维持量为隔日 5~10mg，总疗程 6~12 个月以上。

（2）静脉用药　严重水肿时，因胃肠道水肿影响糖皮质激素的吸收；对于有细胞或细胞纤维新月体形成、毛细血管袢坏死的患者，首选甲泼尼龙冲击治疗，剂量 0.5~1.0g/d，静脉滴注 3 天，根据病情需要可追加一疗程，间歇期及疗效结束后，改为泼尼松口服 0.6~1.0mg/（kg·d），减量方案同上。

2. 免疫抑制剂　对于明显新月体形成、单用激素效果不佳的患者，可联合使用其他免疫抑制剂，如环磷酰胺、吗替麦考酚酯、环孢素、来氟米特、咪唑立宾、雷公藤多苷等。

（1）环磷酰胺静脉或口服用药　静脉用药环磷酰胺剂量为 $0.75g/m^2$ × 体表面积，加入 5% 葡萄糖盐水 250ml 内静脉滴注 1~2 个小时，1~2 天为一疗程，每月重复一次，连用 6 个月后改为每 3 个月静脉滴注一次，总剂量 <9~12g。口服用药的剂量为 2.0~2.5mg/（kg·d），分 3 次口服，疗程 8~12 周，总量不超过 150mg/kg。环磷酰胺对免疫系统的作用与药物剂量、疗程以及给药时免疫系统的状态有关。在口服 1~2mg/（kg·d）的情况下，可在 2~3 周内出现免疫抑制和其他治疗作用。肾功能不全者环磷酰胺剂量减半；环磷酰胺冲击之后如出现血白细胞减少，下次剂量减半或停药。应用环磷酰胺前需要检查肝功能、血常规，使用过程中注意性腺抑制、出血性膀胱炎、骨髓抑制等不良反应。用药后应充分水化，促进排尿，处理胃肠道症状，如果发生感染则暂缓用药。血液透析可清除血浆中约 75% 环磷酰胺。对本品过敏者禁用。妊娠及哺乳期妇女禁用。

（2）吗替麦考酚酯　起始治疗剂量成人 1.0~1.5g/d，分 2 次口服，6 个月后开始逐渐减量，总疗程 9~12 个月以上，通常与激素联用。吗替麦考酚酯剂量调整方案如下：①治疗初期有严重消化道症状者剂量可减半，待症状减轻后逐渐加至治疗剂量；②治疗过程中如出现血白细胞减少，剂量减半或停药；③如果并发感染，吗替麦考酚酯减至 0.5g/d 或暂停，激素同时减量，待感染完全控制后加至原剂量；④肾功能减退、老年及或伴有糖尿病的患者，在使用吗替麦考酚酯，尤其是开始使用 2~3 个月时，需要密切注意肺部感染情况，少数患者会出现重症肺炎，预后非常差。

MMF 的副作用较环磷酰胺、硫唑嘌呤及环孢素 A 等其他免疫抑制剂为轻，但少数受者仍可有较严重的不良反应，用药过程中仍应密切观察。主要不良反应为病毒、细菌感染、胃肠道反应、骨髓抑制及肝酶升高，用药开始时应每 2 周监测血常规、肝功能。用药过程中如无副作用出现，应每月定期检查血常规和肝功能。出现轻度异常时应至少每周检查 1 次，直至恢复正常后再改为每月 1 次。半年内无副作用可每 3 个月检查 1 次。MMF 不能与硫唑嘌呤合用。但 MMF 停药后继续用硫唑嘌呤是可行的（序贯治疗）。在肾功能损害时，MMF 剂量应减少。

3. 肾素 – 血管紧张素系统（RAS）阻断剂　对于有高血压和蛋白尿的紫癜性肾炎患者可使用血管紧张素转换酶抑制剂（ACEI）或血管紧张素受体拮抗剂（ARB），如贝那普利或氯沙坦等。目标血压应 <130/80mmHg。尿蛋白 >1.0g/d，血压控制目标为 125/75mmHg；尿蛋白 <1.0g/d，血压控制目标为 <130/80mmHg。

ACEI 与 ARB 这两类药物可阻断血管紧张素 II 以及醛固酮的生物学效应，改善肾小球内高压、高滤过和高灌注状态从而减少尿蛋白，主要是通过扩张出球小动脉，直接降低肾小球灌注压，减少尿蛋白的滤过，还可以阻断血管紧张素 II 介导的增大肾小球滤过膜孔径的作用，改变滤过膜孔径分布，减少非选择性的大孔径，改善滤过膜对蛋白的选择性和滤过膜通透性，从而减少蛋白漏出，降低尿蛋白。因此，这两类药物除降压作用外，还具有减少蛋白尿、减轻肾脏炎症和纤维化的作用。

用药期间注意防止出现低血压、咳嗽、高血钾等不良反应。因为有部分患者使用 ACEI/ARB 类药物后会引起血肌酐的升高，所以注意监测肾功能，如血肌酐上升过高，升幅 >30%~50%，则为异常反应，提示肾缺血，应停用该药。若肾缺血能被纠正，且血肌酐恢复正常，则可重新应用。同时这两类药物因为拮抗醛固酮会引起血钾的升高，所以注意监测血钾，还要定期监测血压，复查尿蛋白。

4. 抗凝治疗　有新月体形成、明显纤维蛋白沉积或肾病综合征的患者，当血浆白蛋白 <20~25g/L 时需引起重视，如无抗凝的禁忌证，应选择抗凝治疗，以减少血栓栓塞症的发生，改善患者的预后。可给予肝素、华法林、双嘧达莫、硫酸氢氯吡格雷、阿司匹林等抗凝、抗血小板治疗。

服用抗凝药物期间需密切观察有无出血表现，如各种皮肤黏膜出血、关节积血、伤口出血、血尿、黑便等。选择华法林口服抗凝应监测凝血酶原时间，国际标准化比值（INR）需控制在 1.8~2.0。对于已有血栓合并症者的 INR 维持在 2.0~3.0，持续半年至两年，缓慢撤药。注意肝素引起的血小板减少，监测血小板计数和其他凝血参数，必要时监测血浆抗 Xa 因子活性，对于出血病人，鱼精蛋白可完全中和其抗凝作用。如果患者准备行肾穿刺活检术，术前应及时停抗凝药物，以免引起出血。规范使用抗凝药物：低分子肝素或华法林。

（1）低分子肝素　有凝血障碍、肝肾功能不全、消化性溃疡病史、出血倾向的器官损伤史、近期出血性卒中、难以控制的严重高血压、糖尿病性视网膜病变、近期接受神经或眼科手术和蛛网膜下腔/硬膜外麻醉者慎用。

对肝素及低分子肝素过敏、严重的凝血障碍、低分子肝素或肝素诱导的血小板减少病史、活动性消化性溃疡、急性感染性心内膜炎（心脏瓣膜置换术所致的感染除外）者禁用。

使用前和使用中应监测血小板计数，如显著下降（低于原值30%～50%），应停用本品。

妊娠期妇女仅在必需时使用；哺乳期妇女使用时应停止哺乳；儿童不推荐使用。

肝功能不全者应给予特别注意；肾功能损害时出血危险性增大，对轻、中度肾功能不全者，治疗时严密监测；严重肾功能不全时需要调整剂量。

（2）华法林　应用华法林过量易导致出血，尤其是当监测 INR > 4 时出血危险性增加，INR > 5 时危险性急剧增加。如出现抗凝过度、INR 超范围，高危出血倾向，将华法林减量或停服，监测 INR 降至目标范围再从小剂量开始应用。如患者有高危出血倾向，需将 INR 在 24 小时内降至正常，可给予维生素 K_1 口服 $1～2.5mg$。紧急纠正应缓慢静脉注射维生素 K_1 5～10mg（ > 30 分钟，静脉注射后恢复凝血功能需 4 小时）。当有严重出血或 INR > 10 时，可应用维生素 K_1 10mg、新鲜血浆和凝血酶原复合物缓慢静脉注射。高剂量维生素 K_1 能引起华法林抵抗，重新使用华法林时应同时给予肝素，直至患者恢复对华法林敏感性。

华法林在治疗初期应每日监测 INR，稳定至少 2 日后可每周 2～3 次至第 4 周，研究表明华法林在治疗开始的 6～12 周内出血的发生率最高，最好每周查 1 次，即使 INR 稳定者，监测间期也不应超过 3 个月。

第三节　处方审核的注意事项

过敏性紫癜肾炎审核处方时需注意下列几点。

（1）当处方中有糖皮质激素时，需结合病历核查患者是否有激素治疗指征。例如，肾脏病理有大量新月体形成时，可以考虑足量激素治疗。

（2）当处方中有免疫抑制剂时，需结合病历核查患者是否有免疫抑制剂治疗指征。例如，重症紫癜性肾炎患者，特别是新月体性肾小球肾炎，一般对症治疗无效者可以采用环磷酰胺、硫唑嘌呤或苯丁酸氮芥及其他免疫抑制剂。

（3）当处方中有 ACEI、ARB 类药物时，需结合病历核查患者是否有持续蛋白尿。对于持续蛋白尿 0.5～1.0g/d 建议使用 ACEI、ARB 进行治疗。

（4）儿童或青少年患者若是需要免疫抑制剂时，尽量避免使用含环磷酰胺的方案，由于环磷酰胺对性腺发育有影响，所以青春期的患者不建议使用。

（5）有新月体形成、明显纤维蛋白沉积或肾病综合征的患者，当血浆白蛋白 < 20～25g/L 时，如无抗凝的禁忌证，应选择抗凝治疗，以减少血栓栓塞症的发生，改善患者的预后。选用华法林时需注意评估其他药物与华法林之间的相互作用。

第四节　处方审核案例

 案例1

【处方描述】

（1）患者信息：性别：男；年龄：26岁

（2）临床诊断：过敏性紫癜肾炎

（3）处方

泼尼松片	5mg×100片	50mg, qd, po
华法林片	2.5mg×40片	2.5mg, qd, po
氟伐他汀钠缓释片	80mg×7片	80mg, qd, po
奥美拉唑肠溶胶囊	20mg×7片	20mg, qd, po

【处方问题】 联合用药不适宜：华法林片联用氟伐他汀钠缓释片和奥美拉唑肠溶胶囊不适宜。

【处方分析】 华法林为维生素K的拮抗剂，能抑制依赖于维生素K的凝血因子Ⅱ、Ⅶ、Ⅸ、Ⅹ的活化，从而产生抗凝作用。华法林在体内主要经CYP2C9代谢，而氟伐他汀也是经CYP2C9代谢，氟伐他汀可通过抑制CYP2C9的活性，从而抑制华法林的代谢，使其血药浓度升高，抗凝作用增强，同时出血的风险也增加；而奥美拉唑经CYP2C9代谢，也会抑制华法林的代谢，增加出血风险。因此，当这些经CYP2C9代谢的药物与华法林联合使用时，华法林的剂量应该相应减少，并且要密切监测凝血指标：国际标准化比值（INR），控制在目标值范围内。建议应尽可能选择不经CYP2C9代谢的他汀类药物（如阿托伐他汀）和质子泵抑制剂（如泮托拉唑），并加强对凝血指标（如INR）的监测。

【干预建议】 建议应尽可能选择不经CYP2C9代谢的他汀类药物（如阿托伐他汀）和质子泵抑制剂（如泮托拉唑），并加强对凝血指标（如INR）的监测。

 案例2

【处方描述】

（1）患者信息：性别：女；年龄：13岁；因"四肢皮疹1个月余，下腹痛7天"入院。在当地医院经抗过敏治疗后皮疹消退。7天前出现下腹痛，呈阵发性绞痛，伴四肢肢端点状皮疹、轻度瘙痒，压之不退。精神、食欲欠佳，大便正常。实验室检查：血常规：WBC $7.3×10^9$/L，Neu 75%，Hb 120g/L，Plt 115×10^9/L；尿常规Pro（±），RBC 110/HP；便常规：OB（−）；血生化：AST 20U/

L，ALT 35U/L，ALB 36g/L，Cr 77μmol/L，BUN 4.5mmol/L。24 小时尿蛋白定量 150mg。尿红细胞检查：红细胞 24500/ml，畸形红细胞 85%，正形红细胞 5%。

（2）临床诊断：过敏性紫癜性肾炎

（3）处方

甲波尼龙片	4mg×30 片	20mg，po，qd
氯雷他定	10mg×6 片	10mg，po，qd
缬沙坦胶囊	80mg×7 片	80mg，po，qd
阿司匹林肠溶片	100mg×30 片	100mg，po，qd

【处方问题】 适应证不适宜：糖皮质激素（甲泼尼龙）。

【处方分析】 根据《紫癜性肾炎诊治循证指南（2016）》，大多数紫癜性肾炎的儿童患者有自限性倾向，症状轻微，一般不需特殊治疗，避免过敏因素，给予抗过敏治疗、改善微血管的通透性及对症治疗即可。该患者蛋白尿较少，小于0.5g/24h，中度镜下血尿，肌酐正常，该患者的病情不需使用糖皮质激素（甲泼尼龙）治疗。

【干预建议】 建议逐渐停用甲泼尼龙片；ARB 类药物会降低血压、升高血钾，还可能引起血肌酐的升高。在用药过程中要注意监测血压、电解质及肾功能，还要定期随访，1 个月后复查尿常规和 24 小时尿蛋白。

 案例 3

【处方描述】

（1）患者信息：性别：男；年龄：12 岁；体重：40kg；实验室检查：尿常规潜血（＋＋），白细胞（＋），蛋白（＋＋），24 小时尿蛋白定量 1660mg；血肌酐 68μmol/L；四肢皮肤可见散在紫癜，微突出皮肤。

（2）临床诊断：过敏性紫癜性肾炎

（3）处方

| 注射用环磷酰胺 | 0.2g/ 支 | 0.2g，ivgtt，st |
| 0.9% 氯化钠注射液 | | 100ml |

【处方问题】 药物遴选不适宜：注射用环磷酰胺遴选不适宜。

【处方分析】 根据中华儿科杂志发布《紫癜性肾炎诊治循证指南（2016）》可供选择的免疫抑制治疗方案包括：①糖皮质激素联合环磷酰胺冲击治疗；②糖皮质激素联合钙调磷酸酶抑制剂；③糖皮质激素联合吗替麦考酚酯；④糖皮质激素联合硫唑嘌呤。患者为 12 岁男性，由于环磷酰胺对性腺发育有影响，所以处于青春期的患儿不建议使用。

【干预建议】 建议选用对患者生殖影响较小的免疫抑制方案。

 案例4

【处方描述】

（1）患者信息：性别：女；年龄：14岁；体重：43kg；实验室检查：尿常规潜血（+），蛋白（++）；24小时尿蛋白定量1660mg；血肌酐61μmol/L；四肢皮肤可见散在紫癜。

（2）临床诊断：过敏性紫癜肾炎

（3）处方

    氯雷他定片　　　　　　10mg×6片　　　　　　10mg，tid，po

【处方问题】 用法用量不适宜：氯雷他定片。

【处方分析】 治疗过敏性紫癜肾炎包括一般治疗、对症治疗和免疫抑制治疗。其中对症治疗可选用抗组胺药物氯雷他定10mg qd po，处方中10mg tid超过推荐剂量。

【干预建议】 建议调整氯雷他定剂量，并注意患者有嗜睡、心律失常、头痛等不良反应发生。

 案例5

【处方描述】

（1）患者信息：性别：男；年龄：19岁；体重：62kg；24小时尿蛋白定量670mg。

（2）临床诊断：过敏性紫癜肾炎

（3）处方

    醋酸泼尼松片　　　　　　5mg×100片　　　　　　60mg，qd，po

【处方问题】 药物遴选不适宜：醋酸泼尼松片遴选不适宜。

【处方分析】 根据2020年发表的《KDIGO肾小球肾炎临床实践指南》关于过敏性紫癜性肾炎的治疗，对于持续蛋白尿0.5～1.0g/d者建议使用ACEI、ARB进行治疗。

【干预建议】 建议换用ACEI、ARB类药物，用药期间注意出现低血压、咳嗽、高血压等不良反应。

（徐　丹　黎锦健　潘裕华）

第四章 | 狼疮性肾炎

第一节 概述

系统性红斑狼疮（systemic lupus erythematosus，SLE）是自身免疫介导的，以免疫性炎症为突出表现的弥漫性结缔组织病。血清中出现以抗核抗体为代表的多种自身抗体和多系统受累是 SLE 的两个主要临床特征。狼疮性肾炎（lupus nephritis，LN）是指 SLE 累及肾脏，临床为肾炎或肾病样表现，包括蛋白尿、血尿、脓尿、管型尿、水肿、高血压、肾功能异常等。

狼疮性肾炎是 SLE 严重的并发症，50% ~ 70% 的 SLE 病程中有肾脏累及，即可与 SLE 的其他临床表现同时出现，也可为首发表现。狼疮性肾炎严重影响 SLE 的预后，曾经是 SLE 死亡的首要原因。但随着治疗的进步，狼疮性肾炎的缓解率和长期生存率大幅提高。

一、流行病学

中国 SLE 的患病率是 70/100000 人，最近流行病学研究显示 SLE 患病率约为 1/1000 人。SLE 初次诊断时约 25% 患者有狼疮性肾炎表现，发病 1 年后约 50% 患者有狼疮性肾炎表现，发病 2 年后约 70% 患者有狼疮性肾炎表现。尽管部分 SLE 患者无狼疮性肾炎的临床表现，但几乎所有 SLE 患者肾脏病理中都有狼疮性肾炎的病理表现。

二、病因和发病机制

SLE 的病因与遗传、环境、性激素等相关。通常认为具有遗传易感性的个体在环境因素如感染、紫外线、药物等作用下，自身的免疫反应出现异常，导致 SLE 的发生。

SLE 的各种发病机制研究较多，但尚未达成统一认识。近年来细胞凋亡、抗双链 DNA 抗体、核小体、细胞因子研究等的进展较多。

三、临床表现和辅助检查

SLE 临床表现复杂多样。多数呈隐匿起病，部分病人长期稳定在亚临床状态或轻型狼疮，可由轻型突然变为重症狼疮，或由轻型逐渐出现多系统损害；可以起病就累及多个系统，甚至表现为狼疮危象。SLE 的自然病程多表现为病情的加重与缓解交替。

狼疮肾炎的临床表现分为肾外表现和肾脏表现。由于 SLE 多系统受累的特征，SLE 的肾外表现多种多样。

1. SLE 常见临床表现 鼻梁和双颧颊部呈蝶形分布的红斑是 SLE 特征性的改变；SLE 的皮肤损害包括光敏感、无瘢痕的脱发、手足掌面和甲周红斑、盘状红斑、结节性红斑、脂膜炎、网状青斑、雷诺现象等。口/鼻黏膜溃疡常见。对称性多关节疼痛、肿胀，通常不引起骨质破坏。发热、疲乏是 SLE 常见全身症状。

2. SLE 重要脏器（除肾脏）累及的表现

（1）神经精神表现 轻者仅有偏头痛、性格改变、记忆力减退或轻度认知障碍；重者可表现为脑血管意外、昏迷、癫痫持续状态等。除外感染、药物等继发因素的情况下，结合影像学、脑脊液、脑电图等检查可诊断神经精神狼疮。以弥漫性的高级皮层功能障碍为表现的神经精神狼疮，多与抗神经元抗体、抗核糖体 P 蛋白抗体相关；有局灶性神经定位体征的精神神经狼疮，又可进一步分为两种情况：一种伴有抗磷脂抗体阳性；另一种常有全身血管炎表现和明显病情活动，在治疗上应有所侧重。横贯性脊髓炎在 SLE 不多见，表现为下肢瘫痪或无力伴有病理征阳性。脊髓的磁共振检查有助于明确诊断。

（2）血液系统表现 贫血和（或）白细胞减少和（或）血小板减少常见。贫血可能为慢性病贫血、缺铁性贫血或肾性贫血。短期内出现重度贫血常是自身免疫性溶血所致，多有网织红细胞升高，Coombs 试验阳性。SLE 可出现白细胞减少，但治疗药物、病毒感染也常引起白细胞减少。血小板减少与血清中存在抗血小板抗体、抗磷脂抗体以及骨髓巨核细胞成熟障碍有关。部分病人在起病初期或疾病活动期伴有淋巴结肿大和（或）脾大。

（3）心脏、肺部表现 SLE 常出现心包炎，表现为心包积液，但心包填塞少见。可有心肌炎、心律失常，重症的 SLE 可伴有心功能不全，为预后不良指征。SLE 可出现疣状心内膜炎（Libman - Sack 心内膜炎），临床可有瓣膜关闭不全和反流。可有冠状动脉受累，表现为心绞痛和心电图 ST - T 改变，甚至出现急性心肌梗死。除冠状动脉炎外，长期使用糖皮质激素加速动脉粥样硬化和抗磷脂抗体导致动脉血栓形成，可能是冠状动脉病变的另两个主要原因。肺脏方面常出现胸膜炎，如合并胸腔积液其性质多为渗出液。狼疮性肺炎的放射学特征是阴影分布较广、易变；SLE 所引起的肺脏间质性病变主要是处于急性和亚急性期的肺间质磨玻璃样改变和慢性肺间质纤维化，表现为活动后气促、干咳、低氧血症，肺功能检查常显示弥散功能下降。肺动脉高压和弥漫性出血性肺泡炎是 SLE 重症表现。

（4）消化系统表现　SLE 可出现肠系膜血管炎、急性胰腺炎、腹泻、假性肠梗阻、蛋白丢失性肠炎、肝脏损害等消化系统累及。

（5）其他表现　还包括眼部受累，如结膜炎、葡萄膜炎、眼底改变、视神经病变等。SLE 常伴有继发性干燥综合征，有外分泌腺受累，表现为口干、眼干，常有血清抗 SSB、抗 SSA 抗体阳性。

3. 狼疮性肾炎的表现（lupus nephritis，LN）　50% ~ 70% 的 SLE 病程中会出现临床肾脏受累，肾活检显示几乎所有 SLE 均有肾脏病理学改变。LN 对 SLE 预后影响甚大，肾功能衰竭是 SLE 的主要死亡原因之一。目前 LN 病理采用 2003 年 ISN/RPS 分型标准分为六型：Ⅰ型为轻微系膜病变，Ⅱ型为系膜增殖性病变，Ⅲ型为局灶性病变，Ⅳ型为弥漫性病变，Ⅴ型为膜性病变，Ⅵ型为严重硬化性病变。LN 病理以Ⅲ型和Ⅳ型最常见，可表现为Ⅲ或Ⅳ + Ⅴ型。病理分型对于评估预后和指导治疗有积极的意义，通常Ⅰ型和Ⅱ型预后较好，Ⅳ型和Ⅵ型预后较差。肾脏病理还可提供 LN 活动性的指标，如肾小球细胞增殖性改变、纤维素样坏死、核碎裂、细胞性新月体、透明栓子、金属环、炎细胞浸润，肾小管间质的炎症等均提示 LN 活动；而肾小球硬化、纤维性新月体、肾小管萎缩和间质纤维化则是 LN 慢性指标。通常Ⅰ型狼疮肾炎尿检正常、血肌酐正常；Ⅱ型狼疮肾炎可有显微镜下血尿、蛋白尿，血肌酐正常，蛋白尿通常为非肾病性，如出现肾病性蛋白尿应除外足突细胞病；Ⅲ型狼疮肾炎常有蛋白尿和血尿，偶有肾病综合征、高血压和血肌酐水平高，根据受累肾小球比例可能进展到肾衰竭，可以演变为Ⅳ型狼疮肾炎；Ⅳ型狼疮肾炎是最常见的活检类型，常见血尿、蛋白尿、肾病综合征、肾衰竭、高血压，与抗 dsDNA 抗体升高和低补体有关，可进展到肾衰竭；Ⅴ型狼疮肾炎常有蛋白尿或肾病综合征伴正常肾功能、高血压和显微镜下血尿，总体上免疫活性少；Ⅵ型狼疮肾炎常表现为肾功能进行性减退伴以蛋白尿和尿沉渣正常。狼疮性肾炎的病理类型不但不同的病理类型可以互相重叠，也可以随着疾病的活动性和治疗效果的变化互相转变。

狼疮性肾炎的活动度和慢性化程度与 LN 的严重程度，病变的可逆性以及对治疗的反应十分重要。活动性病变是指下列情形：毛细血管内细胞增生，核碎裂，纤维素样坏死，肾小球基底膜破坏，细胞性或纤维细胞性新月体形成、白金耳现象等。

慢性病变是指存在节段性或全球性肾小球硬化、纤维性粘连、纤维性新月体形成。狼疮肾炎活动性病变和慢性病变的区别见表4-1。

表4-1　狼疮肾炎活动性病变和慢性病变的区别

活动性病变	慢性病变
（1）肾小球细胞增殖性改变	（1）肾小球硬化
（2）纤维素性坏死和细胞核碎裂	（2）纤维性新月体
（3）细胞性新月体	（3）肾小管萎缩
（4）白金耳现象和透明血栓	（4）肾间质纤维化
（5）肾小球白细胞浸润或基底膜破裂	
（6）肾间质单核细胞浸润	

4. 狼疮危象　狼疮危象是指急性的危及生命的重症SLE，如急进性狼疮性肾炎、严重的中枢神经系统损害、严重的溶血性贫血、血小板减少性紫癜、粒细胞缺乏症、严重心脏损害、严重狼疮性肺炎/肺出血、严重狼疮性肝炎、严重的血管炎等。

5. 免疫学异常　主要体现在抗核抗体谱（ANA）方面。免疫荧光抗核抗体（IFANA）是SLE的筛选检查，对SLE的诊断敏感性为95%，特异性相对较低为65%。SLE抗双链DNA（dsDNA）抗体的特异性95%，敏感性为70%，它与疾病活动性有关；抗Sm抗体的特异性高达99%，但敏感性仅25%，与疾病活动性无明显关系；抗核小体抗体、抗核糖体P蛋白抗体、抗组蛋白、抗U_1RNP、抗SSA和抗SSB等抗体也可出现于SLE血清中。其他自身抗体还有与抗磷脂抗体综合征有关的抗磷脂抗体（包括抗心磷脂抗体、抗β_2GPI抗体和狼疮抗凝物）；与溶血性贫血有关的抗红细胞抗体；与血小板减少有关的抗血小板抗体等。另外，SLE病人还常出现血清类风湿因子阳性、高γ球蛋白血症和低补体血症。SLE免疫病理学检查包括皮肤狼疮带试验，表现为皮肤的表真皮交界处有免疫球蛋白IgG和补体（C3c、C1q等）沉积，对SLE具有一定的特异性。LN的肾脏免疫荧光多呈现多种免疫球蛋白和补体成分沉积，被称为"满堂亮"。

SLE的预后与过去相比已有显著改善，1年存活率为96%，5年存活率为90%，10年存活率已超过80%。急性期病人的死亡原因主要是SLE的多脏器严重损害和感染，尤其对于伴有严重神经精神性狼疮和急进性狼疮性肾炎者；慢性肾功能不全和药物（尤其是长期使用大剂量激素）的副反应，包括冠状动脉粥样硬化性心脏病等，是SLE远期死亡的主要原因。

第二节　药物治疗方案

目前 LN 还没有根治的办法，但恰当的治疗可以使大多数患者病情缓解，减少狼疮肾炎复发。强调早期诊断和早期治疗，以避免或延缓脏器不可逆的损害、改善预后。

狼疮肾炎的治疗目标是诱导狼疮肾炎的缓解，维持长期缓解，减少狼疮肾炎的复发，延缓狼疮肾炎进展和终末期肾病的发生。判断狼疮肾炎缓解的指标是完全肾脏应答，狼疮肾炎完全肾脏应答的定义是 24 小时尿蛋白 <0.5g，血肌酐正常，无活动性尿沉渣，血清白蛋白 >30g/L。狼疮肾炎部分肾脏应答的定义：患者 24 小时尿蛋白 >3.5g 变为 <3.5g；或 24 小时尿蛋白 <3.5g 的患者，其尿蛋白降低 50% 以上，血肌酐有改善或稳定在开始值 25%。

一、病理类型与治疗措施的选择

狼疮性肾炎的治疗需根据临床及病理进行个体化治疗。

Ⅰ型狼疮性肾炎的治疗：治疗上一般不需要使用免疫抑制剂，治疗药物的选择取决于肾外狼疮的临床表现。如果出现蛋白尿、肾病综合征、血尿需要除外相关的肾小球疾病或者进展到其他类型狼疮肾炎。

Ⅱ型狼疮性肾炎的治疗：治疗开始不必加用免疫抑制剂，治疗药物需要根据肾外表现来选择。如果出现明显的蛋白尿，24 小时尿蛋白 >1~2g，建议给予激素 0.5mg/（kg·d），或加免疫抑制剂如硫唑嘌呤和吗替麦考酚酯，持续 6~12 个月。

Ⅲ型和Ⅳ型狼疮性肾炎的治疗：激素和免疫抑制剂联合治疗Ⅲ型和Ⅳ型狼疮肾炎的标准方案，联合治疗已被证明能够保护肾功能、延缓肾纤维化和硬化，减少进入肾病终末期的机会。Ⅲ型和Ⅳ型狼疮肾炎的治疗分为诱导期和维持期治疗。诱导期激素联合环磷酰胺治疗方案有美国和欧洲方案可供选择，美国国立卫生院建立的经典激素联合环磷酰胺治疗方案，开始给予泼尼松 1mg/（kg·d），6~8 周后开始减量，环磷酰胺 0.5~1.0g/m² × 体表面积，每月 1 次，连续使用 6 个月。欧洲风湿病联盟推出的环磷酰胺小剂量、短程（每次 0.5g，2 周一次，共 6 次）诱导方案。激素联合吗替麦考酚酯（MMF）也成为常用的诱导方案之一，吗替麦考酚酯 1~2g/d，分 2 次口服，至少连续使用 6 个月。如诱导治疗效果不理想，应及时调整方案，环磷酰胺和吗替麦考酚酯可以互换。如果两种免疫抑制剂都无效，可以换为钙调蛋白抑制剂如环孢素或他克莫司、来氟米特、利妥昔单抗进行诱导治疗。对有细胞新月体、纤维素样坏死或肾功能严重恶化的患者，建议给予甲泼尼龙静脉冲击，500～1000mg/d，连续 3 天，一周后可以重复使用甲泼尼龙静脉冲击，免疫抑制剂选择环磷酰胺。

一旦达到完全肾脏应答或部分肾脏应答，维持治疗阶段即开始，维持治疗阶段，激素应尽可能减少到 5～10mg/d，维持治疗使用环磷酰胺、吗替麦考酚酯或硫唑嘌呤（AZA）的序贯治疗方案，能够巩固疗效、减少肾脏疾病复发、安全性良好，值得推荐。硫唑嘌呤的维持用量为 1.5～2mg/（kg·d），吗替麦考酚酯维持用量为 0.5～1.0g/d。维持时间应至少持续 2 年。

Ⅴ型狼疮性肾炎可以联合激素和免疫抑制剂治疗，激素开始可泼尼松 1mg/（kg·d），免疫抑制剂可使用吗替麦考酚酯、环磷酰胺、环孢素、他克莫司。环孢素剂量为 3～5mg/（kg·d），他克莫司剂量为 0.05～0.1mg/（kg·d），并根据浓度进行调整剂量。

对伴细胞型新月体的Ⅳ或Ⅳ+Ⅴ型狼疮肾炎，推荐以环磷酰胺或吗替麦考酚酯诱导，治疗开始给予大剂量激素冲击，随后激素 1mg/（kg·d）口服。

对Ⅳ型狼疮肾炎的治疗应结合肾功能和肾外临床表现。对肾功能稳定、临床无肾外疾病活动的患者，激素剂量应尽可能小，免疫抑制剂应停用；达到慢性肾病 5 期，可行透析治疗；肾移植适用于狼疮肾炎终末期肾病，移植物存活和患者生存率与普通肾移植无差异，移植前应评价狼疮的活动性和是否伴有抗磷脂抗体，肾移植后可使用吗替麦考酚酯、他克莫司、环孢素等药物抗排斥治疗，需要注意感染及狼疮活动。

所有狼疮性肾炎患者如无禁忌应给予羟氯喹、ACEI 和 ARB 降压、降尿蛋白以及调脂等非特异性治疗。但长期使用羟氯喹，需要注意药物副作用。积极控制血压<130/80mmHg；对蛋白尿>0.5g/24h 者，给予 ACEI 和 ARB 治疗以降低肾小球囊内压力，减少蛋白尿。LDL-C>100mg/dl 者，应予他汀类调脂药。

二、药物治疗

狼疮肾炎的治疗主要分为两个阶段，即诱导缓解和维持缓解。应注意过度免疫抑制诱发的并发症，尤其是感染。常用药物如下。

1. 糖皮质激素　通常重型 LN 的激素标准剂量是泼尼松 1mg/（kg·d），每日 1 次，病情稳定后 6～8 周，开始以每 1～2 周减 10% 的速度缓慢减量，减至泼尼松 0.5mg/（kg·d）后，减药速度按病情适当调慢；维持治疗的激素剂量尽量泼尼松小于 10mg/d。诱导治疗过程中，需加用免疫抑制剂联合治疗。可选用的免疫抑制剂如环磷酰胺、吗替麦考酚酯等，联合应用可以更快地诱导病情缓解和巩固疗效，并避免长期使用较大剂量激素导致的严重副作用。维持治疗的免疫抑制剂有环磷酰胺、吗替麦考酚酯、硫唑嘌呤等药物。激素的副作用除感染外，还包括高血压、高血糖、高血脂、低钾血症、骨质疏松、无菌性骨坏死、白内障、体重增加、水钠潴留等。

2. 抗疟药 可控制皮疹和减轻光敏感，稳定病情，减少激素用量，减少狼疮肾炎复发，延长寿命。常用羟氯喹 0.2～0.4g/d，连续服用 6～12 周疗效明显。羟氯喹治疗 SLE 已有 60 余年的历史，是 SLE 治疗的背景药物。200mg 片剂含有 150mg 硫酸羟氯喹。口服羟氯喹有 75%～100% 胃肠吸收，30%～60% 肝脏生物转化，其代谢产物 45% 经肾脏，3% 经皮肤，20% 经肝脏排泄。服药 6 个月达到稳定状态。羟氯喹在体内可以沉积在组织中，特别是垂体、肾上腺和含黑色素组织。羟氯喹在体外其效果相当于氯喹的 2/3，毒性为氯喹的一半。肾衰竭患者剂量应减少 10%～20%。

服用羟氯喹 6～12 周后，即有抗炎和光保护作用。羟氯喹对 80% 无器官累及的 SLE 及皮肤狼疮有效。羟氯喹疗效与血液浓度相关。羟氯喹改善炎性关节炎。羟氯喹减少血栓栓塞事件。对皮肤病变效果好、减少疾病复发，减轻脏器损害，延长生存期。

羟氯喹主要不良反应有皮肤色素沉着、过敏、脱发、眼角膜色素斑、眼底病变等，由于眼底病变可能导致失明，大剂量长期用药者 [>5mg/(kg·d)]，每 12 个月检查眼底一次。有心脏病史者，特别是心动过缓或有传导阻滞者禁用抗疟药。未观察到妊娠狼疮肾炎患者服用羟氯喹对胎儿有不良影响。

3. 环磷酰胺（cyclophosphamide，CYC） 是主要作用于 S 期的细胞周期特异性烷化剂，是治疗重症 SLE 有效的药物，尤其是在狼疮性肾炎和血管炎治疗中，环磷酰胺与激素联合治疗能有效地诱导疾病缓解，阻止和逆转病变的发展，改善远期预后。狼疮肾炎治疗目前普遍采用的标准环磷酰胺冲击疗法是 0.5～1.0g/m² × 体表面积，加入生理盐水 250ml 中静脉滴注，每 4 周 1 次；或者每次 0.5g，2 周一次，共 6 次的欧洲方案。治疗 6 个月后约 50% Ⅲ/Ⅳ 型狼疮肾炎达到完全肾脏应答和部分肾脏应答。而维持缓解阶段，如需要继续环磷酰胺冲击治疗，延长用药间歇期至约 3 个月一次维持 1.5～2 年。目前倾向于维持缓解阶段改以吗替麦考酚酯或硫唑嘌呤维持至少 2 年以上。白细胞计数对指导环磷酰胺治疗有重要意义，治疗中应注意避免导致白细胞过低，一般要求白细胞不低于 3.0×10^9/L。环磷酰胺冲击治疗 7～14 天白细胞降至低谷。对于环磷酰胺 2 周一次给药的患者，应更密切注意血象监测。

除白细胞减少和诱发感染外，环磷酰胺冲击治疗的副作用包括性腺抑制（尤其是女性的卵巢功能衰竭）、胃肠道反应、脱发、肝功能损害，少见远期致癌作用（主要是淋巴瘤等血液系统肿瘤），出血性膀胱炎、膀胱纤维化和长期口服而导致的膀胱癌。

4. 吗替麦考酚酯 为次黄嘌呤单核苷酸脱氢酶抑制剂，可抑制嘌呤从头合成途径，从而抑制淋巴细胞活化。治疗狼疮性肾炎有效，能够有效地控制Ⅲ/Ⅳ和Ⅴ型LN活动。常用剂量1~2g/d，分2次口服。大量临床试验观察吗替麦考酚酯诱导狼疮肾炎6个月，65%患者达到完全肾脏应答和部分肾脏应答。维持缓解剂量为0.5~1.0g/d，其维持缓解的疗效优于环磷酰胺，性腺抑制副作用低于环磷酰胺。值得注意的是随着吗替麦考酚酯剂量的增加，感染风险也随之增加。

5. 硫唑嘌呤 为嘌呤类似物，可通过抑制DNA合成而发挥针对淋巴细胞的细胞毒作用。用法为1~2.5mg/(kg·d)，常用剂量为50~100mg/d。常用于Ⅲ/Ⅳ和Ⅴ型狼疮肾炎的维持缓解治疗，KDIGO推荐硫唑嘌呤可用于Ⅴ型狼疮肾炎的诱导缓解治疗。不良反应包括骨髓抑制、胃肠道反应、肝功能损害等。少数对硫唑嘌呤极敏感者用药1~2周就可出现严重脱发和造血危象，引起严重粒细胞和血小板缺乏症，轻者停药后血象多在2~3周内恢复正常，重者则需按粒细胞缺乏或急性再障处理，以后不宜再用。对于同时使用硫唑嘌呤及别嘌呤醇的患者，骨髓抑制尤为明显，如果一定需要使用别嘌呤醇，别嘌呤醇需要减量，临床上建议使用促进尿酸排泄的药物。

6. 环孢素 可特异性抑制T淋巴细胞IL-2的产生，发挥选择性地细胞免疫抑制作用，是一种非细胞毒免疫抑制剂。对狼疮性肾炎（尤其是Ⅴ型LN）有效，环孢素剂量3~5mg/(kg·d)，分两次口服。用药期间注意肝肾功能、高血压、高尿酸血症及高血钾等，应监测血药浓度，调整剂量，血肌酐较用药前升高30%，需要减药或停药。

7. 他克莫司 他克莫司是一种对T细胞有选择性抑制作用的免疫抑制剂，主要通过与细胞内FK结合蛋白（FKBP）结合而抑制Th细胞释放IL-2、IL-3、IFN-γ并抑制IL-2受体的表达。对环磷酰胺、吗替麦考酚酯无应答的狼疮肾炎，可给予他克莫司加小剂量激素诱导治疗。他克莫司剂量为0.05~0.1mg/(kg·d)，根据血药浓度调整药物剂量，血液药物谷浓度维持在5~10ng/ml。他克莫司不良反应有高血糖、高血压及神经系统症状等。

8. 其他治疗 临床试验提示来氟米特对增生性LN有效。目前已经批准来氟米特治疗狼疮肾炎；国内外的研究进展提示利妥昔单抗（抗CD20单克隆抗体）对部分难治性重症狼疮肾炎有效。FDA已批准针对B淋巴细胞刺激因子的贝利木单抗用于治疗狼疮肾炎，并可望成为新的狼疮肾炎诱导缓解药物；血浆置换、免疫球蛋白静脉输注、造血干细胞移植不宜列入狼疮肾炎的诊疗常规，应视患者具体情况选择应用。

第三节　处方审核的注意事项

狼疮性肾炎处方审核时需注意以下几点。

（1）当处方中有糖皮质激素尤其是大剂量激素时，需结合病历核查患者是否有激素治疗指征。例如，如果患者出现明显的蛋白尿，24 小时尿蛋白 >1 ~ 2g，可以考虑给予激素；对有细胞新月体、纤维素样坏死或肾功能严重恶化的患者，可以给予大剂量激素静脉冲击治疗。

（2）当处方中有免疫抑制剂时，需结合病历核查患者是否有免疫抑制剂治疗指征。例如，如果患者出现明显的蛋白尿，24 小时尿蛋白 >1 ~ 2g，也可以考虑给予免疫抑制剂治疗。

（3）由于环磷酰胺对性腺发育有影响，因此儿童或青少年患者一般不建议使用。但重症 SLE 或者反复发作的 SLE 患者除外。

（4）处方审核时注意审核治疗药物之间的相互作用，如降脂药物、抗凝药物等。

第四节　处方审核案例

 案例 1

【处方描述】

（1）患者信息：女，30 岁

（2）临床诊断：系统性红斑狼疮、孕 18^{+2} 周

（3）处方

|醋酸地塞米松片|1.5mg×100 片|1.5mg, tid, po|

【处方问题】　药物遴选不适宜：醋酸地塞米松片遴选不适宜。

【处方分析】　根据 2019 年发表的《中国狼疮肾炎诊断和治疗指南》，妊娠期间可使用泼尼松或甲泼尼龙联合羟氯喹维持治疗。复发高危患者加用硫唑嘌呤、环孢素或他克莫司维持治疗。妊娠期红斑狼疮患者不建议使用地塞米松。因其可透过胎盘屏障，胎儿风险不能排除。动物实验报告发现致畸作用，对新生儿有可能引起肾上腺功能不全症状，所以对孕妇或可能怀孕者应判断其治疗方面之必要性大于危险性时方考虑用药。且地塞米松抗炎效力强，作用时间长，对 HPA 轴：下丘脑 - 垂体 - 肾上腺轴影响严重，不适宜长疗程用药。

【干预建议】　建议将地塞米松替换成泼尼松或甲泼尼龙。

案例2

【处方描述】

（1）患者信息：女，29岁，体重57kg，身高165cm。血肌酐97μmol/L；24小时尿蛋白1.3g/ml；白蛋白（ALB）25g/ml；已婚已育。

（2）临床诊断：狼疮性肾炎（Ⅳ型）、CKD 2期

（3）处方

醋酸泼尼松片	5mg×100片	55mg, qd, po
注射用环磷酰胺	0.2g×1支	0.8g, 每月一次, ivgtt
0.9%氯化钠注射液	100ml×1瓶	500ml

【处方问题】　其他用药不适宜情况：狼疮性肾炎的治疗如无禁忌证，建议全程加用羟氯喹片。

【处方分析】　根据2020年发表的《KDIGO肾小球肾炎临床实践指南》及欧洲抗风湿病联盟/欧洲肾脏病学会－透析移植学会均建议：狼疮肾炎的管理推荐对于狼疮性肾炎患者如无禁忌证，均应加用羟氯喹治疗。

而中国狼疮肾炎诊断和治疗指南编写组于2019年发表的《中国狼疮肾炎诊断和治疗指南》也推荐，激素和硫酸羟氯喹（HCQ）应作为治疗LN的基础用药。HCQ具有免疫调节和抑制肾脏损伤进展的作用，能预防SLE患者肾损害的发生，预防LN复发，延缓肾脏损害的进展并减少ESRD的发生。HCQ能抑制aPL对内皮细胞的损伤，预防SLE患者血栓，减少产科并发症及降低心血管病的发生。aPL阳性的LN，或合并抗磷脂抗体综合征（APS）的患者，如无禁忌证，应常规使用HCQ。HCQ最大治疗剂量不超过5mg/（kg·d），缓解期可以减量为0.2g/d。HCQ安全性较高，不良反应主要为色素沉着、头痛、胃肠道症状。严重不良反应如心肌毒性和视网膜病变的发生率非常低，但在HCQ治疗过程中仍应定期筛查视网膜病变。HCQ治疗前及治疗5年应检查视网膜病变，此后每年检查眼底一次。年龄>60岁、HCQ剂量>6.5mg/（kg·d）、疗程超过5年、有肝肾基础疾病、视网膜疾病及肥胖为视网膜病变发生的高危患者，应每年检查眼底。一旦发现视网膜病变，应停用HCQ。

【干预建议】　建议医师排查本例患者视网膜、眼底情况，如无禁忌可加予硫酸羟氯喹片0.2g bid po。

 案例3

【处方描述】

（1）患者信息：女，21岁，体重60kg。血肌酐358μmol/L，尿量200ml/d，

24 小时尿蛋白 5.1g，ALB 21g/L，双下肢水肿，SLEDAI 评分为 16 分，肾小球病理可见白金耳病变，纤维细胞性新月体。

（2）临床诊断：狼疮性肾炎（Ⅳ型）、CKD 3 期

（3）处方

注射用甲泼尼龙琥珀酸钠	40mg×6 瓶	80mg，qd，ivgtt，3d
0.9%氯化钠注射液	100ml×1 瓶	100ml

【处方问题】 用法用量不适宜：甲泼尼龙冲击治疗剂量偏小。

【处方分析】 根据中国狼疮肾炎诊断和治疗指南编写组于 2019 年发表的《中国狼疮肾炎诊断和治疗指南》推荐，激素应作为治疗 LN 的基础用药。激素的剂量及用法取决于肾脏损伤的类型、活动性、严重程度及其他器官损伤的范围和程度。活动增生性 LN（111 型、Ⅳ型、Ⅲ/Ⅳ＋Ⅴ型）及伴有 TMA 的 LN，先给予大剂量甲泼尼龙静脉冲击治疗（500mg/d 或 750mg/d，静脉滴注，连续 3天），后续口服泼尼松（或甲泼尼龙）0.5～0.6mg/(kg·d)。

而根据中华医学会风湿病学分会于 2010 年发表的《系统性红斑狼疮诊断及治疗指南》推荐，当患者表现为急性进行性少尿、水肿、蛋白尿或血尿、低蛋白血症、贫血、肾功能进行性下降、血压增高、高血钾、代谢性酸中毒，肾脏病理呈新月体肾炎等急进性肾小球肾炎表现时，对明显活动、非肾脏纤维化或硬化等不可逆病变为主的患者，应积极使用激素或使用大剂量甲泼尼龙冲击疗法。

本例患者 SLEDAI 评分为 16 分，评估为重度活动，病理为弥漫性狼疮性肾炎伴新月体，因此应考虑予大剂量甲泼尼龙冲击治疗，医师因担心糖皮质激素导致感染而选取 80mg 甲泼尼龙冲击与指南推荐不符，可排查患者血常规、PCT、CRP、G 试验等指标如无异常可将甲泼尼龙剂量调整为 500mg。

【干预建议】 建议医师排除禁忌后将甲泼尼龙剂量调整为 500mg qd ivgtt，连用 3d。

 案例 4

【处方描述】

（1）患者信息：女，28 岁。患者因"发热 3 天，双下肢水肿伴四肢关节酸痛 5 个月余"入院。患者 5 个月前曾入院行肾穿刺活检，病理结果显示系膜细胞增多，内皮细胞增生，炎细胞浸润，细胞性新月体形成。诊断为"狼疮性肾炎"，予以羟氯喹联合氯沙坦治疗，症状改善不明显，后调整治疗方案为泼尼松、他克莫司联合吗替麦考酚酯治疗至今。查血常规：WBC 13.5×10⁹/L，LYM 5.20×10⁹/L，Neu 6.85×10⁹/L。24 小时尿蛋白定量 4.5g，ALB 27g/L。查体：T 38.2℃。右手第二、第三近端指间关节有压痛、无红肿，双下肢水肿。SLEDAI

评分：18分。胸部CT提示"双肺感染"。G试验（+）。

（2）临床诊断：狼疮性肾炎、真菌感染

（3）处方

醋酸泼尼松片	5mg×100片	30mg，qd，po
他克莫司胶囊	0.5mg×50粒	2.5mg，q12h，po
吗替麦考酚酯分散片	0.25g×50片	0.5g，q12h，po
伏立康唑片	200mg×10片	200mg，bid，po

【处方问题】 有配伍禁忌或者不良相互作用：他克莫司胶囊联用伏立康唑片存在不良相互作用。

【处方分析】 伏立康唑是肝脏细胞色素P450酶系（CYP2C19、CYP2C9、CYP3A4）抑制剂，而他克莫司需要通过CYP3A4代谢，两者联用时伏立康唑可抑制CYP3A4介导的他克莫司代谢，可显著增加他克莫司的血浆暴露量（C_{max}、AUC_{τ}），可能导致肾毒性。因此，临床上伏立康唑联用他克莫司时应减少他克莫司的剂量，并密切监测他克莫司的血药谷浓度，定期检测肌酐。

【干预建议】 建议两药联用时减少他克莫司的剂量，并密切监测他克莫司的血药谷浓度，根据监测结果调整他克莫司的剂量。

 案例5

【处方描述】

（1）患者信息：女，26岁，体重52kg。血肌酐67μmol/L；24小时尿蛋白2.4g；ALB 33g/L；未婚未育。

（2）临床诊断：局灶型狼疮性肾炎

（3）处方

醋酸泼尼松片	5mg×100片	50mg，qd，po
注射用环磷酰胺	0.2g×1支	0.5g，qd（每2周一次），ivgtt
0.9%氯化钠注射液	100ml×1瓶	500ml

【处方问题】 遴选的药品不适宜：环磷酰胺遴选不适宜。

【处方分析】 环磷酰胺具有烷化结构的活性功能，可能导致不可逆的精子生成障碍，导致精子缺乏或持续性精子减少；也会导致排卵异常，偶见不可逆的排卵失调，伴有闭经、雌激素下降等。因此对于仍有生育需求的患者来说，其仍是禁忌用药。

根据中国狼疮肾炎诊断和治疗指南编写组于2019年发表的《中国狼疮肾炎诊断和治疗指南》推荐，对于有生育需求的Ⅲ型和Ⅳ型LN患者来说，有生育需求的LN，首选吗替麦考酚酯（MMF）诱导1~2g/d，缓解后继续MMF维持（≤1g/d）。

MMF 总疗程超过 2 年后可切换为 AZA 维持。国内外临床研究证明 MMF 方案诱导治疗Ⅲ型和Ⅳ型 LN 的疗效不劣于或甚至优于 IV – CYC 方案。MMF 方案维持治疗的疗效优于 AZA。另有多个 LN 治疗指南（KDIGO、ACR、EULAR/ERA – EDTA、亚洲）推荐 MMF 作为Ⅲ和Ⅳ型 LN 的一线诱导和维持治疗方案。激素应作为治疗 LN 的基础用药。激素的剂量可选择半量、足量或冲击，其取决于肾脏损伤的类型、活动性、严重程度及其他器官损伤的范围和程度。其中 2020 年发表的《KDIGO 肾小球肾炎临床实践指南》也提及对于Ⅲ型狼疮患者可选择泼尼松 0.6mg ~ 1mg/（kg·d）联合 MMF 1 ~ 2g/d 治疗。

【干预建议】 建议治疗方案改为足量激素联合吗替麦考酚酯治疗，将处方中的环磷酰胺改为吗替麦考酚酯胶囊 1g q12h po。

（劳海燕　马建超　李剑芳　张圣雨）

第五章　急进性肾小球肾炎

第一节　概述

急进性肾小球肾炎（rapidly progressive glomerulonephritis，RPGN）是一组表现为以血尿、蛋白尿及肾功能急剧恶化为特征的临床综合征，多在早期即出现少尿，病理类型表现为新月体肾炎的一组疾病，是肾小球肾炎中最严重的类型。

急进性肾小球肾炎包括：①原发性；②继发于全身性疾病（如系统性红斑狼疮肾炎、原发性小血管炎相关肾炎、急性感染后肾小球肾炎等）的急进性肾小球肾炎；③原有肾小球疾病基础上形成广泛新月体形成的疾病，如膜增生性肾小球肾炎、膜性肾病继发新月体形成等；④药物相关性急进性肾小球肾炎，如丙基硫氧嘧啶相关性肾炎。

本病起病急骤，病情发展迅速，属于肾脏疾病中的危重症，若未及时治疗，90%以上的患者将依赖透析生存。因此，需要结合临床表现、实验室检查，尽可能获得肾脏病理检查结果而尽早明确诊断，从而针对不同的病因采取及时正确的治疗措施，以改善患者预后。

一、流行病学

急进性肾小球肾炎的发生率占肾穿刺患者的2%，人群发生率为百万分之七，是肾脏疾病中常见的急危重症。随着免疫抗体实验室检查的广泛开展，近年来本病发病率有明显上升趋势。

二、病因和发病机制

急进性肾小球肾炎具有多种病因，是在一定诱因及遗传因素的基础上发生的，体液免疫、细胞免疫均参与发病。

1. 诱因

（1）感染　约半数以上的患者病前有呼吸道感染的病史，多为病毒感染，表现为发热、咳嗽、咯痰等。

（2）理化因素　常见于有工业粉尘污染、挥发性芳香烃类化合物等的物质接触史者。

2. 发病机制　抗肾小球基底膜抗体（抗 GBM 抗体）是急进性肾小球肾炎重要的致病因素之一。抗 GBM 抗体的主要靶抗原位于基底膜Ⅳ型胶原 $\alpha3$ 链的非胶原结构域 1（NC1）。当致病因素促使肺泡基底膜、肾小球基底膜的Ⅳ型胶原破坏暴露时，机体产生针对性的抗基底膜抗体，与抗原结合之后激活补体，引发免疫炎症反应，致使肺泡及肾小球受损。抗 GBM 抗体绝大多数是 IgG，主要为 IgG1，极少数为 IgA 及 IgM。患者血清 IgG 亚型分布和正常人 IgG 亚型分布不完全相同，说明患者体内存在选择性 B 细胞克隆激活。极少数正常人血浆中存在针对 NC1 区的抗体，但其滴度很低，多为 IgG2 和 IgG4，不具有致病性。

免疫复合物沉积是急进性肾小球肾炎的另一致病因素。肾小球内循环免疫复合物的沉积，或者原位免疫复合物的形成，激活补体而发生一系列炎症反应，是 IgA 肾病、过敏性紫癜性肾炎、系统性红斑狼疮肾炎、急性感染后肾小球肾炎等疾病的发病机制。

部分急进性肾小球肾炎患者血清当中存在抗中性粒细胞胞浆抗体（ANCA），见于 50%～90% 的原发性小血管炎肾损害患者。ANCA 是一种以中性粒细胞和单核细胞胞浆成分为靶抗原的自身抗体，为部分原发性小血管炎的特异性血清学诊断工具。见于韦格纳肉芽肿病、显微镜下型多血管炎、变应性肉芽肿性血管炎等。ANCA 主要用于疾病的诊断，其滴度与病情相关，但不能作为判断病情活动的主要指标。多表现为抗髓过氧化物酶（MPO），或蛋白酶 3（PR3）的抗体阳性。近年来实验室研究发现，补体系统的活化是原发性小血管炎相关肾损害的重要致病途径。

三、病理和病理生理

急进性肾小球肾炎的肾活检病理表现为新月体性肾炎，诊断标准为 50% 以上的肾小球受累并有新月体形成，肾小囊受累面积达 50% 以上。光镜下可见不同程度的系膜细胞和基质增生，伴有新月体形成，根据起病的急缓，肾活检取材的时间早晚，可观察到包括细胞、细胞纤维或纤维性新月体在内的新月体，各自所占比例不等。急性病例还可以观察到肾小球毛细血管袢的纤维素样坏死，坏死区域可有中性粒细胞的浸润，提示病情严重。当出现新月体病变的肾小球所占的比例超过总体的 80% 时，常提示肾功能的损伤几乎无法恢复。继发于严重的肾小球病变，还可出现肾小管变性、萎缩，肾间质水肿，淋巴、单核细胞等炎症细胞浸润，肾间质纤维化等继发改变，病变程度和肾小球病变的严重程度相一致。

免疫荧光病理特点各型新月体肾炎有所不同，以 IgG、C3 沉积为主，可呈现线条样沿基底膜沉积，或呈颗粒样、团块样于系膜区沉积，部分类型可仅有极少量免疫复合物沉积或呈阴性。根据新月体肾炎的免疫病理特点，可将急进性肾小球肾炎分为 3 类。

Ⅰ型：抗肾小球基底膜抗体型，表现为 IgG、C3 呈现线条样沿毛细血管袢沉积。

Ⅱ型：免疫复合物型，表现为 IgG 或 IgA、C3 沉积为主，呈现颗粒样、团块样于系膜区、内皮细胞下、沿毛细血管袢等多部位沉积。

Ⅲ型：寡免疫复合物型，免疫荧光通常呈阴性，或仅有少量补体沉积。

四、临床表现和辅助检查

（一）症状和体征

1. 年龄及性别特征　急进性肾小球肾炎患者可见于任何年龄，分类不同发病年龄各有特点。Ⅰ型急进性肾小球肾炎有青年和中、老年两个发病高峰，分别为 20 ~ 40 岁和 60 ~ 80 岁，其中以青年男性多见，老年则以女性略多见。Ⅱ型急进性肾小球肾炎常来源于严重 IgA 肾病、系统性红斑狼疮肾炎、紫癜性肾炎等疾病，因此患病年龄以年轻人多见。相比于Ⅰ型和Ⅱ型，Ⅲ型急进性肾小球肾炎常见于老年人。

2. 临床表现　急进性肾小球肾炎大多数急性起病，在发热或上呼吸道感染后出现急性肾炎综合征，即血尿、蛋白尿、水肿、高血压等，在此基础上短期内出现少尿、无尿，肾功能急骤进展，数周内达到尿毒症水平。发病时患者全身症状较重，如疲乏、无力、精神萎靡、食欲下降、体重下降等。部分患者起病相对隐袭缓慢，病情逐步加重。

除了上述肾脏表现之外，常会累及肾脏以外的其他器官，包括出现肺部受累，表现为支气管扩张、弥漫性肺泡出血、肺内结节、团块、空洞、渗出性病变等，出现咯血、咳嗽、咳痰、气促喘憋等症状。Ⅰ、Ⅲ型急进性肾小球肾炎时，上述肺部病变均较为常见和突出。胃肠道、消化腺可受累及，出现腹痛、胆绞痛、消化道出血、肠套叠等，以原发性小血管炎所致Ⅲ型急进性肾小球肾炎时常伴发。眼、耳、鼻、肌肉关节、神经系统也可受累，表现为"红眼"（虹膜炎），听力下降、鼻息肉、鼻衄、鼻窦炎、肌肉酸痛、肌力下降等，此类表现常见于导致Ⅲ型急进性肾小球肾炎的原发性小血管炎患者。其他表现还包括紫癜样皮疹、关节疼痛等。

（1）Ⅰ型急进性肾小球肾炎　抗肾小球基底膜抗体均为阳性，对本病诊断及预后判断有重要价值，抗体滴度的高低与病情严重程度相关。约 2/3 患者合并肺出血，影像表现为弥漫性肺泡出血、肺内大片渗出性病变，临床表现为痰中带血、痰液、肺泡灌洗液含铁血黄素阳性，也可为大咯血。30%患者合并 ANCA 阳性，多为 P－ANCA。补体一般正常，可出现不同程度的贫血，贫血发生较快较重时，应注意有无肺出血的可能。

Ⅰ型急进性肾小球肾炎时肾功能恶化极其迅速，常迅速进展至少尿、无尿，需依赖血液透析。可出现肉眼血尿，尿液检查可见镜下血尿、蛋白尿；肾病综合征不多见，但近年有研究报道部分Ⅰ型急进性肾小球肾炎患者可合并膜性肾病的病理表现，临床上可观察到大量蛋白尿。

其他表现有弥漫性脑梗死、脑出血、小肠出血等的报道。急性期时 ESR、C 反应蛋白增高，外周血白细胞也可增高。

抗 GBM 抗体阳性的Ⅰ型急进性肾小球肾炎，可继发于部分淋巴增殖性疾病，如 Castleman 病。此时仔细体检可扪及浅表肿大淋巴结（如颌下、颈部、锁骨上、腋下、腹股沟区等），淋巴结活检的病理检查是诊断的重要依据。

（2）Ⅱ型急进性肾小球肾炎　本类型的急进性肾小球肾炎病因见于重型的 IgA 肾病、过敏性紫癜性肾炎、系统性红斑狼疮性肾炎等，此类疾病的肾脏损害与免疫复合物的沉积有关。临床上除了急性肾衰竭表现之外，会出现不同病因疾病的肾外表现，如：

1）过敏性紫癜：皮肤紫癜、消化道紫癜性血管炎所致腹痛、消化道出血、关节疼痛等。

2）系统性红斑狼疮：蝶形红斑、光过敏、多关节疼痛，血液系统、头痛、性格改变等神经精神症状，多浆膜腔积液等，ANA、dsDNA 等抗体阳性。

（3）Ⅲ型急进性肾小球肾炎　常伴有 ANCA 阳性。起病多较急，表现为急性肾衰竭，病情进展很快，出现无尿、到达尿毒症。少数隐袭起病者病初尿量减少不明显，以乏力、听力下降、消瘦、原因不明的发热起病，经迁延数月之后在诱因促使下加重。肾脏病理检查常可见到肾小球呈现新旧不一的新月体病变，此时的肾小球硬化、肾间质纤维化较同期发病的Ⅰ型、Ⅱ型为突出。本型急进型肾小球肾炎在老年人群中高发，合并高血压、糖尿病、动脉粥样硬化等基础性疾病者比例较高，因此发病时部分患者因为肾脏萎缩而无法进行肾活检检查，诊断需结合临床表现及 ANCA 检查来判定，肾脏预后不佳。

Ⅲ型急进性肾小球肾炎患者合并肺部病变者较多，但不同于Ⅰ型急进性肾小球肾炎者，肺部病变以单个或多个结节、团块、空洞伴有渗出性病变为特点。易被误诊为肺炎、肺结核或肺癌，应特别注意进行鉴别。

（二）实验室检测

1. 尿液检查　常见血尿、变形红细胞尿和红细胞管型，常伴蛋白尿，尿蛋白量多少不等，部分可达到肾病综合征范围，但显著的肾病综合征表现不多见。

2. 自身免疫抗体检测　血清抗 GBM 抗体对于 Ⅰ 型急进性肾小球肾炎的诊断具有重要意义，最常见的类型是 IgG 型，与病情的严重程度、预后有关。检测抗 GBM 抗体的方法包括免疫荧光法、酶联免疫吸附法（ELISA）、免疫印迹法等，采用可溶性人肾小球基底膜抗原、纯化的 α3（Ⅳ）型胶原、重组的 α3（Ⅳ）型胶原 NC1 区作为抗原的酶联免疫吸附法检查，敏感性及特异性均较高。

抗中性粒细胞胞浆抗体（ANCA）检测方法也是免疫荧光法结合针对 MPO、PR3 抗原的 ELISA 法检测抗体，是急进性肾小球肾炎诊断及分型的重要检测。其他抗体检测还包括 ANA、dsDNA、ENA 抗体谱等，协助系统性红斑狼疮的诊断。

3. 肾功能及相关检查　血肌酐、尿素氮的水平用以判断肾损害的严重程度，老年人、消瘦患者已进行透析治疗时，还要结合尿量变化等做出肾功能好转或恶化的判断。

其他检查还包括血常规、免疫球蛋白、补体等检查，有助于各型急进性肾小球肾炎的鉴别诊断。ESR、C 反应蛋白等检测有助于判断炎症严重程度，但上述指标在继发感染的情况下也会升高，并不特异。

4. 影像学检查　影像学检查在本类疾病的诊断中有重要价值。对于常合并肺部受累的疾病，肺部的 X 线检查、高分辨 CT 检查，对于了解肺部病变的性质、严重度、鉴别诊断极为重要。尤其对同时合并肺部感染时，动态观察有利于鉴别复杂情况，从而对治疗方案进行合理的安排。

5. 支气管镜检查　属于有创伤性的检查，有明显出血倾向者禁用。包括支气管灌洗及镜下取活检。本项检查主要用于明确肺部病变的性质、感染病原体的明确诊断、获取肺组织进行病理检查等。对于急进性肾小球肾炎治疗过程中继发感染难以与原发病鉴别时，支气管镜检查是可选择的诊断方法之一。

第二节　药物治疗方案

一、处理和综合安排

治疗方案的规划和实施，需要建立在准确的诊断及病因分类基础上。治疗方法包括以下措施。

1. 血浆置换治疗

（1）原理　血浆置换法是用膜血浆分离器或离心式血浆细胞分离器分离患者的血浆和血细胞，然后用正常人的血浆或血浆成分（如清蛋白）对其进行置换，每日或隔日置换 1 次，每次置换 2~4L。此法清除致病抗体及循环免疫复合物的疗效肯定，但价格较昂贵。

（2）适应证

1）Ⅰ型急进性肾小球肾炎伴有肺出血时，是首选的治疗方案；如果无肺出血时，若伴有急性肾衰竭，且尿量大于 400ml/d，无须透析或透前血肌酐未超过 600μmol/L 者，血浆置换可能对肾功能的恢复有一定帮助。

2）Ⅲ型急进性肾小球肾炎伴有肺出血时；如无肺出血，若伴有急性肾衰竭，且尿量大于 400ml/d，无须透析或透前血肌酐未超过 600μmol/L 者，血浆置换可能对肾功能的恢复有一定帮助。对于有激素使用禁忌者，如：合并肺部感染未能控制者，血浆置换治疗有助于控制疾病的活动性。

3）Ⅱ型急进性肾小球肾炎患者，其急性肾衰竭且尿量大于 400ml/d，无须透析或透前血肌酐未超过 600μmol/L 者，血浆置换可能对肾功能的恢复有一定帮助。

对于有激素使用禁忌者，如：合并肺部感染未能控制者，血浆置换治疗有助于控制疾病的活动性。

2. 激素和免疫抑制剂的治疗

（1）激素强化治疗

1）Ⅱ型及Ⅲ型急进性肾小球肾炎：无禁忌证时，肾活检病理提示肾小球硬化性病变未超过 50%、肾间质纤维化病变未超过 50% 者，大剂量激素的治疗有助于控制肾脏的活动性炎症。

2）Ⅰ型急进性肾小球肾炎：激素强化治疗不作为首选，但对于无法尽快施行血浆置换治疗者，大剂量激素治疗对于控制肺出血或肾功能恢复可能有帮助。

（2）基础治疗

1）激素：大剂量激素冲击治疗后，给予泼尼松或泼尼松龙口服，起始剂量为 1mg/（kg·d），4~6 周后逐渐减量。维持用药 5~10mg/d。

2）细胞毒药物：常用环磷酰胺。

Ⅰ型急进性肾小球肾炎：口服起始剂量为 2mg/（kg·d），连续 2~3 个月；静脉点滴为每月 0.6~1.0g，连续 6 个月或直到病情缓解。

Ⅱ、Ⅲ型急进性肾小球肾炎：除上述治疗之外，还需要维持缓解治疗，可服用硫唑嘌呤 100mg/d 继续治疗 6~12 个月巩固疗效。

3）其他免疫抑制药：例如吗替麦考酚酯抑制免疫疗效肯定，而不良反应较细胞毒药物轻，已被广泛应用于包括Ⅱ及Ⅲ型急进性肾小球肾炎在内的疾病治疗。

3. 丙种球蛋白治疗 丙种球蛋白具有封闭自身免疫抗体的作用，对于病情

活动的 Ⅱ、Ⅲ型急进性肾小球肾炎可能有一定帮助。

4. 肾脏替代治疗 如果患者肾功能急剧恶化达到透析指征时，应尽早进行透析治疗（多选择血液透析方式）。如疾病已进入不可逆性终末期肾衰竭，则应予长期维持透析治疗。拟行肾移植的 Ⅰ型急进性肾小球肾炎患者，应充分治疗使得抗 GBM 抗体转阴且维持半年以后进行。

二、治疗目标

急进性肾小球肾炎病情危重者不仅肾功能难以恢复，还往往是致命性的，因此治疗目的首先应为降低死亡率，尽可能使肾脏功能有所恢复。危及生命的情况常为肺出血和继发重症感染。伴有肺出血的急进性肾小球肾炎，肺出血可进展迅速、预后凶险，应尽早明确病因诊断之后积极处理。首选治疗为强化血浆置换治疗，对合并肺出血的 Ⅰ型、Ⅲ型均有效；无进行血浆置换条件的 Ⅲ型，也可考虑激素冲击治疗。强化治疗过程中严密监测有无感染的并发症，进行相应处理。

三、治疗措施的选择和安排

获得肾脏病理的诊断是判断炎症活动严重程度及预后的重要依据。因此，所有患者都应尽可能进行肾活检穿刺检查。但由于大多数患者病情复杂危重，出血倾向明显，频繁的血浆置换治疗导致凝血因子丢失也会增加有创性操作的风险。当血清免疫学检查的结果，如抗 GBM 抗体、ANCA 等，已能够初步推断可能的病因时，也可先行治疗（如血浆置换等），争取肾功能更大可能性地恢复。

当病情有所稳定之后，逐渐过渡为激素、免疫抑制剂的维持性治疗阶段，治疗目的是减少复发，以及减少免疫抑制之后的各类并发症，改善生活治疗。

四、预期治疗结果

本病总体预后较差。对于起病时尿量大于 400ml/d，无须透析或透前血肌酐未超过 $600\mu mol/L$ 者，肾脏预后相对较好。

五、药物治疗

（一）药物选择

1. 激素和免疫抑制剂的治疗

（1）激素冲击治疗 激素常选择甲泼尼龙。冲击治疗主要应用于 Ⅱ型及 Ⅲ型急进性肾小球肾炎的治疗。

（2）免疫抑制剂

1）环磷酰胺适用于所有类型的急进性肾小球肾炎均可选用。

2）吗替麦考酚酯适用于Ⅱ型急进性肾小球肾炎，如系统性红斑狼疮、过敏性紫癜、IgA肾病等所致Ⅱ型急进性肾小球肾炎患者。Ⅰ型、Ⅲ型急进性肾小球肾炎患者未推荐使用。

3）环孢素A和他克莫司适用于Ⅱ型急进性肾小球肾炎，如系统性红斑狼疮、过敏性紫癜、IgA肾病等所致Ⅱ型急进性肾小球肾炎患者。Ⅰ型、Ⅲ型急进性肾小球肾炎患者不推荐使用。

4）利妥昔单克隆抗体是一种很有治疗前景的治疗方法。该抗体与B细胞上的CD20抗原特异性结合，从而引起B细胞溶解。在难治的系统性红斑狼疮等疾病所致的Ⅱ型急进性肾小球肾炎的治疗上可考虑使用。

（3）丙种球蛋白　大剂量丙种球蛋白静脉滴注当急进性肾小球肾炎合并感染等因素不能进行上述强化免疫抑制治疗时，可应用此治疗方案。

（二）剂量

1. 激素冲击治疗剂量　常选择甲泼尼龙7～15mg/（kg·d）。用法：甲泼尼龙，静脉滴注，每日或隔日1次，3次为1个疗程，据病情需要应用1～3个疗程（两疗程需间隔3～7日）。

2. 激素常规维持剂量　常选择泼尼松（龙）1mg/（kg·d），常用量为50～60mg/d。或甲泼尼龙40～48mg/d。通过化学结构改造人工合成的GCs的抗炎活性较天然合成的内源性GCs有不同程度的提高（见表8－2）。发挥抗炎作用是GCs类药物重要的治疗用途之一。药物抗炎作用持续时间的长短与下丘脑－垂体－肾上腺轴（HPA轴）受抑制时间的长短几乎相等。

表8－2　糖皮质激素的抗炎活性

	药物名称	糖皮质激素活性（抗炎强度）	盐皮质激素活性水盐代谢（比值）
短效	氢化可的松	1	1
	可的松	0.8	0.8
中效	泼尼松	4	0.8
	泼尼松龙	4	0.8
	甲泼尼龙	5	0.5
长效	地塞米松	20～30	0
	倍他米松	25～30	0

3. 免疫抑制剂剂量

（1）环磷酰胺

1）口服起始剂量为 1～3mg/（kg·d），平均 2mg/（kg·d），连续 2～3 个月。

2）静脉滴注为 0.2g/m² 起始，每月 0.6～1.0g，分次给药；连续 6 个月或直到病情缓解。

静脉冲击治疗为 0.75g/m²（0.5～1.0g/m²），多为 0.6～1.0g/m²，每月一次，连续 6 个月，维持治疗。

肾功能不全时，应减少环磷酰胺的剂量。

肾小球滤过率（GFR）为 10～50ml/（min·1.73m²）时，调整为正常剂量的 75%。

肾小球滤过率（GFR）<10ml/（min·1.73m²）时，调整为正常剂量的 50%。依赖透析的患者静脉冲击剂量为 500mg/m²，血液透析之前 12 小时给药。

（2）吗替麦考酚酯　常用剂量为吗替麦考酚酯 2～3g/d。副作用小，疗效和长期安全性还有待进一步研究。

（3）环孢素 A 和他克莫司　环孢素 A 通常剂量为 3～5mg/（kg·d），根据全血谷浓度进行调整，目标浓度在 100～200ng/ml。环孢素 A 的肝、肾毒性作用与血药浓度正相关。

他克莫司：通常剂量为 0.05～0.1mg/（kg·d），他克莫司属于治疗窗狭窄的药物，治疗剂量和中毒剂量相当接近，且个体间差异大，应该监测他克莫司的全血谷浓度。根据全血谷浓度进行调整，目标浓度在 5～10ng/ml。他克莫司的肝、肾毒性作用与血药浓度正相关。

（4）利妥昔单抗　剂量参考非霍奇金淋巴瘤的给药方案：0.375g/m²，每周一次，间隔 3 周再给予下一周期的治疗。

4. 丙种球蛋白剂量　常用剂量为 400mg/（kg·d），连续 3～5 天。

（三）剂型和给药途径

1. 环磷酰胺　可静脉，也可以口服给药。环磷酰胺（CTX）口服生物利用度为 75%。推荐静脉给药。

静脉给予环磷酰胺冲击治疗的剂量，是口服给药剂量的 1/3 或者更少，因此可以减少环磷酰胺高累积量所导致的严重不良反应，且患者的 1 年总体存活率、肾脏存活率、缓解率、缓解时间等方面均无显著性差异；但也有研究报道 CTX 静脉冲击组的复发率偏高。

2. 吗替麦考酚酯　口服给药。

3. 他克莫司　大多数推荐口服给药。静脉给药：疗程不应超过 7 天。

4. 环孢素A 环孢素软胶囊：大多数推荐口服给药。与本药有相互作用的药物很多，食物当中的西柚汁可以提高环孢素的生物利用度。

环孢素A注射液：由于本品存在过敏的风险，只有在不能口服（如术后早期）或是胃肠吸收不良的情况下才考虑进行静脉输注本品。配液方法：用生理盐水或5%葡萄糖液按1∶20或1∶100比例稀释，然后缓慢输入静脉，时间应超过2~6小时。一经稀释，溶液必须于48小时内使用或遗弃。

环孢素主要分布于血管外的全身各组织中与血浆蛋白的结合率可高达约90%，主要与脂蛋白结合。环孢素主要分布于血管外全身各组织中，脂肪内浓度最高，其次为肝、肾上腺和胰腺。本品在血液中有33%~47%分布于血浆中，4%~9%在淋巴细胞，5%~12%在粒细胞中，41%~58%则分布在红细胞中。

代谢：本品由肝脏代谢，经胆道排泄至粪便中排出，仅有6%经肾脏排泄，其中约0.1%仍以原形排出。

5. 利妥昔单抗 静脉给药，每周一次，连续4次。对于肾功能较差者，应酌情根据外周血淋巴细胞计数、T及B淋巴细胞计数的变化适当延长给药间隔，以避免因免疫抑制过强继发严重感染。

（四）给药间隔

1. 环磷酰胺 本药吸收之后迅速被肝酶代谢为活性产物4-醛磷酰胺、丙烯醛和氮芥。约95%的环磷酰胺从肾脏清除。丙烯醛也从肾脏清除，并与环磷酰胺引起的膀胱毒性有关。

口服：每日剂量分1~2次服用；毒副作用小，但疗效较差。

静脉给药：起始剂量为$0.2g/m^2$（约为4mg/kg），累积至总量8~10g，可每日给药，但通常推荐间隔数周或数月给药。除了需要根据病情急缓、肾功能损害的严重程度来决定给药频次之外，对于给药间隔较短者，还需要监测外周血白细胞计数变化等常见毒副作用，以确定下次给药的具体时间。例如：环磷酰胺的骨髓抑制作用在给药之后的3~7天出现，10~14天达最低，一般在给药21天后恢复。因此通常可考虑给予每次0.6~0.8g，4周一次。

2. 吗替麦考酚酯 口服：每日间隔12小时给药。

3. 他克莫司 口服：推荐每日间隔12小时给药，建议空腹或餐前1小时或餐后2~3小时服用，以使药物最大吸收。

4. 环孢素A 口服：每日应间隔12小时服用。

5. 利妥昔单抗 给予利妥昔单抗$375mg/m^2$静脉滴注，每周1次，共4次。

例如：在给予每平方米体表面积375mg患者中，第一次滴注后利妥昔单抗的平均血清半衰期为 68.1 小时，最大浓度为 238.7μg/ml，平均血浆清除率为 0.0459L/h。在第四次滴注后，平均血清半衰期，最大浓度和血浆清除率分别是 189.9 小时，480.7μg/ml 和 0.0145L/h。这就意味着在给药 3~6 个月后仍可测到利妥昔单抗。第一次给药后，中位外周 B 淋巴细胞数明显降低至正常水平以下，6 个月后开始恢复，在治疗完成的 9~12 个月后恢复正常。

需要注意的是，当患者正在进行血液透析、血浆置换等治疗时，如上述药物为静脉给药途径，应尽量在透后给药，或者在下一次透析、血浆置换治疗前 12 小时给药。

（五）疗程

1. 激素治疗　甲泼尼龙冲击治疗：静脉滴注，每日或隔日 1 次，3 次为 1 个疗程，据病情需要应用 1~3 个疗程（两疗程间需间隔 3~7 日）。

基础治疗：常用泼尼松或泼尼松龙口服，起始剂量为 1mg/（kg·d），4~6 周后逐渐减量。维持用药 5~10mg/d。

服药疗程长短是导致 HPA 轴抑制发生的重要因素之一。长期大量服用外源性激素，停药时应注意逐渐减量，以免因肾上腺皮质长期被抑制，功能减退，不能在短时间内恢复，内源性分泌不足，而外源性又撤药时，可引起撤药综合征，即肾上腺皮质功能减退危象。短期内服用超生理剂量的大剂量激素，如疗程不超过 1~2 周，可直接停药，无需减量治疗。不同类型的激素对 HPA 轴抑制作用持续时间见表 8-3。

表 8-3　口服单剂量激素后 HPA 轴抑制作用持续时间

	激素名称	服药剂量（mg）	生物半效期（h）	HPA 轴抑制时间（d）
短效	可的松	250	8~12	1.25~1.50
	氢化可的松	200		
	泼尼松	50		
中效	泼尼松龙	50	18~36	
	甲泼尼龙	40		
	曲安西龙	40		2.25
长效	地塞米松	5	36~54	2.75
	倍他米松	6		3.25

2. 免疫抑制剂

（1）环磷酰胺　无论口服或者静脉途径给药，建议累积剂量应尽量达到 8~10g。大剂量、长时间使用环磷酰胺，除了导致机体处于长期的免疫抑制状态之外，还可能继发肿瘤性疾病。

（2）吗替麦考酚酯、他克莫司、环孢素 A、来氟米特　目前仅用于系统性红斑狼疮肾炎的治疗推荐，因此疗程通常较长。

（3）利妥昔单抗 给予利妥昔单抗 375mg/m² 静脉滴注，每周 1 次，共 4 次。

3. 丙种球蛋白 一般 1~3 个疗程。因丙种球蛋白半衰期较长（20 天左右），一般推荐治疗周期为 3~4 周。

第三节 处方审核的注意事项

急进性肾小球肾炎审核处方时需要注意以下几点。

（1）严格掌握糖皮质激素、免疫抑制剂治疗的适应证 当处方中有糖皮质激素或免疫抑制剂时，需结合病历核查患者是否有治疗指征，或是否存在对应的禁忌证。

（2）严格掌握糖皮质激素的给药频次及服药时间 在治疗急进性肾小球肾炎糖皮质激素的常规维持治疗中，注意给药频次一般为一天一次。而且推荐服药时间固定在早晨 7：00~8：00，空腹或餐后服用，可减少对人体糖皮质激素分泌昼夜节律性的影响。

（3）严格掌握免疫抑制剂的给药频次 当处方中有吗替麦考酚、他克莫司、环孢素 A 时，审方药师需注意给药频次应为 q12h，有助于血药浓度维持在稳定的治疗窗内。

（4）注意糖皮质激素的选用 在急进性肾小球肾炎治疗可能需长期使用糖皮质激素，应避免使用抗炎效力强，作用时间长，对下丘脑－垂体－肾上腺轴危害较严重的长效糖皮质激素如地塞米松，不适宜长疗程用药。一般建议选用中效糖皮质激素，如泼尼松龙或甲泼尼龙。

（5）留意药物用法用量 注意急进性肾小球肾炎治疗方案常用药物的推荐剂量，具体用药剂量参考本章第四节。

第四节 处方审核案例

 案例 1

【处方描述】

（1）患者信息：性别：男；年龄：67 岁；体重：65kg；免疫学指标：ANA（－）；P－ANCA 阴性；MPO－ANCA 阴性；抗 GBM 抗体（－）；维持治疗

（2）临床诊断：ANCA 相关性血管炎；ANCA 相关性肾炎

（3）处方

硫唑嘌呤片	50mg×60 片	200mg, qd, po
醋酸泼尼松片	5mg×100 片	25mg, qd, po
阿托伐他汀钙片	20mg×7 片	20mg, qn, po

【处方问题】 用法用量不适宜：硫唑嘌呤用法用量不适宜。

【处方分析】 ANCA 相关性肾炎的分期治疗中，为避免长期应用 CTX 的副作用，在诱导缓解后可改服硫唑嘌呤等免疫抑制剂用于维持期治疗，毒副作用低，复发率也有所降低。根据《肾脏病临床概览》，硫唑嘌呤用于 ANCA 维持期治疗推荐剂量为 2mg/（kg·d），患者体重 65kg，推荐剂量为 130mg。该处方超出推荐剂量，建议调整剂量为 150mg qd。

【干预建议】 建议调整硫唑嘌呤剂量，关注患者出现感染、骨髓抑制等不良反应。

 案例 2

【处方描述】

（1）患者信息：性别：女；年龄：73 岁；体重：48kg；血小板计数（PLT）76×10^9/L；免疫学指标：ANA（－）；P－ANCA 1:320 阳性；MPO－ANCA 阴性；抗 GBM 抗体（－）；维持治疗

（2）临床诊断：ANCA 相关性血管炎；ANCA 相关性肾炎；血小板减少症

（3）处方

硫唑嘌呤片	50mg×60 片	100mg, qd, po
醋酸泼尼松片	5mg×100 片	15mg, qd, po
碳酸钙 D$_3$ 片	600mg×30 片	1 片, qd, po

【处方问题】 遴选药物不适宜：硫唑嘌呤遴选不适宜。

【处方分析】 患者诊断为血小板减少症，不适宜选用硫唑嘌呤。在 ANCA 相关性肾炎维持期选药中，环孢素相比硫唑嘌呤、吗替麦考酚酯骨髓毒性低。环孢素说明书不良反应提示仅有个案报告出现血小板减少伴微血管性溶血性贫血和肾脏衰竭。

【干预建议】 建议选用环孢素，关注患者骨髓抑制等不良反应。

 案例 3

【处方描述】

（1）患者信息：性别：男；年龄：71 岁；体重：64kg；身高：177cm；免疫学指标：ANA（－），P－ANCA 1:320 阳性，MPO－ANCA 126.2，抗 GBM 抗体（－）

（2）临床诊断：ANCA 相关性血管炎；ANCA 相关性肾炎

（3）处方

| 利妥昔单抗注射液 | 100mg/瓶 | 200mg, ivgtt, once |
| 5% 葡萄糖注射液 | 250ml/袋 | |

【处方问题】 用法用量不适宜：利妥昔单抗注射液用法用量不适宜。

【处方分析】 对于 ANCA 相关性血管炎伴肾脏受累的患者，可选用糖皮质激素联合利妥昔单抗治疗。美国 FDA 推荐利妥昔单抗治疗 ANCA 相关性血管炎的剂量为 375mg/m², 每 4 周 1 次。该患者体重 64kg，身高 177cm，计算得出体表面积为 1.77m²，利妥昔单抗计算剂量为 663.75mg，处方利妥昔单抗注射液剂量偏小。

【干预建议】 建议调整利妥昔单抗注射液剂量，关注患者有无症状缓解以及 eGFR 改善。

 案例 4

【处方描述】

（1）患者信息：性别：男；年龄：65 岁；免疫学指标：ANA（－），P－ANCA 1:120 阳性，MPO－ANCA 143.2

（2）临床诊断：ANCA 相关性血管炎；ANCA 相关性肾炎

（3）处方

| 利妥昔单抗注射液 | 500mg/瓶 | 500mg, ivgtt, once |
| 0.9% 氯化钠注射液 | 250ml/袋 | |

【处方问题】 用法用量不适宜：0.9% 氯化钠注射液用法用量不适宜。

【处方分析】 根据利妥昔单抗注射液说明书配置规范，要求在无菌条件下抽取所需剂量的利妥昔单抗，置于无菌无致热源的含 0.9% 氯化钠注射液或 5% 葡萄糖注射液的输液袋中，稀释到利妥昔单抗的浓度为 1mg/ml。轻柔的颠倒注射袋使溶液混合并避免产生泡沫。根据计算该处方利妥昔单抗的浓度为 1.67mg/ml，建议选用 500ml 0.9% 氯化钠注射液。

【干预建议】 建议参考利妥昔单抗配置要求，选用 500ml 0.9% 氯化钠注射液。

 案例 5

【处方描述】

（1）患者信息：性别：女；年龄：15 岁；肌酐：791.2μmol/L；便潜血：弱阳性；免疫学指标：ANA（－），P－ANCA 1:180 阳性，MPO－ANCA 84.1，抗

GBM 抗体 （－）

（2）临床诊断：新月体型肾炎伴慢性肾小管－间质病变；ANCA 相关性血管炎；ANCA 相关性肾炎

（3）处方

甲泼尼龙片	4mg×30 片	40mg，po，qd
利妥昔单抗注射液	100mg×1 瓶	100mg，ivgtt，once
5% 葡萄糖注射液	100ml×1 袋	100ml，ivgtt，once
奥美拉唑肠溶片	20mg×7 片	20mg，po，qd

【处方问题】　合理处方。

【处方分析】　患者需长期服用糖皮质激素，入院查便潜血弱阳性，有指征使用 PPI 类药物预防应激性溃疡的发生。根据《儿童质子泵抑制剂合理使用专家共识（2019 年版)》推荐，目前国内批准上市有儿科临床应用证据的主要有奥美拉唑、兰索拉唑、泮托拉唑、雷贝拉唑等 5 种制剂。PPI 类药物代谢产物均无活性，尿液中仅能检测出微量原型药物，故肾功能不全时一般无需调整剂量。

【干预建议】　按此用药方案继续使用，并注意监测患者肾功能指标，尤其肌酐水平。

（黎锦健　潘裕华　曾英彤）

第六章

急性肾小球肾炎

第一节 概述

急性肾小球肾炎（acute glomerulonephritis，AGN）是由多种病因引起的肾小球疾病，以血尿、蛋白尿、高血压、水肿、少尿及肾功能损伤为常见临床表现。这是一组临床综合征，又称急性肾炎综合征，病理变化以肾小球毛细血管内皮细胞和系膜细胞增生性变化为主。本病常出现于感染之后，以链球菌感染后急性肾炎最为常见，偶可见于其他细菌或病原微生物（如病毒、立克次体、螺旋体、支原体、真菌、原虫及寄生虫等）感染之后。本章着重介绍急性链球菌感染后肾小球肾炎（acute post–streptococcal glomerulonephritis，APSGN）。

一、流行病学

急性链球菌感染后肾小球肾炎多见于小儿和青少年，成年及老年偶见，男性多于女性，比例为（2~3）:1。本病可以散发或流行的形式出现。由于环境因素的改善以及对疾病的早期发现、早期治疗，本病的患病率已明显下降。目前发病主要集中在一些经济落后的欠发达地区。通常认为儿童患者预后良好。

二、病因和发病机制

引起链球菌感染后急性肾炎的病原菌是 β 溶血性链球菌 A 族中的"致肾炎菌株"。链球菌感染导致本病的依据包括：①本病常发生在链球菌感染之后，其发作季节与链球菌感染流行季节一致，据流行病学资料统计发现，链球菌感染发生时，11%~30%患者发生急性肾炎，而猩红热发生后急性肾炎发生率高达18%。②急性肾炎患者血清抗链球菌溶血素"O"抗体滴度增高，其中大于1:200 者可达 70%~80%。③抗生素控制链球菌感染后可减少急性肾小球肾炎的发病率；而未经抗感染治疗的急性肾炎患者，对咽部或者皮肤感染灶处进行病原学检查，仍有超过1/4 的患者链球菌阳性。④病理检查在肾小球中找到链球菌抗原。急性肾小球肾炎的发生与否和病变程度的轻重与宿主的易感性相关，一次感染后，机体可产生持久的、特异性的保护性免疫，很少再次发病。

三、临床表现和辅助检查

1. 症状和体征　临床上大部分病例有前驱感染史，一般呼吸道链球菌感染后1～3周起病。1/5患者潜伏期亦可短为4～7天，皮肤感染者潜伏期平均为18～21天，但超过3～4周者极少见。患者可有低热、食欲稍减、腰痛、乏力等全身症状，小儿有时在出现头痛、恶心、呕吐、抽搐、气促、心悸等症状时被发现，但以水肿、蛋白尿和血尿最为常见。病情轻重不一，肾炎的严重程度并不取决于前驱感染的严重程度。轻者可无症状，仅尿常规略有异常，有人称之为"亚临床型急性肾小球肾炎"。另有3%～5%的病例病情较重，可表现为少尿或无尿，甚至发展为急性肾功能衰竭，为重型急性肾小球肾炎。

几乎所有患者均有血尿，是由于红细胞穿过受损的肾小球和（或）肾小管周围的毛细血管壁移行至尿液中而成，多为镜下血尿，30%～40%患者可出现肉眼血尿，持续1～2周后转为镜下血尿，镜下血尿多在6个月内消失，个别可持续1～3年。患者均有不同程度的蛋白尿，由于肾小球滤过膜电荷屏障及分子屏障受损，故常为非选择性蛋白尿。尿蛋白范围多在0.5～3.0g/d，少数呈肾病综合征范围蛋白尿，多为成年患者。部分患者因尿蛋白极少，就诊时已转阴。大部分患者尿蛋白于数日至数周内转阴。长期不愈的蛋白尿、血尿提示病变持续发展或发生了其他肾小球疾病。尿量在水肿时减少，持续1～2周后逐渐增加，少尿时尿比重增高，少数病例尿量明显减少，甚至发展为无尿。

水肿常为急性链球菌感染后肾小球肾炎最早出现的症状之一，约占70%。水肿先眼睑以后遍及全身，严重时有浆膜腔积液。急性链球菌感染后肾小球肾炎多伴有全身毛细血管病变致通透性增加，血浆蛋白渗出使组织间隙蛋白含量增高，故急性肾炎的水肿与肾病综合征不同，多属非凹陷性。一般患者于2周左右自行利尿、消肿，重者历时较长，可达3～4周，如水肿或肾病综合征持续发展，常提示预后不佳。

约有2/3患者起病数日后出现中等程度以上的高血压，老年人常见。偶见血压严重升高而致高血压脑病或左心衰竭。高血压为容量依赖型，血浆肾素及醛固酮水平一般不高，故血压可随尿量增加而恢复正常。持续血压升高两周以上提示肾脏病变严重，同时高血压也加重肾功能的损害。

2. 辅助检查　轻度正色素、正常细胞性贫血，主要由于水钠潴留、血液稀释所致。红细胞沉降率增快。70%～90%患者血清抗链球菌溶血素"O"抗体效价升高，其滴度高低与链球菌感染的严重性相关，但与肾炎的严重性及预后无关，由于有一些菌株不产生溶血素，或者溶血素被其他物质（如皮脂）结合，从而导致抗链球菌溶血素"O"抗体呈阴性，此时并不能除外链球菌感染。大部分患者血清总补体活性（CH50）及 C3、C5、备解素均明显降低，约 10% 患者 C1q、C4 等短暂轻微下降，均于 8 周以内恢复正常水平。此外，在急性肾炎早期，未使用青霉素治疗之前，行病灶（咽部或皮肤等）细菌培养，约 1/4 病例可获阳性结果。

第二节　药物治疗方案

一、一般治疗

（1）休息　患者病初 2 周应卧床休息，待水肿消退、血压正常、肉眼血尿及循环充血症状消失后，可以下床轻微活动并逐渐增加活动量；但 3 个月内仍应避免重体力活动，血沉正常才可上学。

（2）饮食　一般患者在水肿、少尿、高血压期间，应适当限制水、盐、蛋白质摄入。水分一般以不显性失水加尿量计算供给，同时给予易消化的高糖、低盐、低蛋白饮食尽量满足热能需要。尿量增多、氮质血症消除后应尽早恢复蛋白质供应。

（3）清除感染灶　存在感染灶时应给予青霉素或其他敏感抗生素治疗。经常反复发生炎症的慢性感染灶如扁桃体炎、龋齿等可予以清除，但须在肾炎基本恢复后进行。本症不同于风湿热，不需要长期药物预防链球菌感染。

二、药物治疗

（1）水肿、少尿、循环充血　适当限制钠盐摄入，应用利尿剂，轻症患者可口服氢氯噻嗪，有利尿降压作用。重症患者如少尿及有明显循环充血者可静脉给予呋塞米强力利尿剂。

（2）高血压　一般情况下利尿后即可达到控制血压的目的，必要时可用钙通道阻滞剂等药物。

（3）高血压脑病　出现脑病征象应快速给予镇静、扩血管、降压等治疗。

（4）严重循环充血及肺水肿　应卧床休息，严格限制水、钠摄入及降压。尽快利尿，可静脉注射呋塞米。烦躁不安时给予盐酸哌替啶或吗啡皮下注射。明显肺水肿者可给予血管扩张剂如硝普钠、酚妥拉明降低及减轻肺水肿。上述处理无效者尽早进行持续性血液净化治疗。目前认为洋地黄制剂易引起中毒，故多不主张应用。

（5）肾功能不全和肾病水平的蛋白尿　急性（急进性）肾功能不全、严重的体液潴留（对利尿剂反应差）、难以纠正的高钾血症，应予以持续性血液净化治疗；APSGN 表现为肾病综合征或肾病水平的蛋白尿，给予泼尼松治疗有效。

第三节　处方审核的注意事项

急性肾小球肾炎是自限性疾病，可自发缓解，治疗上以对症处理为主。在审方时需注意以下几点：①注意抗菌药物的用药指征：如果急性期，存在感染灶时可给予青霉素或其他敏感抗生素治疗；如果处于恢复期，应对症治疗，密切观察病情变化，无需使用抗生素治疗。②注意糖皮质激素的用药指征：儿童急性肾小球肾炎的预后较好，几乎所有患者的临床症状可在发病后几周内自行消失，一般不需要使用糖皮质激素治疗。③急性肾小球肾炎并发急性肾功能不全时，用药需注意肾功能，避免使用有肾损风险的药物。

第四节　处方审核案例

 案例 1

【处方描述】

（1）患者信息：女，16 岁，2 周前无明显诱因出现腰部酸痛、双眼睑水肿。查血尿素氮 14.8mmol/L，血肌酐 114μmol/L，在外院诊断为"急性肾炎"，予抗感染等对症处理后转入我院，诊断为急性链球菌感染后肾小球肾炎。本次入院查体：体温：36.3℃，心率 80 次/分，呼吸 20 次/分，血压 100/70mmHg，浅表淋巴结无肿大，咽不红，扁桃体无肿大。查尿常规：蛋白（±），红细胞（+），血肌酐 87μmol·L^{-1}，C3 正常，抗链 O 阴性。

（2）临床诊断：急性肾小球肾炎恢复期

（3）处方

注射用青霉素钠　　　　　　　80 万 IU/支　　　　　　　ivgtt，q8h

【处方问题】　无适应证用药：注射用青霉素钠不适宜。

【处方分析】　《内科学：肾脏内科分册》急性链球菌感染后肾小球肾炎的急性期以对症治疗为主，纠正病理生理改变，而恢复期的患者，是否使用抗生素治疗上存在争议。且由于急性肾小球肾炎为自限性疾病，应对症治疗。

该患者已于外院明确诊断，并给予了积极的抗感染等对症处理 2 周，入院时咽不红，扁桃体无肿大，C3 正常，抗链 O 阴性，血尿素氮和血肌酐均降低。目前处于恢复期，应对症治疗，密切观察病情变化，无需使用抗生素治疗。

【干预建议】 目前不需抗生素治疗，应对症治疗，密切观察病情变化。

 案例 2

【处方描述】

（1）患者信息：男，38 岁，体重 60kg。因牙龈肿痛后 12 天出现颜面及双下肢水肿入院。查体：体温 36.5℃，血压 145/80mmHg。查血常规：白细胞 8.4×10^9/L。尿常规：蛋白（＋＋），潜血（＋＋＋），尿蛋白定量 1.5g/24h。血生化检查：血清白蛋白 38g/L，血尿素氮 9.52mmol/L，血肌酐 116μmol/L，C3 升高，ASO 滴度升高，尿量 800ml 左右。

（2）临床诊断：急性链球菌感染后肾小球肾炎；急性肾功能不全

（3）处方

注射用头孢曲松钠	1.0g×1 支	1.0g, ivgtt, qd
缬沙坦胶囊	80mg×7 粒	80mg, po, qd
呋塞米片	20mg×100 片	20mg, po, bid
尿毒清颗粒	5g×18 袋	5g, po, tid

【处方问题】 1. 无适应证用药：注射用头孢曲松钠不适宜。

2. 遴选药物不适宜：缬沙坦胶囊不适宜。

【处方分析】 患者，男，38 岁。血尿素氮 9.52mmol/L，血肌酐 116μmol/L，血清白蛋白 38g/L，eGFR（MDRD）公式算得 59.77ml/（min·1.73m²）。患者诊断为急性链球菌感染后肾小球肾炎、急性肾功能不全。急性期治疗主要以对症治疗，纠正病理生理改变，防止并发症，保护肾功能为主。

因患者血压升高，血肌酐升高伴尿量减少，ARB 类药物可能加重原有肾脏的损害，不建议使用缬沙坦降压，可以选择 CCB 类降压。该患者有水肿，可以使用呋塞米利尿，同时使用尿毒清颗粒肠道排毒。本次入院查体温和血常规白细胞均正常，牙龈肿痛经口腔科处理后得到了控制，不需要静脉使用抗菌药物治疗。急性链球菌感染首选青霉素治疗，该患者选择头孢曲松不适宜。

【干预建议】 患者目前无前驱感染灶，无需使用抗菌药物。建议将缬沙坦改为苯磺酸氨氯地平片降压。

 案例 3

【处方描述】

（1）患者信息：女，13 岁。2 周前受凉后出现咽痛，次日出现发热伴寒战，无气促、咳嗽，自服退热药后体温可降至正常，1 天前出现颜面部水肿，随即入院检查。入院时患者体温：37.5℃，双眼睑水肿，咽部充血明显，双侧扁桃体肿大，血压 120/70mmHg。尿常规：蛋白（＋），潜血（＋＋），尿蛋白定量 0.5g/24h，血生化肾功能正常，血常规白细胞 14.7×10^9/L，CRP 98mg/L，ASO 滴度升高。

（2）临床诊断：急性肾小球肾炎

（3）处方

盐酸左氧氟沙星注射液	0.3g×1 瓶	0.3g, ivgtt, qd
泼尼松片	5mg×100 片	30mg, po, qd

【处方问题】　1. 无适应证用药：泼尼松片选择不适宜。

2. 遴选药品不适宜：左氧氟沙星注射液不适宜。

【处方分析】　患者，男，13 岁，诊断为急性肾炎。链球菌感染后急性肾小球肾炎为自限性疾病，可自发缓解，治疗上以对症处理为主。儿童急性肾小球肾炎的预后较好，几乎所有患者的临床症状可在发病后几周内自行消失，一般不需要使用糖皮质激素治疗。该患儿临床表现轻，血压、肾功能均正常，以咽痛、发热、颜面部水肿为主要表现，无需应用糖皮质激素。该患儿咽痛伴血象、CRP 升高，提示存在感染，更应避免使用糖皮质激素。患儿 13 岁，18 岁以下患者禁用喹诺酮类，但可以选择青霉素类抗菌药物。

【干预建议】　建议停泼尼松片，使用青霉素 G 抗感染治疗。

（李剑芳　徐　丹　潘裕华）

第七章 | 急性肾损伤

第一节　概述

急性肾损伤（acute kidney injury，AKI）是临床常见的急危重症，是一种常见的临床综合征，主要表现为肾功能的快速下降及代谢废物的蓄积，其诊断有赖于血清肌酐（serum creatinine，Scr）的升高和尿量的减少。ARF 的概念于 1951 年首次正式提出，用于取代使用多年的急性肾衰竭（acute renal failure，ARF）。目前来看，AKI 是指 ARF 的全过程，而传统的 ARF 仅指肾功能严重损害的一个时期。AKI 的定义随着时间不断完善，2012 年 KDIGO（Kidney Disease：Improving Global Outcomes，KDIGO）关于 AKI 指南将 AKI 的定义为以下任一临床情况：① 48小时内 Scr 增加≥0.3mg/dl（≥26.5μmol/L）；②已知或推测在过去 7 天内 Scr 增加至≥基础值的 1.5 倍；③尿量 < 0.5ml/（kg·h）持续 6 小时以上。

一、流行病学

AKI 的人群发病率为每年每百万人口中有 486~630 人，其发生的地域有较大的差异。在社区人群中，AKI 发生率仅 1% 左右，而在医院中可达到 7.1%。在普通住院患者中 AKI 的患病率为 3%~5%，而重症监护病房中高达 30%~50%。依据美国 1998~2002 年全国住院病人的数据，急性肾衰竭的患病率为每年每百万人口 2880 人。国内的 AKI 流行病学研究大多是单中心、小样本回顾性调查，AKI 占同期住院患者比例为 0.28%~3.2% 不等。近年来，老年患者及住院患者发生 AKI 的概率逐年增高，药源性的 AKI 发生率逐年增高。我院曾统计 2008 年 6 月~2009 年 12 月期间内，在老年病科住院的老年患者中 AKI 总发生率为 10.77%，与国内外其他医院报告基本类似。

尽管血液净化技术不断完善，但 AKI 患者病死率却未明显降低，且有相当数量的存活患者进展为终末期肾病（end-stage renal disease，ESRD），需要长期血液透析治疗。AKI 需要肾脏替代治疗的概率为每年每百万人口中有 22~203 人，1.5% 的 AKI 患者可进展至 ESRD，2006 年全美 AKI 的住院患者中，病死率为

16%，国内资料显示 AKI 后病死率在 19.7% ~75% 不等，其中医院获得性 AKI 病死率可达 10% ~80%，合并多脏器衰竭的 AKI 病死率大于 50%，需要肾脏替代治疗者的病死率高达 80%。

二、病因和发病机制

AKI 的病因多样，可分为肾前性、肾性及肾后性。可相继出现，例如肾前性 AKI 迁延导致出现缺血性肾小管坏死。同一种致病因素可引起不同类型的 AKI。临床上常常是综合因素联合致病。

1. 肾前性 指各种原因引起的肾脏低灌注，包括血容量不足（见于腹泻、进食差、消化道出血、烧伤、挤压伤、肾病综合征等）、心搏出量下降（见于心衰、急性心肌梗死、恶性心律失常等）、周围血管扩张（见于降压药物、药物中毒、脓毒血症等）和肾脏血管收缩、扩张失衡（见于血管紧张素转换酶抑制剂、NSAIDs、肝肾综合征等）。其中 NSAIDs（non - steroidal anti - inflammatory drugs, NSAIDs）可选择性阻断花生四烯酸的合成，导致具有扩血管活性的前列腺素合成减少，从而抑制入球小动脉的扩张，导致肾小球滤过率（GFR）下降。血管紧张素转换酶抑制剂（angiotensin - converting enzyme inhibitor, ACEI）扩张肾小球出球动脉的作用大于扩张入球动脉，导致 GFR 下降。

2. 肾实质性 指肾脏本身疾病导致的 AKI，包括肾小球疾病（包括各种急进性肾小球肾炎、急性感染后性肾小球肾炎）、肾小管坏死（包括缺血性、肾毒性药物及肌红蛋白尿等）、肾间质疾病（药物过敏、感染、自身免疫性疾病等）、肾血管性疾病（小血管炎、血栓性微血管病、肾动脉狭窄闭塞或肾动脉栓塞等）。

3. 肾后性 指各种尿路梗阻，包括肾内梗阻（骨髓瘤、轻链病、尿酸或药物结晶等）、双侧肾盂输尿管梗阻（结石、肿瘤、血块等）、膀胱及以下部位梗阻（神经源性膀胱、前列腺增生、尿道狭窄等）。

三、临床表现和辅助检查

（一）症状与体征

1. 尿量减少 发病后出现尿量减少，出现少尿（尿量 <400ml/d）甚至无尿（尿量 <100ml/d）。突然无尿者应注意除外尿路梗阻的情况。少尿期后进入多尿期，部分尿量显著增多。尿中可含有蛋白，红、白细胞和各种管型。但目前不出现少尿，即非少尿性 AKI 在临床上常见。

2. 氮质血症 AKI 时，摄入蛋白质的代谢产物不能经肾脏排泄而潴留在体内，导致血清肌酐（Scr）及尿素（blood urea nitrogen，BUN）上升，产生中毒症状。伴有高分解状态的患者，如伴广泛组织创伤、全身感染综合征等，每日血尿素可升高 10.1mmol/L（30mg/ml）或以上，Scr 每日升高 176.8μmol/L（2.0mg/ml）或以上。在多尿期后期及恢复期，当 GFR（glomerular filtration rate）明显增加时，血尿素开始逐渐下降。若致病因素完全解除，轻症 AKI 患者的肾功能很快恢复正常，而 AKI 重症患者的恢复期一般较长，可达 3~6 个月以上，部分重度 AKI 患者转为慢性肾功能不全，存在持续的氮质血症需要肾脏替代治疗。

3. 体液平衡紊乱　AKI 时钠和水的排出减少导致水、钠潴留，出现全身水肿、肺水肿、下垂部位水肿，血压增高，急性心力衰竭等。如患者同时接受不适当的输液治疗，易出现低钠血症，表现为嗜睡、反应迟钝等。

4. 电解质紊乱　高钾血症是 AKI 最严重的并发症之一。当血钾水平 > 6.5mmol/L 时，心电图 T 波高尖，易出现室性心动过缓，甚至为心室纤颤或停搏。严重者还可出现神经系统症状。此外，AKI 还经常可出现低钠血症、高磷血症、低钙血症等电解质紊乱。

5. 代谢性酸中毒　由于酸性代谢产物排出减少，肾小管泌酸能力和保存碳酸氢钠能力下降等，AKI 患者容易发生代谢性酸中毒。酸中毒可降低心室颤动阈值，出现异位心律。与高钾血症一样，严重酸中毒也是 AKI 需要紧急处理的病理情况。

6. 心血管系统　①高血压：可因神经体液因素及钠水潴留导致，AKI 早期不多见，但重症或持续少尿者可发生轻、中度高血压，伴有妊娠者尤应严密观察。②急性肺水肿和心力衰竭：主要为水钠潴留引起，但高血压、严重感染、心律失常和酸中毒等均为影响因素。③心律失常：高钾血症引起窦房结暂停、窦性静止、窦室传导阻滞、不同程度房室传导阻滞和束支传导阻滞、室性心动过速、心室颤动等。

7. 消化系统　常见症状有食欲显著减退、恶心、呕吐、腹胀、呃逆或腹泻等，亦可出现消化道出血等严重并发症。消化道症状与原发疾病和水、电解质紊乱或酸中毒等有关，严重的消化道症状还可进一步加重水、电解质紊乱。

8. 神经系统　轻型 AKI 患者可无神经系统症状。AKI 早期的神经系统表现为疲倦、精神较差，如出现意识淡漠、嗜睡或烦躁不安甚至昏迷，提示病情重。如果是尿毒素所致，应及早实施肾脏替代治疗。

9. 血液系统　部分患者出现贫血，如严重创伤、大手术后失血、溶血性贫血、严重感染等情况，贫血多较严重。可发生血管弥漫性出血，临床表现为出血倾向、血小板减少、消耗性低凝血症及纤维蛋白溶解等征象。

（二）肾脏病理表现

不同病因导致的 AKI，肾脏的病理表现不同，但多数会发展至急性弥漫性肾小管上皮细胞变性，甚至是急性肾小管坏死。肾脏的大体表现为肾脏体积增大，肾脏皮质增厚、苍白，肾髓质淤血呈红紫色。光镜下表现为非肾实质性 AKI 的患者肾小球通常无明显病变；肾小管上皮细胞见空泡或颗粒变性，细胞扁平，管腔扩张，可见弥漫性或多灶性细胞崩解、脱落，部分肾小管腔内可见细胞碎片或颗粒管型阻塞，甚至可见完全裸露的肾小管基底膜，在肌红蛋白或血红蛋白所致的急性肾小管坏死者还可见到色素管型；肾间质水肿，伴有灶性淋巴细胞和单核细胞浸润；有时可见肾小管细胞再生的现象，细胞扁平、核大，排列紊乱。电镜下表现为损伤肾小管上皮细胞线粒体和内质网肿胀，溶酶体增多，吞噬空泡增多，微绒毛脱落。肾实质性引发的 AKI 可出现相关特征性肾脏病理改变。

（三）辅助检查

临床上常用的肾功能测定主要是 Scr 水平测定，以及相关的公式估测肾小球滤过率。肾小管功能的检查主要是测定尿液中相关蛋白，如尿 N－乙酰－β－D－氨基葡萄糖苷酶（NAG）、β_2 微球蛋白等。

近年来，一些新的生物学标志物在 AKI 早期诊断中具有一定价值。包括血液中半胱氨酸蛋白酶抑制剂（Cystatin C）、中性粒细胞明胶酶相关脂质运载蛋白（NGAL）、白介素－18（IL－18）、肾损伤分子－1（KIM－1）等；尿液中的生物学标志物包括 NGAL、KIM－1、IL－18 等。研究表明，任何单一指标均无法完全正确地诊断 AKI，临床上正在尝试联合检测多种生物标志物进行综合判断。

1. Cystatin C 是一种小分子碱性蛋白质，无组织特异性，生成速度恒定，不受炎症、饮食、年龄、性别及肌肉比重等因素的影响。健康人血清中 Cystatin C 的正常参考范围：70 岁以上为 0.035～0.149mg/dl；70 岁以下为 0.053～0.095mg/dl。Cystatin C 对早期和轻微的肾功能改变更敏感，使用血清 Cystatin C 作为 AKI 诊断标准，较 Scr 的改变要提前 1～2 天。

2. NGAL 是铁离子运转蛋白，常螯合到中性粒细胞的明胶酶上，肾缺血或肾毒性损害时显著上调，高表达于受损肾小管，促进上皮细胞再生。肾缺血后 2～6 小时 NGAL 血浓度及尿排泄量增加，是敏感、特异的 AKI 早期诊断指标。

3. KIM－1 属 I 型跨膜糖蛋白，位于近曲小管上皮细胞膜上，是与肾脏再生有关的黏附因子蛋白，在正常肾脏不表达，在缺血性或肾毒性 AKI 的近端肾小管细胞中增量表达。有助于 AKI 的早期诊断及病因鉴别。

第二节 药物治疗方案

一、一般原则

AKI 是一种可以发展的临床综合征，临床处理主要表现在以下几个方面。

1. 迅速对 AKI 患者进行评估，早期明确和纠正引起 AKI 的可逆危险因素和致病因素。通过测定 SCr 和尿量对 AKI 患者进行监测，对 AKI 的严重程度进行分级，根据分级和病因确定 AKI 患者恰当的治疗方案。

2. 积极采取措施去除病因、控制感染、停止使用可能的肾毒性药物，防止肾功能进一步受损。

3. 维持水、电解质、酸碱平衡，维持血流动力学稳定，避免低血压，维持心输出量、平均动脉压和血管容量，保证有效的肾脏灌注，促进肾功能恢复。

4. 尽量清除肾毒性物质，积极进行营养支持性治疗，积极处理各种可能的并发症，避免各种严重并发症的发生，防止患者病情进展至慢性肾脏病。

二、治疗目标

AKI 的治疗目的是纠正各种危险因素，维持机体水、电解质和酸碱平衡，保证重要脏器尤其是肾脏的血液灌注，减轻氮质血症，防治并发症，促进肾功能的尽快恢复。

三、治疗措施的选择与安排

1. 液体管理

（1）保证肾脏灌注，防治过度或不足 对于肾前性 AKI，主要是补足容量，改善低灌注状况，防止发生新的低灌注情况。在纠正原有的体液缺失后，应坚持"量出为入"的原则。每日输液量为前一日的尿量加上显性失水量和非显性失水量。显性失水量是指粪便、呕吐物、渗出液、引流液等可观察到的液体量总和，发热者可适量增加入液量。血流动力学监测有助于了解血容量状态，包括中心静脉压、肺动脉楔压等，综合评估患者对输液治疗的反应程度，防止过度或不足的液体输入。

（2）液体种类的选择 根据 KDIGO 指南的建议，在没有失血性休克的情况下，应使用等张晶体液（如 0.9% 氯化钠或碳酸氢钠注射液）而非胶体液（白蛋白或淀粉）作为 AKI 高危患者或 AKI 患者扩容治疗的初始选择，非胶体液主要指白蛋白或淀粉类代血浆制品。目前认为羟乙基淀粉代血浆因为可能发生过敏、凝血功能异常及出血等问题，其在液体复苏中不能够为患者提供更多的临床获益，反而会增加肾脏替代治疗率及增加死亡率。对于血管舒张性休克合并 AKI 或 AKI 高危患者，推荐联合使用升压药物和输液治疗。

2. 药物治疗　AKI 的药物治疗分为针对原发病因的药物治疗和对症治疗。针对 AKI 各种病因的治疗，包括抗感染、停用肾毒性药物、补充容量、抗凝及针对结石、肿瘤等解除肾后性梗阻的治疗等，其中较为特异性的治疗为急性间质性肾炎及急进性肾小球肾炎的治疗，需要应用激素及免疫抑制剂类药物，此类药物的特异性治疗见相关章节。对症治疗主要是针对水钠潴留、低血压、高钾血症、代谢性酸中毒、出血或贫血等。水钠潴留的对症治疗药物主要是利尿剂，其治疗安排详见下文第（五）点"药物治疗方案"。

3. 血压管理　低血压是 AKI 常见的病因，肾前性 AKI 的低血压往往通过液体管理即可纠正，但当发生脓毒症休克时，则需要血管活性药逆转全身性血管扩张，此时应首选去甲肾上腺素改善休克状态。既往临床上多使用小剂量的多巴胺维持血压，但研究发现，小剂量多巴胺仅可能增加尿量，在肾脏保护作用方面并无显著疗效，而且其实际上可降低肾灌注，并可导致心律失常，加重心肌、肠道缺血缺氧。2012 年 AKI 的 KDIGO 指南中推荐不要使用低剂量多巴胺来预防或治疗 AKI，同时也建议不使用非诺多泮来预防或治疗 AKI，因为非诺多泮可诱导小动脉扩张，从而降低动脉压。

4. 纠正高钾血症　高钾血症易导致患慢性心律失常，甚至心脏停搏，是 AKI 患者少尿期死亡的主要原因。在确定发生高钾血症后，应首先停止补钾和可增高血钾的可疑药物，如保钾利尿剂（如螺内酯）和 ACEI/ARB 等。如果血钾浓度 >7.0mmol/L，或者心电图出现显著变化，例如无法辨认的 P 波、QRS 波群增宽、无 ST 段、T 波高尖等，应立即静脉注射 10ml 10% 葡萄糖酸钙或者氯化钙，因该药物起效快，但作用持续时间很短，必须每 10 分钟重复注射一次，直至心电图恢复正常，必要时应紧急实施血液净化治疗。如果血钾的浓度 >6.5mmol/L，并且没有其他需要立即血液透析的适应证，可首先给予葡萄糖加胰岛素缓慢静脉推注，静脉注射时间 15 分钟以上，但需要在接下来的 6 小时内监测血糖变化。因为胰岛素刺激 Na^+/K^+-ATP 酶/泵，促进钾离子向细胞内转移，补充葡萄糖可以防止发生低血糖症，葡萄糖加胰岛素可以使血钾水平在 30 分钟内降低，持续 4~6 个小时。同时经静脉途径补充碳酸氢钠纠正酸中毒，也可以促进细胞摄取钾离子。如果血钾浓度 <6.5mmol/L，可以给予口服降血钾树脂（聚磺苯乙烯钠散，每袋15g）和泻药，该树脂在肠道内可以结合钾，但需要 2~4 小时才能起效，必要时每 4~6 小时重复一次。

5. 纠正代谢性酸中毒 当静脉碳酸氢盐浓度 <15mmol/L，如果没有高钠血症或者液体超负荷，可以给予 125~250ml 等渗碳酸氢钠注射液缓慢静脉滴注进行纠正。对于严重的酸中毒（pH <7.2）或者难治性的酸中毒，可以考虑开始血液透析治疗。酸中毒纠正后，可能使血中钙离子浓度降低，患者可能出现手足搐搦，应及时补充钙剂

6. 血糖控制和营养支持治疗 对于危重病患者，KDIGO 指南建议使用胰岛素治疗维持血糖 110~149mg/dl（6.1~8.3mmol/L）。对于任何阶段的 AKI 患者，建议总热卡摄入达到 20~30 kcal/(kg·d)，对于无需透析治疗的非分解代谢的 AKI 患者，建议补充蛋白质 0.8~1.0g/(kg·d)；对于使用 RRT 的 AKI 患者，补充蛋白质在 1.0~1.5g/(kg·d)；对于使用 CRRT 或高分解代谢的患者，补充蛋白质应不超过 1.7g/(kg·d)。蛋白质补充除了肠道饮食摄入外，可以采用静脉输注氨基酸或白蛋白，但是应该注意的是多数氨基酸制剂偏酸，不要大量输注以避免发生酸中毒；伴有大量蛋白尿或渗漏综合征的患者，不要采用静脉输注白蛋白的方法来补充蛋白质或提高血浆渗透压，因为多数白蛋白可以漏出，不仅无任何临床作用，反而增加病情进展和病情进一步加重。

7. 肾脏替代治疗 AKI 严重阶段，当药物治疗无效时，可以采用一种或多种模式的透析和血液滤过进行肾脏替代治疗（renal replace treatment，RRT）。对利尿剂无反应的高容量负荷、药物治疗仍难以纠正的电解质及酸碱紊乱（包括高钾血症及代谢性酸中毒）、高氮质血症导致出现典型的尿毒症表现如心包炎及尿毒症脑病的 AKI 患者需要进行紧急的 RRT。AKI 开始 RRT 的时机，不能仅依靠血尿素氮和 Scr 水平来决定，需要结合临床表现，如难以纠正的高容量负荷是开始 RRT 的最好时机。关于 RRT 的方式，国内外目前尚无肯定的循证医学指南和共识。现有的临床资料提示连续性肾脏替代治疗（continuous renal replacement therapy，CRRT）和间断性血液透析（intermittent hemodialysis，IHD）在改善 AKI 患者的预后方面并无显著性差异，但 CRRT 在重症或伴有心血管疾病的 AKI 患者的肾功能恢复方面的获益要优于常规 HD 治疗。RRT 的治疗剂量也是研究者们争议的焦点，目前 KDIGO 的 AKI 指南推荐 CRRT 的治疗剂量应不低于 20~25ml/(kg·h)。对于合并感染和多脏器功能障碍的患者，超滤率大于 35ml/(kg·h) 可能会取得更好的疗效。

四、预期治疗结果

随着医学及生物学技术的不断进步，AKI 及 ARF 的总体预后较前显著好转，但 ARF 的平均病死率仍在 50% 左右，其中医院获得性 ARF 危重症患者的病死率更高达 60%~90%。AKI 的临床预后与其病因特征密切相关，此外，年龄、原有

基础慢性疾病、多重用药及合并多器官功能衰竭等多种因素均显著影响 AKI 患者的预后。临床上重症感染、败血症、呼吸衰竭、心力衰竭及消化道出血是导致重症 ARF 患者死亡的主要原因。

五、药物治疗

AKI 的治疗比较复杂，不同病因的 AKI 治疗方案不尽一致，本节主要介绍利尿剂的治疗方案。

利尿剂是目前 AKI 治疗中临床上最常用的药物之一，其能纠正水、电解质紊乱，缓解少尿患者的容量负荷，保证营养支持，降低 RRT 的需求，但是可能由于延迟进入 RRT 可能导致肾功能恢复缓慢及死亡率增加。目前对利尿剂在 AKI 预防、治疗及预后中的作用争议很大，大多数研究认为利尿剂对预防 AKI 无效甚至有害，KDIGO 指南指出，在充分补液的基础上仍有少尿或有明确水钠潴留的 AKI 患者，才考虑使用利尿剂治疗。在使用利尿剂之前首先要对机体的容量情况正确进行评估，如果存在血容量不足，则不宜使用利尿剂，否则可能会加重肾脏灌注不足，从而加重 AKI；同时使用利尿剂的过程中必须监测血压水平，避免低血压的发生，因为已经损伤的肾脏对灌注压的降低等进一步损害非常敏感。

1. 药物的选择 目前临床上常用的利尿剂主要包括：①作用于肾髓袢升支髓质部的利尿药（袢利尿剂）：如呋塞米、托拉塞米、布美他尼。袢利尿剂利尿作用强大、迅速、短暂，同等排钠量，其水分清除较大，同时也可增加钾、镁、钙和磷酸盐的排泄。呋塞米还能抑制前列腺素分解酶的活性，具有扩张血管的作用。托拉塞米高效，利尿效果是呋塞米的 2～4 倍，半衰期比呋塞米长，口服生物利用度（80%～90%）高于呋塞米（40%～50%）；对水和电解质排泄的作用基本同呋塞米，但排钾作用小于呋塞米，排钾作用仅是呋塞米的1/3，较少出现低钾血症，对 Mg^{2+}、尿酸、糖和脂质类物质也无明显影响。托拉塞米不仅减轻机体内盐及水潴留，尚可抑制 TXA_2 的收缩血管的作用。该药物主要经肝脏代谢，肾功能不全者使用的安全性较呋塞米高。布美他尼具有高效、速效、短效和低毒的特点，利尿作用为呋塞米的 20～40 倍，能抑制前列腺素分解酶的活性，使 PGE_2 含量升高，具有扩张血管作用。②作用于肾髓袢升支皮质段的利尿药，如噻嗪类的氢氯噻嗪、氯噻酮，也作用于远曲小管前段，抑制 Na^+、Cl^- 在该处的重吸收，从而起到排钠利尿的作用。③作用于远曲小管的利尿药：如螺内酯、氨苯蝶啶等。低效利尿，起效慢、作用久。可拮抗醛固酮作用的1/10，利尿作用依赖于体内醛固酮水平。适合伴有醛固酮增多的顽固性水肿，与噻嗪类、袢利尿剂合用可减少 K^+ 排泄，增强利尿效果，但应用该类药物尤其是合并应用 ACEI、ARB 类药物时，容易发生高钾血症，应监测血钾水平。④渗透性利尿剂，如甘露醇等，具有组织脱水和利尿的作用。甘露醇药物说明书中表明其对 ARF 具有保护作用，这种说法是因为既往的研究发现甘露醇可以稀释血浆、增加循环血容量、提高有效滤过压和肾小球滤过率，并能抑制血管收缩物质，使肾血管扩张，减少肾素的产生而改善肾脏的微循环，提高肾小管内渗透压起到冲刷作用，早期有利于肾功能恢复。但是，对严重失水、失盐、血容量不足和尿路梗阻所造成的 AKI，使用甘露醇可加重细胞脱水，导致病情恶化；另外，甘露醇使用时间过长也可使肾血管及肾小管细胞膜通渗性改变，造成肾组织水肿，肾小管受压、闭塞、变性，导致"甘露醇性肾病"，目前不建议在 AKI 时使用，即使在应用其作为脱水剂时，也要密切监视肾功能的变化，必要时可以用甘油果糖进行替代。

　　AKI 治疗中，最常选用的利尿剂是袢利尿剂，因为其作用强，在肾功能受损的情况下仍具有作用，一般情况下，除甘露醇外，袢利尿剂可以与其他利尿剂联合使用。研究显示，长期应用袢利尿剂可导致髓袢远侧远曲小管肥大，重吸收 Na^+ 升高，引起利尿抵抗，联合噻嗪类可阻断肥大肾小管对 Na^+ 的重吸收，减轻利尿抵抗，增强利尿效果，并可减轻停袢利尿剂的反跳现象。但两者联用可引起明显的利尿，易引起低钾血症和失水，应监测电解质变化。临床上常采用噻嗪类与螺内酯联合用药。

　　临床上有不少医师使用利尿剂同时联用可以增加肾血流的药物，如短期应用小剂量的多巴胺或多巴酚丁胺或茶碱等，但目前不少研究认为这种联用方案临床效果不佳，容易引发心脏病变，且增加 AKI 的病死率，故不推荐使用。

　　2. 剂量　袢利尿剂的剂量与效应呈线性关系，利尿效果随剂量加大而增强。除非肾功能严重受损 $[Ccr < 5.0ml/(min \cdot 1.73m^2)]$，一般均能保持其利尿效果。由于袢利尿剂须经近曲小管分泌到管腔内后才能在髓袢发挥利尿作用，如果患者肾功能受损，肾血流减少，近曲小管离子转运功能下降，肾小管排泌尿量的功能下降，利尿剂峰浓度降低，到达峰浓度的时间延长，因此在肾功能不全时须提高袢利尿剂的剂量。呋塞米的剂量与作用的关系似"S"形曲线，当达到一定剂量时（400mg/d）即进入平台期，如再增加剂量，其利尿作用无明显增强，大剂量使用呋塞米可导致耳鸣、耳聋等不良反应，通常情况下，呋塞米的使用剂量应小于400mg/d。其他袢利尿剂可以按照相应的换算关系换算出每日的最大用量。另外，对于老年患者，呋塞米的剂量应从小剂量开始，不要过量使用，否则容易出现明显的不良反应，如脱水、血压降低和严重的电解质紊乱等。

　　噻嗪类利尿强度中等、持久，属"低限"利尿药，即超过常规剂量范围，并不增加利尿效果。氢氯噻嗪100mg/d已达最大效应，剂量 - 效应曲线已达平台期，再增量无效应增加。在 $Scr > 180\mu mol/L$ 或 $Ccr < 30ml/min$ 时利尿效差。氢氯噻嗪对尿酸排泄具有双向性，尿酸正常时，小剂量噻嗪类与尿酸竞争有机

酸排泄通道，减少其排泄，升高血尿酸水平；当肾小管中存在大量尿酸时，尿酸也可从近曲小管主动再吸收，大剂量噻嗪类可竞争性抑制尿酸再吸收，促进尿酸排泄。

3. 剂型和给药途径 袢利尿剂均有口服剂型和注射剂型。使用注射剂时，目前的研究认为在相同剂量下，持续静脉泵入呋塞米比单次大剂量静脉输注的利尿效果要好。托拉塞米口服和非肠道给药疗效几乎相同，肾功能不全时在血和尿中半衰期不变，而呋塞米则有可能延长。尽管呋塞米与托拉塞米在肾衰竭患者中肾的清除率均降低，但托拉塞米总清除率无变化，故在肾衰竭患者中无明显蓄积。目前噻嗪类药物和螺内酯只有口服剂型。

4. 给药间隔 利尿剂的给药间隔主要根据水负荷的严重情况和利尿剂的半衰期决定。呋塞米的半衰期较短，一般每日给药 1~2 次，静脉使用时也可连续使用；托拉塞米的半衰期较长，一天 1 次即可，其他利尿剂也需要根据临床状况具体分析。

5. 疗程 利尿剂使用的疗程应根据 AKI 病情变化来考虑，如果出现明显利尿作用，即可减量或停用；如果利尿效果不明显，也不要长时间进行利尿治疗，应该注意是否出现利尿剂抵抗现象。利尿剂抵抗考虑可能有以下原因。①摄盐过多；②利尿剂剂量不足；③严重胃肠道淤血水肿或频繁呕吐者口服给药影响疗效；④同时应用降低利尿剂作用的药物，如阿司匹林拮抗螺内酯的作用；苯妥英钠可以降低呋塞米在肠道内的吸收；镇静催眠类药物可刺激抗利尿激素的释放等；⑤严重电解质紊乱，如低钾、钠、氯血症等；⑥严重低氧血症及高 CO_2 血症时 Na^+、H_2O 排泄减少；⑦严重贫血；⑧低蛋白血症等均可以导致利尿效果差。当利尿剂容积与尿量的比值大于 1 时，应停止使用利尿剂，考虑开始 RRT，以避免严重不良反应的发生。

六、急性肾损伤诊治指南的解读

2012 年，改善全球肾脏病预后组织（KDIGO）确定了 AKI 的最新定义、诊断及分期标准。该标准仍采用 Scr 和尿量作为主要指标，符合以下情况之一者即可诊断 AKI：①48h 内 Scr 升高≥26.5μmol/L（0.3mg/dl）；② Scr 升高超过基础值的 1.5 倍及以上，且明确或经推断上述情况发生在 7 天之内，③尿量减少 < 0.5ml/（kg·h），且时间持续 6h 以上。KDIGO 指南将 AKI 分为 3 期，当患者的 Scr 和尿量符合不同分期时，采纳最高分期。见表 7-3。

表 7 – 1　AKI 的 KDIGO 分期标准

期别	肾小球功能（Scr）	尿量
1 期	升高≥26.5μmol/L（0.3mg/dl）或升高 1.5～1.9 倍	<0.5ml/（kg·h），时间 6～12h
2 期	升高 2～2.9 倍	<0.5ml/（kg·h），时间≥12h
3 期	升高≥353.6μmol/L（4mg/dl），或需要启动肾脏替代治疗，或患者＜18 岁，估计 GFR 降低到＜35ml/（min·1.73m²），或升高≥3 倍	<0.3ml/（kg·h），时间≥24h 或无尿≥12h

2012 年发表的《KDIGO 急性肾损伤（AKI）临床指南》是否适合中国 AKI 患者还需要大量临床研究来证实。下面与大家分享该指南部分要点。

1. AKI 的定义　该指南首先在 AKI 的定义方面进行的相应的调整，未对 AKI 进行分级，而是行分期诊断，确定诊断的时间上由原来的 48 小时改为"明确或经推断其发生在之前 7 天之内"，是临床医师更容易掌握相关时间节点。

2. AKI 的防治　2012 年 KDIGO 的 AKI 指南根据相关循证医学的证据做了更切合临床实际和更为明确的治疗指导。

（1）存在 AKI 风险或已经发生 AKI 的患者，如无失血性休克的证据，建议使用等张晶体液而不是胶体（包括白蛋白、羟乙基淀粉）作为扩张血管内容量的起始治疗。如为血管源性休克的患者，建议补液的同时联合使用升血压药物。

（2）建议 AKI 任何分期的患者总能量摄入达到 20～30kcal/（kg·d），优先采用胃肠方式提供营养。

（3）对于危重的 AKI 患者，建议血糖控制目标为血浆葡萄糖 110～149mg/dl（6.11～8.27mmol/L）。

（4）建议不要为了避免或延迟开始 RRT 而限制蛋白质的摄入。建议非高分解、不需要透析的 AKI 患者摄入蛋白质 0.8～1.0g/（kg·d），发生 AKI 并行 RRT 治疗的患者为 1.0～1.5g/（kg·d），行持续性肾脏替代治疗（CRRT）及高分解状态的患者最高达到 1.7g/（kg·d）。

（5）推荐不要使用利尿剂来预防 AKI。不要使用利尿剂来治疗 AKI，除非是治疗高容量负荷时。建议不要使用利尿剂来缩短 RRT 的疗程或降低频率（2B）。

推荐不使用低剂量多巴胺来预防或治疗 AKI（1A）。建议不使用非诺多泮来预防或治疗 AKI（2C）。建议不使用心房钠尿肽（ANP）来预防（2C）或治疗（2B）AKI。推荐不使用重组人胰岛素样生长因子（rhIGF – 1）来预防或治疗 AKI（1B）。

（6）建议不要使用氨基糖苷类药物治疗感染，除非没有其他可替代的合适的、相对肾毒性更小的药物。可以局部使用氨基糖苷类药物（如呼吸道气溶胶、缓释抗生素珠）来代替静脉用药。如必须静脉应用氨基糖苷类药物，建议采用每日单次剂量治疗。对每日多次剂量给予氨基糖苷类药物超过 24 小时的患者，应监测血药浓度。对每日单次剂量给予氨基糖苷类药物超过 48 小时的患者，应监测血药浓度。

（7）建议使用脂质制剂的两性霉素 B，而不是传统制剂的两性霉素 B。在治疗系统性真菌或原虫感染时，如果推测两者疗效相当，应当使用唑类抗真菌药物和（或）棘白菌素，而不是传统制剂的两性霉素 B。

（8）建议不要仅为了降低围手术期 AKI 或 RRT 治疗的发生率，而采用非体外循环冠脉搭桥手术。

（9）建议不要对伴有低血压的重症患者使用 N－乙酰半胱氨酸（NAC）来预防 AKI。不推荐使用口服或静脉 NAC 预防术后 AKI。

3. 在 AKI 的透析干预治疗方面，2012 年发表的《KDIGO 急性肾损伤（AKI）临床指南》也做了更为明确的指导。

（1）持续性和间断性 RRT 是 AKI 患者治疗的补充手段。对于血流动力学不稳定的患者，建议使用 CRRT，而不是标准的间断 RRT。对于伴有急性脑损伤等有颅内压增高或广泛脑水肿的 AKI 患者，建议使用 CRRT，而不是间断的 RRT（2B）。

（2）AKI 患者最好采用无涤纶套、无隧道透析导管开始 RRT，而不是采用有隧道的导管（即半永久导管）。

（3）AKI 患者选择静脉放置透析导管时，建议首选右颈内静脉，其次分别为股静脉、左颈内静脉、锁骨下静脉，最好选择优势手侧。并且在颈内静脉或锁骨下静脉放置透析导管后，第一次使用前需要拍胸部 X 光片。

（4）对于需要 RRT 的 AKI 患者，建议不要在无隧道的透析导管皮肤穿刺处局部使用当前常用抗生素。建议不要使用抗生素封管剂来预防导管相关感染。

（5）AKI 患者进行 RRT，建议使用碳酸盐、而不是醋酸盐缓冲液作为透析液以及置换液。

（6）AKI 患者进行间断或延长 RRT 时，每周 Kt·V 应达到 3.9。

（7）AKI 患者 CRRT 置换液剂量需要达到 20～25ml/（kg·h）。

总之，目前 AKI 的诊断和治疗在不断进展中，AKI 的诊断和治疗的指南建议也会与时俱进。由于 AKI 的临床状况变化较快，临床医师和药师在治疗 AKI 的患者中既要以指南为导向，又不能拘泥于指南，结合患者的实际情况进行最有效的治疗才会达到最好的治疗目标。

第三节　处方审核的注意事项

AKI 的治疗比较复杂，不同病因的 AKI 治疗方案不尽一致。AKI 的药物治疗分为针对原发病因的药物治疗和对症治疗。针对 AKI 各种病因的治疗，包括抗感染、停用肾毒性药物、补充容量、抗凝及针对结石、肿瘤等解除肾后性梗阻的治疗等，其中较为特异性的治疗为急性间质性肾炎及急进性肾小球肾炎的治疗，需要应用激素及免疫抑制剂类药物。对症治疗主要是针对水钠潴留、低血压、高钾血症、代谢性酸中毒、出血或贫血等，对水钠潴留的对症治疗药物主要是利尿剂。

1. 利尿剂的合理使用。利尿剂的选择、剂量、给药途径、疗程、联合用药等方面评估与审核。AKI 治疗中，最常选用的利尿剂是袢利尿剂，因为其作用强，在肾功能受损的情况下仍具有作用，一般情况下，除甘露醇外，袢利尿剂可以与其他利尿剂联合使用。推荐不要使用利尿剂来预防 AKI。不要使用利尿剂来治疗 AKI，除非是在治疗高容量负荷时。

2. 补充容量治疗。存在 AKI 风险或已经发生 AKI 的患者，如无失血性休克的证据，建议使用等张晶体液而不是胶体（包括白蛋白、羟乙基淀粉）作为扩张血管内容量的起始治疗。如为血管源性休克的患者，建议补液的同时联合使用升血压药物。

3. 是否停用或避免使用肾毒性药物。①建议不要使用氨基糖苷类药物治疗感染，除非没有其他可替代的、合适的、相对肾毒性更小的药物。可以局部使用氨基糖苷类药物（如呼吸道气溶胶、缓释抗生素珠）来代替静脉用药。如必须静脉应用氨基糖苷类药物，建议采用每日单次剂量治疗。对每日多次剂量给予氨基糖苷类药物超过 24 小时的患者，应监测血药浓度。对每日单次剂量给予氨基糖苷类药物超过 48 小时的患者，应监测血药浓度。②建议使用脂质制剂的两性霉素 B，而不是传统制剂的两性霉素 B。治疗系统性真菌或原虫感染时，如果推测两者疗效相当，应当使用唑类抗真菌药物和（或）棘白菌素，而不是传统制剂的两性霉素 B。

4. 其他。建议不要对伴有低血压的重症患者使用 N－乙酰半胱氨酸（NAC）来预防 AKI。不推荐使用口服或静脉 NAC 预防术后 AKI。

第四节　处方审核案例

 案例 1

【处方描述】

（1）患者信息：女，86 岁，患者因腹痛 3 天入院。入院查体：Murphy 征阳性，WBC 12.99×10^9/L，hsCRP 39.33mg/L，血肌酐（Scr）136.7μmol/L，eGFR（CKD-EPI）29.93ml/（min·1.73m²）；结合患者病史及临床症状考虑急性胆囊炎，给予头孢哌酮舒巴坦钠抗感染治疗；2天后复查 Scr 324.3μmol/L，eGFR（CKD-EPI）10.63ml/（min·1.73m²）。

（2）临床诊断：胆囊结石伴有急性胆囊炎；急性肾损伤（AKI）；CKD5 期

（3）处方

注射用头孢哌酮舒巴坦钠（2∶1）　　1.5g×1 支　　6g，ivgtt，q12h

0.9%氯化钠注射液　　　　　　　　100ml×1 袋　100ml

【处方问题】　用法、用量不适宜：头孢哌酮舒巴坦钠用法、用量不适宜。

【处方分析】　根据注射用头孢哌酮舒巴坦钠说明书：该药为复方制剂，以每支1.5g为例，含头孢哌酮1g，舒巴坦0.5g。其中头孢哌酮主要经胆汁排泄，而84%舒巴坦则经肾脏排泄。舒巴坦在肾功能不全的患者体内的半衰期明显延长，过量的舒巴坦将对全身多脏器带来损害，并且进一步加剧残余肾功能的丢失。对于肾功能不全的患者如选用头孢哌酮舒巴坦钠应根据肌酐清除率调整用量。

针对该患者，入院时根据血肌酐评估肾功能为 CKD4 期，注射用头孢哌酮舒巴坦钠说明书指出肌酐清除率为 15～30ml/min 的患者每日舒巴坦的最高剂量应小于2g，而该患者医嘱中每日舒巴坦给予量达到4g，已超限。患者用药后发生 AKI，肾功能评估为 CKD5 期，建议将头孢哌酮舒巴坦钠的剂量调整为 1.5g ivgtt q12h，每日舒巴坦剂量为1g。

【干预建议】　建议将注射用头孢哌酮舒巴坦钠（2∶1）调整为 1.5g ivgtt q12h，后续可根据患者临床症状结合药敏结果调整抗菌药物。

 案例2

【处方描述】

（1）患者信息：女，56 岁，身高152cm，体重43.78kg。实验室检查：血肌酐（Scr）209μmol/L，血尿素氮（BUN）34.9mmol/L。（1 个月前检查 Scr 98.92μmol/L，BUN 13.09 mmol/L）

（2）临床诊断：急性肾损伤（AKI）；带状疱疹；CKD4 期

（3）处方

注射用喷昔洛韦　　　　250mg×1 支　　　250mg，ivgtt，tid

0.9%氯化钠注射液　　　　　　　　　　　100ml

【处方问题】　用法、用量不适宜：喷昔洛韦用法、用量不适宜。

【处方分析】　根据喷昔洛韦说明书可知，该药是一种核苷类抗病毒药物，具有选择性抑制疱疹病毒的作用。吉宁等发表的《核苷类抗疱疹病毒药物的研究进展中》提到喷昔洛韦磷酸化的效率比阿昔洛韦高，其代谢产物喷昔洛韦三磷酸盐在单纯疱疹病毒、水痘－带状疱疹病毒感染细胞内的半衰期约为 15 小时，故抗病毒效果强而持久，用药次数少。然而，喷昔洛韦主要经肾脏排泄，如喷昔洛韦剂量过大，也可能引起血肌酐升高，导致肾小管、集合管损害等肾功能损害的不良反应，因此对于肾功能不全、有肾脏基础疾病的患者也需要调整喷昔洛韦剂量，且需要控制喷昔洛韦的滴注速度。

该患者 56 岁，目前血肌酐水平比 1 个月前升高超过 50%，已诊断为 AKI。患者目前肌酐清除率（C－G 公式）18.36ml/min，应调整喷昔洛韦的剂量。

【干预建议】 建议将注射用喷昔洛韦剂量调整为 250mg ivgtt qd，疗程为 5 ~ 7 天。另外建议喷昔洛韦缓慢静脉滴注（1 小时以上），防止局部浓度过高引起疼痛及炎症，使用期间密切监测血肌酐、尿量等。

 案例 3

【处方描述】

（1）患者信息：女，34 岁，因剧烈运动 1 天后，双下肢酸痛不止入院。血肌酐 146μmol/L，肌酸激酶 192400U/L，血尿素氮 5.6mmol/L，AST 1496U/L，ALT 427U/L，总胆红素 15.8μmol/L，肌红蛋白：1289ng/ml，尿潜血（＋＋＋）。

（2）临床诊断：横纹肌溶解综合征；急性肾损伤；急性肝损伤；CKD3 期

（3）处方

| 复方甘草酸苷注射液 | 20ml/支 | 20ml, iv, qd |

【处方问题】 遴选的药品不适宜：复方甘草酸苷注射液禁用于肌病患者。

【处方分析】 唐云志等人于 2010 年在《中国医师杂志》发表《复方甘草酸苷临床应用概述》提到复方甘草酸苷主要活性成分甘草酸苷在体内被葡萄糖苷酶水解后可形成两个非对称异构体 18α 和 18β 甘草次酸，将发挥肾上腺盐皮质激素样作用，引发水钠潴留、血压增高等醛固酮增多症状；另外，甘草次酸通过竞争性抑制醛固酮在肝脏内的代谢和抑制其代谢过程中的多种酶，如 5β－还原酶，17－羟固醇脱氢酶等，导致体内醛固酮作用时间延长，从而增加集合管排泄 K^+，导致尿钾增高及严重的低钾血症。还可影响糖原合成，肌细胞不能进行正常新陈代谢，肌肉收缩时细胞不能释放出足够的钾使血管扩张，导致骨骼肌供血不足，肌细胞内 ATP 耗竭，细胞内 Ca^{2+} 超载，Ca^{2+} 超载激活细胞内蛋白酶引起肌细胞和肌纤维坏死，从而引起肌肉痉挛、缺血性坏死、横纹肌溶解。而当骨骼肌损伤超过 100g，细胞死亡释放的肌红蛋白将进入血液循环，阻塞肾小管，导致 AKI。因此该药说明书明确记载该药禁用于肌病患者。

因此，对于该名患者，医师选用复方甘草酸苷并不适宜反而可能导致肌细胞坏死而使更多的肌红蛋白堵塞肾小管使 AKI 进一步加重。药师建议医师取消复方甘草酸苷的医嘱。

【干预建议】　建议医师取消复方甘草酸苷注射液，改用不含甘草类物质的注射用还原型谷胱甘肽 1.2g ivgtt qd。

 案例 4

【处方描述】

（1）患者信息：女，52 岁，156cm，56kg。BSA（body surface area）1.57m^2，血肌酐 1604μmol/L，行同步放化疗第 3 次（化疗方案第 1 次：卡铂 + 紫杉醇，第 2 次开始改为顺铂 + 氟尿嘧啶）

（2）临床诊断：宫颈中分化鳞状细胞癌 3 期；急性肾损伤；CKD5 期

（3）处方

| 注射用顺铂 | 10mg/ 支 | 90mg，ivgtt，每月 1 次 |
| 0.9% 氯化钠注射液 | 250ml/ 袋 | 3000ml，ivgtt，qd |

【处方问题】　遴选的药品不适宜：患者急性肾损伤，不宜再选用顺铂。

【处方分析】　《宫颈癌诊疗规范（2018 年版）》指出，宫颈癌的 2b-4a 期可以选择放化疗方案，可应用顺铂 50~70mg·（m^2）$^{-1}$ 联合氟尿嘧啶治疗，以顺铂为基础的联合方案如顺铂 + 紫杉醇 + 贝伐单抗、顺铂 + 紫杉醇、顺铂 + 拓扑替康已广泛用于临床。本例患者治疗方案符合该规范推荐。而参考 2019 年美国国家综合癌症网络（National Comprehensive Cancer Network，NCCN）《宫颈癌临床实践指南（第 1 版）》，同期放化疗顺铂不耐受者可采用卡铂。

注射用顺铂说明书明确记载其有肾毒性，单次中、大剂量用药后，偶尔出现轻微、可逆的肾功能障碍，可出现微量血尿。多次高剂量和短期内重复用药，会出现不可逆的肾功能障碍，严重时肾小管坏死，导致无尿和尿毒症。参考美国出版的《癌症化疗手册（第 6 版）》及注射用顺铂说明书，在运用较大剂量 80~120mg/m^2 顺铂前，必须进行水化和利尿。化疗前 12 小时静滴等渗葡萄糖液 2000ml，顺铂使用当日输等渗盐水或葡萄糖液 3000~3500ml，并加予氯化钾、甘露醇及呋塞米，每日尿量应达到 2~3L。治疗过程中应注意血钾、血镁变化。本例患者虽常规水化，但仍发生 AKI 的不良反应，考虑此反应与患者个体因素也相关。

虽然卡铂也有肾毒性，但根据既往治疗效果来看，患者仍可重新选择卡铂。医师最终选择卡铂 + 紫杉醇继续抗癌治疗。

【干预建议】　建议医师不再使用注射用顺铂，改用紫杉醇联合卡铂的治疗方案。医师改变治疗方案1个月后复测患者血肌酐稳定于72～79μmol/L。

 案例5

【处方描述】

（1）患者信息：男，6岁，25kg。1个月前血肌酐56μmol/L，因确诊急性阑尾炎入院，术后予注射用七叶皂苷钠3天后血肌酐达到178μmol/L

（2）临床诊断：急性肾损伤；阑尾炎术后；CKD3期

（3）处方

| 注射用七叶皂苷钠 | 10mg×1支 | 10mg, ivgtt, qd |
| 0.9%氯化钠注射液 | 250ml×1袋 | 250ml |

【处方问题】 遴选的药品不适宜：患者急性肾损伤，不宜使用七叶皂苷钠。

【处方分析】 七叶皂苷钠为七叶树科天师粟的干燥成熟种子中提取的三萜总皂苷钠盐，对非感染性炎症具有抗炎、抗渗出等功效。临床上广泛用于脑水肿、创伤或术后导致的肢体肿胀、静脉回流障碍性疾病等的治疗。该药物近年来报道的不良反应较多，有研究表明七叶皂苷钠对肾小管上皮细胞具有明显毒性，可造成肾功能衰竭，故该药说明书禁忌证为肾损伤、肾衰竭、肾功能不全等。

本例患儿用药3天累积剂量为30mg，参考卫生部合理用药专家委员会编写的《中国医师、药师临床用药指南（第2版)》对于3～10岁儿童，正确日剂量应为0.1～0.2mg/kg，最大日剂量为5mg。《马丁代尔大药典（第36版)》指出，当每日摄入七叶皂苷钠360μg/kg时，即可能造成轻微肾损伤，而摄入剂量达到510μg/(kg·d)时可能造成急性肾损伤，提示该药造成肾损伤的程度与剂量有关。七叶皂苷钠如果与庆大霉素、甘露醇、呋塞米等具有肾毒性的药物或者他克莫司等血清蛋白结合率较高的药物合用时造成肾损伤的风险也会增加。故临床应用应严格按说明书进行，注意配伍禁忌与用法用量，保证该药物使用剂量符合说明书推荐。

【干预建议】 建议医师停用注射用七叶皂苷钠，予利尿、碱化尿液，维持体液、电解质平衡等治疗，患者肌酐恢复至基线。

（程庆砾 谭柏森 潘裕华 赵佳慧）

第八章

药源性肾脏系统疾病

第一节 概述

一、定义

药源性肾脏系统疾病，即药源性肾损害（drug – induced renal injury）是指肾脏对治疗剂量药物的不良反应和因药物过量或不合理应用而出现的毒性反应，是由包括中草药在内的不同药物所致、具有不同临床特征和不同病理类型的一组疾病。

药源性肾脏系统疾病是继发性肾脏疾病。随着人们对用药安全性认识程度的加深，药源性肾脏系统疾病也愈发为人们所重视。药源性肾脏系统疾病的致病药物品种广泛，临床表现及病理类型多样。其临床可表现为尿量异常、血尿、蛋白尿、肾小管功能障碍（如肾小管性酸中毒、肾性糖尿、Fanconi 综合征）、肾炎综合征、肾病综合征及急慢性肾衰竭等。病理类型可为急性肾小管坏死、急性间质性肾炎、慢性间质性肾炎、各类肾小球疾病、ANCA（anti – neutrophil cytoplasmic antibody）相关性血管炎、溶血性尿毒症综合征（hemolytic uremic syndrome，HUS）等。

药物性肾损害的发病率难以获得确切的统计资料。近年来文献报道数量呈上升趋势，其中又以药物相关性急性间质性肾炎或药物相关性急性肾衰竭最为多见。国内外文献数据显示，急性间质性肾炎中药物相关的占45% ~85%，有学者对综合医院住院患者急性肾衰竭（acute renal failure，ARF）的病因进行分析，结果发现19% ~40%与药物相关；导致 ARF 的肾小管间质疾病中由药物所致高达48% ~70%；慢性肾脏病基础上发生 ARF 中，37.5%与药物相关。由此可见，药物性肾损害在肾脏疾病中所占比例较高，药源性因素在肾脏疾病中不容忽视。

肾脏是最易受到药物毒性影响的器官之一，其主要原因如下。

1. 肾脏虽然仅占人体体重的 0.4% ~0.5%，但其血流量占心输出量的 20% ~25%。按单位面积计算，肾脏是血流量最大的器官，因此大量的药物可随血液快速地流经肾脏，并经过肾小球的滤过作用，以及肾小管的分泌和重吸收作用，使得肾脏组织与其他器官相比，更容易暴露于药物中而受到损害。

2. 肾脏内的毛细血管丰富。肾小球毛细血管和肾小管上皮细胞的表面积大，造成肾脏组织与药物接触的表面积大，易与药物发生抗原－抗体免疫复合物的沉积，加之肾小球的"内皮、基底膜、足细胞及其裂孔隔膜构成的三重结构屏障及电荷屏障"的滤过屏障特点，使得大分子物质易于停滞于局部。

3. 肾髓质的逆流倍增机制使得许多药物及其代谢产物在肾小管腔内被浓缩，导致到达肾小管间质、特别是肾髓质乳头区的药物及其代谢产物的浓度显著升高，更易损伤肾小管，从而使得肾小管细胞变性坏死的发生率增高。肾脏具有酸化尿液的功能，而 pH 值的改变有可能会影响药物及其代谢产物的溶解度，形成结晶或与肾小管分泌的 T－H 蛋白结合形成管型，造成肾小管阻塞。

4. 由于肾脏耗氧量大，肾脏组织代谢率高，多种酶作用活跃，容易受到损伤。在缺血、缺氧状态下，肾脏功能的负担加重，更易遭受损伤。

5. 肾脏是多种药物及其代谢产物的主要排泄途径。在其滤过、重吸收、排泄过程中，均可累及肾脏组织而发生结构或功能的改变。特别是对于肾功能不全的患者更为明显。此外，肾脏的基础疾病可增加其对药物损害的易感性，更易引发肾脏损伤。如肾病综合征患者的低白蛋白血症造成药物的血浆蛋白结合率降低，从而增加了循环中游离型药物的浓度，肾功能不全患者的药物代谢减慢，半衰期延长，造成蓄积，肾脏疾病患者以及特殊人群如婴幼儿、老年人肾脏储备功能较低等，都造成了肾脏对药物损伤的易感性。

二、病因和发病机制

目前对于药源性肾脏疾病发生机制的研究已较为明确。除药物的直接肾毒性外，还可通过多种机制导致肾脏损伤，如使肾小球内血流动力学发生改变，致缺血性肾病，药物作为抗原沉积于肾间质，诱发免疫反应导致炎症。药物在肾脏浓缩富集，产生结晶损伤肾小管、引起梗阻性肾病等。

1. 直接肾毒性 药物本身或其代谢产物经肾脏排出时可直接产生毒性作用。该类损伤程度与药物剂量、作用时间呈正相关。不同的药物可能通过不同机制造成肾小管上皮损伤，也可由多种机制共同参与造成肾脏损伤。如：β－内酰胺类抗菌药物亚胺培南、头孢噻啶可通过基底侧膜的有机阴离子转运蛋白从肾小管周围毛细血管进入肾小管上皮细胞内，因而在细胞内蓄积，通过氧化还原反应产生超氧阴离子引发脂质过氧化，导致皮质内还原型谷胱甘肽耗竭，从而影响细胞的氧化/抗氧化机制，一些药物还可通过对线粒体和内质网的作用诱导细胞内钙稳态失调，导致细胞结构损伤，并可激活钙依赖的磷脂酶 A_2，导致大量产生花生四烯酸及前列腺素类物质，引起组织局部血流动力学障碍、加速炎症反应，还有一些药物可通过与蛋白结合或引起细胞内电解质紊乱等方式造成细胞功能损伤。

2. 肾小球内血流动力学改变　肾脏维持或自身调节肾小球内压力，是通过调节入球和出球小动脉张力以维持肾小球滤过率（glomerular filtration rate，GFR）和尿量而实现的。药物可通过影响肾血管或全身血管、血流动力学改变致缺血性损伤。如非甾体抗炎药（non-steroidal anti-inflammatory drugs，NSAIDs）、环孢素、两性霉素 B、造影剂等可导致肾小球的入球小动脉收缩，血管紧张素转换酶抑制剂（angiotensin-converting enzyme inhibitors，ACEI）及血管紧张素 II 受体拮抗剂（angiotensin II receptor blockers，ARB）可使肾小球出球小动脉舒张，从而引起肾脏血流动力学的改变，形成肾小球的血流低灌注状态，进而造成组织缺血缺氧性损伤。并引起药物相关性 ARF。

3. 免疫炎症反应　一些药物如 NSAIDs、β-内酰胺类抗菌药、喹诺酮类抗菌药可作为抗原或半抗原直接诱发免疫反应，还有一些药物作为半抗原，沉积在肾小球、肾小管基底膜，从而激活补体引起损伤，损伤后的肾固有细胞，包括坏死肾小管上皮又可产生新的抗原，致使自身抗体形成。该类损伤与药物剂量无关。如利福平可作为半抗原与蛋白质结合，或附着于细胞膜上刺激机体产生抗体，继而抗原抗体复合物在补体参与下导致细胞损伤，引起间质性肾炎或急性肾小管坏死。

4. 梗阻性病变　由于肾脏有酸化尿液的功能，而 pH 值的改变可能导致药物本身或其代谢产物的溶解度发生变化，造成在肾内组织形成结晶，常沉积于远端小管腔内，阻塞尿流、激发间质反应，引起阻塞性肾病变。如磺胺类、阿昔洛韦、甲氨蝶呤等药物在用药剂量过大、静脉给药速度过快、患者水化不充分的情况下容易形成结晶，抗肿瘤药可引起伴随尿酸和磷酸钙晶体沉积的肿瘤细胞溶解综合征，表现为高尿酸血症及高钙血症等。钙剂的超量应用也可引起在肾小管的沉积。这些都可导致肾小管的堵塞与功能障碍，造成 ARF。此外，造影剂可使肾小管分泌的 T-H 蛋白形成管型，阻塞肾小管。麦角酰胺可引起腹膜后纤维化，造成尿路梗阻，抗凝剂可能引起出血，凝固的血块也可造成梗阻性肾病。一些药物如他汀类降脂药等可通过直接或间接损伤肌细胞而引起横纹肌溶解，致使肌细胞内肌红蛋白和肌酸激酶释放入血。肌红蛋白可阻塞肾小管和改变肾脏血流动力学造成肾脏损伤，从而诱发 ARF。

第二节　药源性肾脏系统疾病的表现

由于不同药物导致肾毒性的机制不同，药源性肾脏系统疾病的临床表现也呈多样性，损害可涉及肾小球、肾小管、肾间质和肾血管等多个部位。同一种药物导致的肾损害可能有一种或多种临床表现，不同药物所导致的肾损害也可能有相似的临床表现。各类主要肾脏病变与常见药物种类的关系见表8-1。

表8-1　常见药物导致肾脏损伤的类型

临床病变特征	常见药物种类
急性肾小管坏死（ATN）	氨基糖苷类、头孢菌素类、四环素、两性霉素B、NSAIDs、解热镇痛药、造影剂、利福平、顺铂、甘露醇、部分中药（如关木通、广防己、雷公藤、马钱子、蓖麻籽、鸦胆子、山慈菇、苍耳子、白果、泽泻、商陆、毒蕈、朱砂、雄黄、密陀僧、斑蝥、鱼胆、红豆杉、蛇毒、独活、皂荚、海马、蜈蚣、水蛭、瓜蒂、臭梧桐、马桑果、葛根素等）
急性间质性肾炎（AIN）	青霉素及头孢菌素类、磺胺类、万古霉素、利福平、喹诺酮类、NSAIDs、ACEI、别嘌呤醇、利尿剂、西咪替丁、苯妥英钠等
功能性急性肾衰竭	ACEI、ARB、NSAIDs、利尿剂、两性霉素B
肾后性急性肾衰竭	磺胺类、抗肿瘤药、抗病毒药、甲氨蝶呤、乙酰唑胺
肾小球病变	
微小病变肾病	NSAIDs
膜性肾病	青霉胺
血栓性微血管病变	丝裂霉素、环孢素、他克莫司、NSAIDs、雌激素、奎尼丁
ANCA相关小血管炎	丙硫氧嘧啶、头孢噻肟
慢性间质性肾炎	NSAIDs、含马兜铃酸中药、雷公藤、别嘌醇等
慢性肾衰竭	两性霉素B、顺铂、环孢素、含马兜铃酸中药等

一、药物导致肾小球病变

药物相关肾损害如果累及肾小球，可表现为肾小球肾炎、急进性肾炎综合征、肾病综合征。药物性肾小球肾炎是一种免疫介导性病变，抗原抗体复合物、免疫球蛋白以及补体均可在肾小球基底膜（glomerular basement membrane，GBM）或血管处沉积，从而参与炎症反应，影响滤过膜功能，产生蛋白尿甚至肾病综合征。病理可见到多种表现，如微小病变肾病（minimal change disease，MCD）、膜性肾病（membranous glomerulonephritis，MGN）、局灶节段性肾小球硬化（focal segmental glomerular sclerosis，FSGS）、新月体肾炎（crescent glomerulonephritis，CreGN）、系膜增生性肾小球肾炎（mesangial proliferative glomerulonephritis，MsPGN）。不同药物导致肾小球肾炎的机制不同，病理表现也不尽相同。

1. NSAIDs 类药物相关的急性肾损害　NSAIDs 类药物作为解热镇痛抗炎药被广泛应用。在发达国家，NSAIDs 已成为最常用的药物之一。NSAIDs 类药物多种多样，但其药理作用及不良反应较为相似。最为常见的是消化道反应及肾脏损害。而二者均与 NSAIDs 类药物的药理作用相关。其主要作用机制是抑制环氧化酶活性，从而影响花生四烯酸（arachidonic acid，AA）代谢，抑制前列腺素（prostaglandin，PG）的合成。NSAIDs 可诱发多种肾脏损害。急性者多见于急性间质性肾炎或与 ACEI、ARB、利尿剂等药物联用时出现肾前性功能性 ARF，慢性者多见于各类肾小球病变导致的大量蛋白尿甚至肾病综合征，主要有 MCD、MGN、FSGS 等，其中以 MCD 最为多见。若长期间断服用演变成的慢性间质性肾炎，称为镇痛剂肾病。将在本章"慢性间质性肾炎"部分讨论。

（1）发病机制　NSAIDs 类药物的药理作用机制是抑制环氧化酶活性，从而影响 AA 代谢，抑制 PG 的合成。导致可出现如下与肾脏相关的影响。

1）肾血流下降，肾小球滤过率降低，导致血肌酐、尿素氮的升高，同时肾小球滤过率降低，还可引起钠潴留，诱发水肿及高血压。

2）氯吸收增加，也可引起钠潴留，进而导致水肿及高血压。

3）肾素释放减少，导致机体醛固酮合成减少，可导致钾潴留，引发高钾血症。

4）抗利尿激素作用增强，可引起水潴留，诱发低钠血症。

此外，由于 NSAIDs 类药物对环氧化酶的抑制，使得体内血小板花生四烯酸（AA）代谢途径改变，在脂氧化酶的作用下，生成白三烯等产物。而这些代谢产物功能类似淋巴因子，可介导免疫炎症反应，能增加 T 细胞和嗜酸性粒细胞向小管间质浸润。同时，这类物质还可增加血管的通透性，引起大分子物质的滤过增加，这可能改变肾小球滤过屏障引起肾小球蛋白尿。

（2）临床及病理表现　NSAIDs 类药物引起的肾脏损害，可以表现为肾小管损害、间质性肾炎和肾小球肾炎。并且在一些患者中可以同时存在。在病理变化表现上，NSAIDs 所致的急性间质性肾炎患者的肾小球在光镜下无明显改变，电镜下可见肾小球脏层上皮细胞足突融合，与肾小球微小病变的病理所见相似。临床表现的最典型特征是间质性肾炎伴有大量蛋白尿甚至肾病综合征。通常于用药后几天至几个月后发病（2 周～18 个月），以中老年多见，可表现为血尿、无菌性白细胞尿、白细胞管型、蛋白尿、肾性糖尿与 ARF。发热、皮疹、血嗜酸性粒细胞增多、嗜酸性白细胞尿等抗菌药相关的肾损害常见的过敏表现并不多见。

2. 其他药物所致的肾小球损伤　除了应用广泛的 NSAIDs 类药物外，其他一些药物造成的肾脏损害也可以累及肾小球。不同药物作用机制不同，造成肾脏损伤的如青霉胺、金制剂、布西拉明等治疗风湿疾病的药物，MGN 为最主要的病变病理类型。硫脲类抗甲状腺药物由于其巯基结构，可诱导多克隆自身免疫反应而造成肾小球损害。其中以丙基硫氧嘧啶的报道较多，可引起 ANCA（＋）寡免疫复合物坏死性新月体性肾小球肾炎（pauci immune necrotizing crescentic glomerulonephritis，NCGN）、局灶节段增生性病变、局灶节段坏死性肾小球肾炎伴/不伴新月体形成，可表现为 IgA 肾病。有时还可累及微血管引起血栓性微血管病的表现。此外，麻醉成瘾性药物，如海洛因致肾损伤的临床表现为肾病综合征。病理表现类型依种族的差异而有所不同。在美国黑人中表现最多的为 FSGS，而在欧洲人中膜增生性肾小球肾炎（membrane proliferative glomerulonephritis，MPGN）最为常见，MCD、局灶球性硬化、系膜增生性肾小球肾炎均有报道，而 MGN 则较少见到。最后，重金属如锂对肾小球有直接毒性作用，可造成肾小球硬化性病变，可见到蛋白尿肾脏肾病综合征，病理可表现为 MGN 和 MCD。同时，锂也会影响远曲小管和集合管造成小管间质性肾病，而汞剂是通过多克隆激活 B 细胞，使自反应 T 细胞出现，导致 IgG 抗体的产生并在肾小球基底膜上沉积诱导自身免疫性肾小球肾炎，产生大量蛋白尿。

二、药物导致肾小管病变

肾脏的血流量丰富，正常的肾功能依赖于充足的肾脏灌注，肾脏接收 25% 以上的心输出量，即每分钟 >1L 的血流量，当出现血管内容量减少（如出血、脱水），有效循环量减少（如肝硬化或充血性心力衰竭，低血压（如休克或药物相关性低血压）以及肾血管阻塞或收缩等情况时，到达肾脏的血流减少，即发生肾前性氮质血症。此时由于肾脏实质本身没有结构性损伤，在纠正潜在的病因后 GFR 即可快速恢复，但如果肾前性因素持续存在，则可导致肾小球缺血而引起急性肾小管坏死（acute tubular necrosis，ATN）。

多种因素如治疗或用药不当影响肾小球超滤或肾小球内静水压时可引起功能性急性肾衰竭。如：NSAIDs 类、环氧化酶－2（COX－2）抑制剂、环孢素、两性霉素 B、造影剂、血管加压素等。

此外，一些中药也可以直接或间接地引起 ATN，如关木通、广防己、雷公藤、马钱子、蓖麻籽、鸦胆子、山慈菇、苍耳子、白果、泽泻、商陆、毒蕈、朱砂、雄黄、密陀僧、斑蝥、鱼胆、红豆杉等具有直接肾小管毒性。此外，一些药物可致溶血或循环障碍，可间接导致 ATN，如：蛇毒、独活、皂荚、海马、蜈蚣、水蛭、商陆、山慈菇、瓜蒂、臭梧桐、马桑果、葛根素等，应引起临床重视。

特别需要注意的是，如患者存在老年、慢性肾病、肾动脉硬化、肾动脉狭窄、心力衰竭、有效循环血容量不足等因素，在应用这些药物时，更应谨慎，以防发生肾血流量急剧减少所致 ARF 甚至 ATN。

三、药物导致肾间质病变

1. 急性间质性肾炎　急性间质性肾炎（acute interstitial nephritis，AIN）是一组多种病因引起的以短时间内发生肾间质炎症细胞浸润、间质水肿、肾小管不同程度受损伴肾功能不全为特点的临床病理综合征，肾小球和肾血管多正常或轻度病变。AIN 是导致 ARF 的病因之一，若诊治及时，患者肾功能大多可以恢复。否则可能迁延成慢性间质性肾炎（chronic interstitial nephritis，CIN），甚至发展成为终末期肾病。药物相关性 AIN 是药物相关肾损害中最常见的类型之一。目前已知的可致 AIN 药物主要有：β-内酰胺类抗菌药（其中以青霉素类最为常见）、氨基糖苷类抗菌药、喹诺酮类抗菌药、利福平、阿昔洛韦、NSAIDs 类、环氧化酶-2（COX-2）抑制剂、髓袢利尿剂、噻嗪类利尿剂、兰索拉唑、奥美拉唑、泮托拉唑、别嘌呤醇、苯妥英钠、西咪替丁、雷米替丁等。其中以抗菌药物最为常见，其次为 NSAIDs 类及 COX-2 抑制剂，与这些药物使用最为广泛有关。

（1）发病机制　不同药物的药理作用不同，因此，导致急性间质性肾炎的发病机制也不尽相同。主要有：

1）免疫反应：大多数药物相关性急性间质性肾炎的主要发病机制为免疫反应，其中又以细胞免疫机制为主，部分还有体液免疫机制共同参与。药物本身可作为抗原沉积在肾小管或间质中，也可作为半抗原与肾小管基底膜组成成分结合，或模拟内源性抗原诱导免疫反应，还可诱导机体产生抗体，形成循环免疫复合物沉积在肾间质。由免疫反应诱导的肾脏损伤的发生及程度通常与药物剂量与用药时间不呈正相关，属于 B 型不良反应（剂量不相关型不良反应）。

2）药物对肾脏的直接毒性作用：该类药物作用诱发的肾脏损伤的发生及程度与药物剂量及用药时间通常相关，属于 A 型不良反应（剂量相关型不良反应）。不同药物由于其药理作用不同，可通过不同机制诱导细胞损伤，一种药物还可通过多种机制共同作用，导致细胞损伤。如：重金属可直接破坏细胞膜结构，或与膜蛋白结合，从而影响物质转运及细胞代谢，氨基糖苷类抗菌药物可抑制肾小管上皮细胞内磷脂酶的活性，引起溶酶体形成髓样小体，导致细胞损伤、变性、坏死，甚至肾小管基底膜断裂。同时还会降低细胞膜 Na^+，K^+-ATP 酶的活性，使肾小管细胞内 Ca^{2+} 蓄积，抑制肾脏高能磷酸盐的贮存，造成肾小管上皮细胞内氧化磷酸化过程受损，一些头孢类抗菌药物可抑制肾小管上皮细胞内的线粒体功能，导致细胞损伤、凋亡，临床上可出现急性肾衰竭。还有一些药物通过氧化应激机制，增加自由基和活性氧生成或降低其代谢而引起细胞膜结构破坏。

3）其他发病机制：有些药物如磺胺可引起肾小管阻塞至急性肾衰竭，还有些药物如 NSAIDs 类、ACEI 类、ARB 类可通过使入球小动脉收缩或出球小动脉舒张，造成肾脏血流动力学改变，可致急性肾衰竭甚至发生急性肾小管坏死。

（2）临床表现　急性间质性肾炎的患者多数在用药 2～3 周发病，也可见到短至 1 天，长至 2 个月不等。肾脏损伤主要表现为少尿型或非少尿型急性肾衰竭，其中少尿型 20%～50%，老年患者更为多见。患者常主诉腰痛，不伴高血压及水肿。尿液检查可见血尿、白细胞尿及蛋白尿。血尿多数表现为镜下血尿，偶见红细胞管型，青霉素、利福平、别嘌呤醇等可致肉眼血尿，白细胞尿主要表现为无菌性白细胞尿或白细胞管型，有时可见嗜酸性白细胞，蛋白尿通常表现为轻度（<1g），有些 NSAIDs 类药物所致的急性间质性肾炎患者可表现为大量蛋白尿甚至肾病综合征。

急性间质性肾炎患者的肾脏损伤还可累及肾小球、肾小管。肾小球损伤主要表现为 GFR 下降、血清肌酐及尿素氮升高，肾小管的损伤更为突出，可见到肾性糖尿及低渗透压尿（表现为小分子蛋白尿、尿 β_2 – MG、NAG 排出增多），甚至 Fanconi 综合征（糖尿、氨基酸尿、磷酸盐尿、尿酸尿或近端肾小管酸中毒）或远端肾小管酸中毒。大多数患者尿钠排泄分数 >2，少数患者可出现降低，或其他表现的电解质紊乱。有学者认为，高钾高氯肾小管酸中毒常是诊断药物性间质性肾炎的重要线索。

此外，β – 内酰胺类抗菌药相关的急性间质性肾炎，由于其通常因免疫机制引起的药物过敏诱发，因此，该类药物引起的急性间质性肾炎还常常伴有全身过敏反应的表现，即"三联征"。①药物热。多为低热，常在用药后 3～5 天出现，或感染性发热消退后又出现体温上升。②药疹。可表现为多形性鲜红痒疹、多形性红斑或脱皮样皮疹。③外周血嗜酸性白细胞升高。此外，还有病例可表现为血液系统受累、肝功能损伤、过敏性关节炎、淋巴结肿大、血清 IgE 增高等过敏反应综合征。

（3）病理表现　病理方面，病变通常呈双侧弥漫性分布。光镜检查：典型病变为肾间质水肿，肾间质内多灶状（主要在皮质深层和外髓部），严重时弥漫性淋巴细胞（主要为 T 淋巴细胞）和单核细胞（主要为单核 – 巨噬细胞浸润），可伴有嗜酸性白细胞或浆细胞浸润，数量不等，偶见中性细胞，甲氧西林、磺胺、利福平、噻嗪类利尿剂、奥美拉唑、NSAIDs 类药物等还可引起肾间质上皮细胞性肉芽肿。肾小管上皮细胞通常呈退行性病变，有时 T 淋巴细胞可穿过肾小管基底膜分布于肾小管上皮细胞之间，形成肾小管炎。此种情况多见于远端肾小管，有时还可伴有肾小管上皮的小灶坏死及再生。肾小球及肾小管通常正常，慢性病例可能造成肾小管间质不同程度纤维化，或小管萎缩等病变。免疫荧光检查：通常为阴性，有时可见 IgG 和 C3 沿肾小球基底膜呈线状或颗粒状沉积。肾小管壁可见 CD4$^+$、CD8$^+$ 细胞浸润。电镜检查：肾小管间质区可见电子致密物沉着。值得一提的是，由于 NSAIDs 类药物相关的肾间质损伤常伴有肾小球损伤，因此此类患者还可见到肾小球脏层上皮细胞足突融合，与肾小球微小病变的病理所见相似。

2. 慢性间质性肾炎　20 世纪 90 年代，随着"龙胆泻肝丸"肾损害事件的广泛报道，"药物性慢性间质性肾炎"逐步被人们所认识。慢性间质性肾炎（chronic interstitial nephritis，CIN），临床表现为肾小管功能异常及进展性慢性肾衰竭（chronic renal failure，CRF），是以不同程度的肾小管萎缩、肾间质萎缩、肾间质炎性细胞浸润及纤维化病变为基本特征的一组临床病理综合征。慢性间质性肾炎的致病因素多样，涉及遗传性、免疫相关性、感染性、血液系统疾病、梗阻性疾病、肾移植排异等，本部分内容重点介绍药物相关性慢性间质性肾炎。

（1）镇痛剂肾病　长期服用 NSAIDs 类药物所致的慢性间质性肾炎称为镇痛剂肾病（analgesic nephropathy，AN）。其特征性改变包括肾乳头坏死和毛细血管硬化，有时可伴有肾乳头和尿路黏膜的褐色变，临床多表现为慢性肾衰竭。

1）发病机制：前文已提到，NSAIDs 类药物的药理作用机制是抑制环氧化酶活性，从而影响 AA 代谢，抑制 PG 的合成。而 PG 具有扩张血管作用，PG 的减少可导致肾髓质缺血，NSAIDs 的长期应用就会造成肾髓质的慢性缺血性损伤。同时，PG 的减少造成肾脏血流动力学发生变化，会导致肾素－血管紧张素－醛固酮系统的进一步激活，从而加重肾脏的缺血性损伤。此外，NSAIDs 类药物的部分成分可通过氧化机制对细胞组织造成损伤，代谢产物可在肾髓质中聚集，造成肾脏毒性反应。最后，一些由 NSAIDs 类药物引起的细胞免疫介导的急性间质性肾炎，有些会出现不能完全恢复的情况，也会转变成慢性间质性肾炎。

2）临床表现：当 NSAIDs 药物累积剂量达到 1~2kg（服用 6~8 年）时，可出现 AN。本病患者女性多于男性，男女比例为 1∶（4~7），发病年龄为 30~70 岁。慢性、隐匿性起病，早期常无症状，或可见乏力、食欲减退、消化不良、体重下降等非特异性肾外表现。在中年女性患者中，尤可见慢性头痛或腰痛的症状。肾脏表现可见少量的肾小管源性蛋白尿（常低于 1g/d）、镜下血尿、无菌性白细胞尿（本病是无菌性脓尿的最常见病因之一）。肾功能损害特点是首先出现夜尿增多、尿渗透压降低、尿酶及尿内微量蛋白增高、肾性糖尿、肾小管酸中毒等肾小管功能损害（尿浓缩功能障碍常是肾脏损害的最早表现），随后出现 GFR 降低、血肌酐升高等肾小球滤过功能损害。若未经及时诊断与治疗，患者肾功能可进展恶化至 ESRD。60%~90% 的患者有不同程度的贫血，常与肾功能损害程度不平行。随着疾病发展，可出现高血压并发展至慢性肾衰竭。25%~40% 的患者伴有肾乳头坏死，临床表现可见到肉眼血尿、肾绞痛，甚至急性肾衰竭，尿中可检出坏死的肾乳头组织。此外，长期药物滥用者还可能发生尿路上皮肿瘤。不用造影剂的肾脏 CT 扫描因避免了造影剂对肾脏损害的可能已成为诊断镇痛剂肾病的重要方法。可见肾脏体积缩小、形状凹凸不平及肾乳头钙化影。静脉肾盂造影检查，早期可见肾盂杯口变钝或呈杵状，晚期因肾乳头坏死，肾盂、肾盏充盈缺损，造影剂包围肾乳头形成环形影。部分患者还可见肾乳头临近部位的钙化影。但因其可能造成造影剂肾损伤，且对早期病变不敏感，现应用已较少。B 超可见肾脏体积缩小，但无特异性，可作为慢性间质性肾炎的辅助诊断支持。

3）病理表现：解剖可见双侧肾脏体积缩小，肾包囊粘连不易剥离。肾脏表面呈瘢痕及颗粒样改变，常可见大量皮质小囊肿。切面可见肾皮质明显萎缩及灰色的坏死乳头。光镜检查：典型病理改变为肾髓质损伤，其特点为肾小管细胞内可见黄褐色脂褐素样色素，穿过萎缩皮质部的髓放线呈颗粒状肥大。髓质的间质细胞核异常、细胞减少、细胞外基质积聚。此外可见到弥漫性肾小管萎缩及间质纤维化，伴弥漫或多灶状淋巴细胞和单核细胞浸润等慢性间质性肾炎的病理特征。还可见到肾小球缺血性萎缩，肾小动脉内膜增厚，管腔狭窄。肾乳头坏死为凝固性坏死，病变累及乳头尖并不同程度波及到外髓带。乳头整体坏死时，髓质、髓袢、网状血管、集合管和间质全部坏死，不见炎症细胞浸润，坏死区与非坏死区界限清楚，部分乳头坏死时，可能不累及集合管。髓袢和网状血管的细胞核消失，基底膜增厚并深染。各阶段的乳头坏死均可见乳头斑块样钙化。肾乳头坏死早期可见肾小管周微血管硬化及片状肾小管坏死，晚期可见灰黄色坏死灶，部分坏死部位萎缩并形成钙化灶。

（2）马兜铃酸肾病　人们对于"药物性肾损害"的认识，是由 20 世纪 90 年代"龙胆泻肝丸"肾损害事件的广泛报道开始的。龙胆泻肝丸中的关木通含有马兜铃酸成分，这一成分可从多方面造成肾脏损伤，特别是小管间质损伤。早在 1964 年，我国学者吴松寒首次报告了 2 例患者因过量使用关木通导致急性肾衰竭，之后国内又有报道过相似的中药引起肾脏毒性的病例，但因多为用药过量所致而未被人们所重视。1993 年比利时学者报道 2 例因长期服用含有中药广防己和厚朴的减肥药导致快速进展性肾衰竭。后因"龙胆泻肝丸"事件，马兜铃酸所致的肾脏损害，乃至中药的安全性问题引起人们的广泛重视。含马兜铃酸类成分的中药导致的肾损害被命名为马兜铃酸肾病（aristolochic acid nephropathy，AAN），其临床、病理特征以及发病机制已逐渐为人们所认识。

1）发病机制：马兜铃酸类及其衍生物可通过多种机制共同作用，对肾脏造成损伤。

a. 对肾小管上皮细胞的细胞毒性作用：马兜铃酸类可直接作用于肾小管上

皮细胞，对细胞造成损伤，诱导细胞凋亡。这种细胞毒性作用与剂量呈密切相关性。有体外研究显示，马兜铃酸可通过使肾小管上皮细胞的 LDH 释放增加造成其细胞膜完整性破坏，还可通过降低 MTT 还原能力影响细胞线粒体的功能，且损伤程度随药物浓度的增加而增加。低浓度的马兜铃酸可造成肾小管上皮细胞的细胞核或生物膜的结构破坏（如核分叶、巨核、核染色质浓染、核染色质边集、核缺失、核膜增生卷曲、线粒体肿胀等），还可在微粒体酶、胞质酶、醌氧化还原酶（NADPH）等酶的作用下，与 DNA 形成马兜铃酸－DNA 加合物，不仅损伤了 DNA，该过程还造成细胞损伤，并可促进肾间质发生纤维化，浓度增加时还可引起细胞凋亡，进而导致肾小管上皮病变损伤、间质纤维化和间质瘢痕形成。

b. 对肾小管上皮细胞的诱导转分化作用：肾小管上皮细胞可在某些细胞因子－生长因子的刺激下，转变成肌成纤维细胞（myofibroblast，MYOF），这一过程称为"小管上皮－间质细胞转分化"（epithelial－mesenchymal transdifferentiation，EMT）或"小管上皮－肌成纤维细胞转分化"。而这一过程也是肾间质纤维化的重要机制之一。马兜铃酸可激活肾小管上皮细胞，分泌转化生长因子－β（transforming growth factor，TGF－β）及纤连蛋白（fibronectin，FN）并表达 α－平滑肌激动蛋白（α－smooth muscle actin，α－SMA）。TGF－β 可通过作用于肾间质成纤维细胞，促进其分泌细胞外基质从而诱导肾小管上皮细胞发生转分化过程，而 α－SMA 是肌成纤维细胞激活的指示性标志物。这一过程也是马兜铃酸诱导肾间质纤维化的机制之一。

c. 缺血损伤：马兜铃酸还可对肾脏血管造成损伤，出现肾小血管壁增生、增厚、管腔狭窄，引起慢性间质缺血为主的缺血，从而导致肾间质纤维化及肾小管萎缩。在一些 AAN 患者中可见到小叶间动脉及入球小动脉内皮细胞肿胀、内膜增厚等肾脏缺血表现，且可见到肾间质微血管细胞发生内皮细胞肿胀、局部与基底膜分离、细胞内出现胞浆空泡和致密颗粒、血管基底膜增厚或出现分层样改变等结构变化，肾间质微血管数量减少。研究发现，急性 AAN 患者的肾小管上皮表达促血管生成因子（VEGF）减少，动物模型也得到了相似的结果。这可能是肾间质微血管数量减少的原因之一。

d. 氧化应激：研究表明，马兜铃酸可通过调节抗氧化酶（如超氧化物歧化酶，谷胱甘肽还原酶和谷胱甘肽过氧化物酶等）基因的表达（其中有 2 个基因，如 GADD45B、NAIP 上调，6 个基因，如 TP53、PARP1、OGG1、ERCC1、ERCC2 和 MGMT 下调），从而降低这些抗氧化酶的活性，进而抑制 HK－2 细胞活性，细胞氧化应激明显增加，导致脂质过氧化，细胞凋亡。同时，马兜铃酸的基因毒性还可抑制 DNA 修复，致使 DNA 断链、8－羟基脱氧鸟苷－阳性核以及微核数量显著增加。

e. 免疫反应：目前国内外均有研究发现，在 AAN 大鼠模型的肾间质可检出浸润的炎性细胞，如肥大细胞、CD4$^+$T 细胞、CD8$^+$T 细胞。第 1～13 周时，炎症细胞数目呈增多趋势，13 周时炎症细胞浸润最为明显，呈弥漫性浸润，之后炎症细胞数目逐渐减少。20 周时，仅可见到散在的小灶性炎症细胞浸润，至 24 周时可出现寡细胞性肾间质纤维化。此外，在 AAN 患者肾脏组织中也可见到皮髓交界处局灶性炎症细胞浸润，且在肾间质纤维化区域及其附近最为显著，肥大细胞数目显著增多，肥大细胞与肾间质 Masson 染色和 Col I 免疫组化染色阳性相对面积均呈显著正相关。进而，有给予 AAN 患者皮质类固醇药物治疗，发现可减慢患者肾间质纤维化的发展速度及肾功能衰竭进展的报道，提示马兜铃酸诱导的肾间质纤维化可能有免疫机制参与作用。

2）临床表现：马兜铃酸肾病大多中年以后发病，女性患者更为多见。根据临床及病理表现不同可分为急性马兜铃酸肾病、慢性马兜铃酸肾病。

a. 急性马兜铃酸肾病：急性 AAN 仅见于少数患者，因短期内连续小剂量、或过量服用含马兜铃酸的中药所致，急性或亚急性起病，可表现为少尿性或非少尿性急性肾功能衰竭，同时还可伴有肾性糖尿、水肿、血尿、蛋白尿、尿酶增高等肾小管功能障碍的表现。此外，常伴有消化道症状（如恶心呕吐）、肝功能受损、神经系统异常（如视听功能下降、震颤）、血小板数量减少等。相对于慢性马兜铃酸肾病，贫血和高血压症状较轻或不常见。

b. 慢性马兜铃酸肾病：慢性 AAN 占 AAN 发病患者的大多数，常因长期持续或间断反复小剂量服用含马兜铃酸的药物引起，也有急性 AAN 患者未愈发展而来。起病隐匿，发病时可能患者已终止用药数年，也就是说，即使已经停用马兜铃酸药物，肾功能仍可能持续损害。临床表现符合慢性间质性肾炎的临床特征，多数表现为慢性进展性肾功能衰竭。早期可出现夜尿增多，后期可见血清肌酐、尿素氮升高、轻中度高血压、贫血等症状。贫血较其他肾脏疾病出现早，且与肾功能损害程度不平行，主要原因是促红细胞生成素在肾小管－间质病变时生成减少。尿液分析可见轻度蛋白尿、肾性糖尿、低渗透压尿、无菌性白细胞尿、微量红细胞以及尿酶异常。有 30%～40% 的患者出现尿路移行上皮细胞癌，肿瘤部位可出现于肾盂、输尿管、膀胱。少数间断小剂量服用含马兜铃酸药物的患者，可出现烦渴、无力、多尿、夜尿增多等症状，表现为肾小管功能障碍或 Fanconi 综合征，同时伴浓缩功能障碍，而血清肌酐及尿素氮基本正常。

3）病理表现

a. 急性马兜铃酸肾病：光镜检查表现为以皮髓交界为主的急性肾小管坏死，可见到上皮细胞严重滴状变性、坏死、节段性崩解脱落等严重肾小管上皮细胞损伤表现，常伴有肾小管裸基底膜形成，还可见到管腔中有蛋白管型，崩解的胞浆组织，肾间质水肿，并有少量炎性细胞散在。病变常呈弥漫性或多灶状分布，其特点是缺乏肾小管上皮细胞再生现象。偶可见肾小球系膜细胞轻度节段性增生，部分毛细血管袢开放欠佳。免疫荧光阴性，或可见少量 C3 沉积在系膜区、肾小管基底膜、肾间质毛细血管壁。电镜检查可见肾小管上皮细胞刷状缘脱落、线粒体肿胀、部分细胞器崩解，肾间质微血管内皮细胞细胞器肿胀，基底膜分层、断裂。肾小球脏层上皮细胞足突部分融合，无电子致密物。

b. 慢性马兜铃酸肾病：光镜检查表现为寡细胞性慢性肾间质纤维化，可见肾间质呈多灶或大片状纤维化，散在少量淋巴细胞及单核细胞浸润。肾小球基底膜呈缺血性皱缩，毛细血管袢塌陷，小动脉壁增厚，管腔狭窄。肾小管功能障碍的患者可见肾小管萎缩或变性，小管上皮细胞扁平、弥漫空泡变性、部分崩解脱落，部分萎缩，管腔扩张，肾间质无明显病变或轻度水肿，也可表现为小灶状纤维化。肾小球可呈轻度系膜增生，小动脉管壁轻度增厚。免疫荧光表现同急性 AAN 患者。电镜检查见肾小管基底膜增厚、分层，肾间质可见束状胶原纤维，肾小球基底膜皱缩且节段性增厚，毛细血管壁塌陷。肾小管功能障碍的患者可见肾小管刷状缘部分脱落，上皮细胞线粒体肿胀，部分崩解及脱落。

（4）造影剂肾病　随着介入、影像学技术的不断发展，各种造影剂在临床诊断治疗中的应用越来越广泛。而由此带来的问题——造影剂相关肾损害也愈发凸显出来。造影剂肾病（contrast induced nephropathy，CIN）是指应用造影剂 48 小时之内出现的肾功能损害，血清肌酐上升至少 $44\mu mol/L$，或超过基础值 25% 以上，并且排除其他原因。目前 CIN 是医源性 ARF 的第三位病因，应当引起临床的足够重视。

1）发病机制：造影剂肾病的发病机制复杂，可从以下多个方面对肾脏造成损伤。

a. 肾脏血流动力学改变及肾脏缺血性损伤：注射造影剂后，导致血浆渗透压增加、肾血管扩张，从而产生渗透性利尿作用，而渗透性利尿作用后，血容量减少，可引起肾素 - 血管紧张素释放增加，导致肾血管收缩。如此一来，血流从相对缺氧的髓质流向皮质，造成肾脏血流重新分配，加重肾髓质缺血。另一方面，渗透性利尿作用以及近端小管细胞旁途径重吸收减少，外髓质对钠重吸收和运送负荷增加，管球反馈的激活使肾髓质代谢量和氧需求量增加，从而更加重髓质缺血缺氧性损伤。此外，由于造影剂的黏滞度均明显高于血浆，其对血液流变学也可造成复杂作用，可增加全血黏性、降低血细胞比容、减少红细胞变形等，导致红细胞聚集在髓质区，加重髓质的缺氧损伤。造影剂对肾脏血流动力学的作用由多种物质参与，其中以肾素 - 血管紧张素、内皮素、一氧化氮、腺苷为主。

b. 对肾小管上皮细胞的直接毒性作用：造影剂可直接作用于肾小管上皮细

胞，导致其钾离子及腺嘌呤核苷酸浓度降低，远曲小管内细胞钠离子浓度增加，这些改变可加重肾髓质的缺氧状态，而缺氧状态又可加重这些改变，同时可引起细胞的钙离子内流增加，胞浆内钙离子浓度增高，致细胞结构发生破坏，造成细胞死亡。还可通过造成近曲肾小管上皮细胞空泡形成、间质水肿、小管变性和溶酶体释放增加从而破坏肾小管上皮细胞的完整性，干扰细胞代谢。此外，注射造影剂后造成的高渗环境与肾脏缺血状态，肾皮质脂质过氧化增强，氧自由基的细胞毒作用也可导致缺血及免疫介导的肾小管损伤。

c. 氧化应激损伤：有研究表明，予大鼠注射造影剂后，丙二醛（malondialdehyde，MDA）、异前列烷等脂质过氧化产物，蛋白质硝基化损伤产物 3 – 硝基酪氨酸（3 – NT）水平升高，同时一氧化氮（nitric oxide，NO）、超氧化物歧化酶（superoxide dismutase，SOD），血红素氧合酶的水平也相应地增加。有临床研究证实，过氧化氢酶、SOD 等均可缓解造影剂造成的脂质过氧化增强，改善血流动力学和功能改变。近几年，研究者越来越重视活性氧（reactive oxygen species，ROS）的损伤作用，认为 ROS 作为细胞外信号分子，参与血管收缩活动，当 ROS 含量超过抗氧化剂含量时，即发生氧化应激反应。特别是在慢性肾脏疾病和糖尿病患者中这种变化更为活跃，这两类患者中造影剂相关急性肾损伤发生率较高。

d. 肾小管阻塞：注射造影剂后可引起尿酸排泄增多，尿酸盐、草酸盐形成增加并沉积，阻塞肾小管。同时由于含有较多的电解质，加之坏死、脱落的肾小管上细胞均可引起 Tamm – Horsfall 蛋白分泌和沉淀，也可引起肾小管阻塞，特别在患者容量不足的状态下更易发生。

e. 免疫反应：有报道在 CIN 患者中检出 IgM 抗体，提示可能有免疫因素共同参与，但仍需更多研究证实。

2）临床表现：典型症状为应用造影剂 1~2 天后血清肌酐升高，3~5 天达高峰，7~10 天可恢复至基线水平。大多数患者尿量并不减少。严重者可发生急性肾衰竭，非少尿型占多数，少数为少尿型或无尿。停药后多数患者肾功能可恢复至基线水平，但先前存在肾功能不全的患者可能不可逆并呈慢性肾衰竭。此外，可出现一过性蛋白尿、血尿、脓尿、上皮细胞管型，血 BUN、肌酐及尿酸可出现升高，尿酶（NAG、AAP）浓度升高，出现 α_2 微球蛋白尿、β_2 微球蛋白尿，尿比重及渗透压下降。还可有造影剂过敏的一些症状表现，如发热、皮疹、心悸、胸闷等，严重者可发生过敏性休克。

3）病理表现：CIN 的基本病理表现为急性肾小管坏死。可见肾小管上皮细胞呈颗粒和空泡样变性，部分崩解脱落，以肾髓质的髓袢和集合管病变最为突出。肾间质弥漫性水肿。

4）治疗及预防

a. 造影剂的选择及用量：首先，应充分评估患者情况，根据患者的不同情况具体选择造影剂的种类及用量。如老年患者或造影前已患有肾脏疾病（特别是糖尿病肾病）的患者应用造影剂前应充分衡量利弊，处于脱水状态、充血性心力衰竭、应用某些药物（如非甾体抗炎药）的患者，可先纠正其病理状态或停用相关药物，再予造影检查。

对于造影剂的选择，等渗性非离子型造影剂（如碘克沙醇）的肾脏毒性最小，其次为低渗性非离子型造影剂（如碘海醇、碘帕醇、碘佛醇、碘美普尔、碘比醇、碘普罗胺），相对来说高渗性离子型造影剂（如泛影酸钠）引起肾损伤概率较大。但同时等渗及低渗性造影剂价格较高，因此并不推荐所有患者均使用等渗或低渗性造影剂。肾功能不全或有高危因素的患者选择应用等渗及低渗性造影剂可减少肾脏损害的发生可能。如有需要，可根据患者血肌酐水平计算用药剂量。

b. 水化疗法：水化，即通过口服或静脉输入大量液体使每分钟尿量达到2ml以上。造影前后水化可有效降低造影剂肾病的发生。其机制可能由于水化作用对抗肾素 – 血管紧张素 – 醛固酮系统，减轻球管反馈，降低造影剂在血液中的浓度，减缓肾脏血管的收缩，增加尿量减轻肾小管阻塞、减少肾脏收缩血管物质的生成等。因此，造影前应鼓励患者多饮水，必要时可采取静脉补液手段。一般补液方法采用0.9%盐水，造影前1~2小时开始以1ml/（kg·h）的速度静滴，持续至造影后24小时。门诊患者可在造影前口服补液，并在造影后静滴0.9%盐水6小时。对于老年、肾功能不全、充血性心力衰竭的患者水化时应注意输液速度和总量，以免加重心力衰竭。

c. 血管扩张剂及抗氧化剂：造影剂肾病的病因与肾脏血管收缩、肾脏血流异常、缺血相关，有研究表明，钙通道阻滞剂、多巴胺、非诺多泮（fenoldapam）、前列腺素 E_1、茶碱等血管扩张剂可能降低造影剂肾病的发生。对于这些预防措施，需大量的样本加以确证，因此并不作为常规推荐的预防手段。

d. 血液净化：由于造影剂分子量小且不与血浆蛋白结合，因此可被血液透析有效地清除。但研究表明，虽然血液透析能够使造影剂的浓度明显下降，但是否能够有效地预防造影剂肾病的发生，目前研究结论并不一致，还需要更多样本的研究进一步确证。且血液透析的价格昂贵，因此并不作为常规的预防手段。

（5）重金属肾损伤　重金属是指密度大于 $4.5g/cm^3$ 的金属。重金属进入人体均会造成慢性中毒。由于环境污染问题，重金属污染对人体造成的损伤，特别是肾脏损伤已不容忽视。较为常见的主要有汞、镉、铅、铬、砷等。

1）作用机制

a. 氧化应激反应：很多化学物质造成肾脏损伤，特别是早期肾小管损伤的主要机制之一都是通过氧化应激反应，氧化相关物质（如活性氧类，reactive oxygen species，ROS）的产生及增多，影响细胞正常的代谢过程，从而造成细胞结构、细胞器等损伤、破坏，甚至细胞凋亡。重金属可导致大量 ROS 产生，超过了细胞抗氧化酶和 ROS 分子的清除能力，即可破坏生物膜，损伤 DNA、蛋白质、线粒体等，导致线粒体通透性增加、呼吸抑制等，最终诱导细胞凋亡。而细胞凋亡及细胞坏死导致肾小管上皮细胞的坏死，最终影响肾小管转运功能。

b. 免疫损伤：重金属可作为半抗原与蛋白质结合，诱导机体产生抗体，与之形成抗原－抗体复合物，并沉积在肾小球毛细血管和小动脉的基底膜上，从而引发免疫炎症反应，损伤的肾小管上皮细胞引起自身抗原暴露，引发原位免疫反应。此外，重金属也可引起机体变态反应而导致肾损伤。

c. 缺血及溶血反应：重金属可直接引起肾小管上皮细胞功能障碍而发生急性坏死，使流经肾小管致密斑部位的尿液流速减慢、钠量增高，通过"管球反馈"机制激活肾素－血管紧张素－醛固酮系统，导致肾血管痉挛、肾脏缺血造成肾脏损伤。部分重金属中毒还可导致急性溶血反应，进而引起急性肾损伤。

2）临床表现：重金属所致急性肾损伤主要表现为：急性肾小管坏死、急性间质性肾炎、急性肾功能衰竭。慢性肾损伤除了表现为肾小管损害、慢性间质性肾炎、慢性肾衰竭外，还可导致肾小球膜性病变和系膜增生性病变，表现为蛋白尿甚至肾病综合征、肾功能减退等。

第三节　药源性肾脏系统疾病的处置

药源性肾脏病的早期确诊至关重要。一经确诊，应立即停用可疑药物，并根据患者肾脏损伤的病变类型予以不同治疗。此外，有研究表明一些物质针对特定药物所致肾损伤有保护作用，如：小剂量维生素 D_3 可减少神经钙蛋白抑制剂的肾毒性，抗氧化剂能减轻肾损害，α－硫辛酸、银杏叶提取物 761 和褪黑激素与万古霉素同用可防治和改善由万古霉素导致的肾脏病理学损伤。番茄红素的强大抗氧化和清除自由基的功能可减轻庆大霉素引起的肾损害，使用磺胺时多饮水并合用碳酸氢钠碱化尿液，可减少磺胺结晶，减轻肾脏损害。茶多酚可抑制多种药物毒性，同时可清除活性氧自由基，减轻环孢素 A 肾毒性，硫代硫酸钠和还原型谷胱甘肽可用于预防和治疗顺铂和造影剂肾损害，有些自由基清除剂，如谷胱甘肽、维生素 C、维生素 E 和氯贝丁酯等也可以减轻顺铂的肾毒性，常规使用 5－甲酰基－四氢叶酸，可以减少甲氨蝶呤肾毒性等。

第四节　处方审核案例

 案例1

【处方描述】

（1）患者信息：男，80岁，慢性阻塞性肺疾病病史10年余，慢性间质性肾炎病史2年余，因发热、咳嗽咳痰5天入院，痰培养示铜绿假单胞菌阳性，血肌酐178μmol/L。

（2）临床诊断：慢性间质性肾炎，慢性阻塞性肺疾病急性加重，CKD 4期

（3）处方

硫酸庆大霉素注射液	8万U×1支	24万U，ivgtt，qd
0.9%氯化钠注射液	250ml×1袋	250ml

【处方问题】　遴选药物不适宜：庆大霉素注射液不适宜。

【处方分析】　根据中华医学会呼吸病学分会慢阻肺学组于2018年发布的《慢性阻塞性肺疾病基层诊疗指南》：有铜绿假单胞菌危险因素者如能口服，则可选用环丙沙星，需要静脉用药时可选择环丙沙星、抗铜绿假单胞菌的 β – 内酰胺类，不加或加用酶抑制剂，同时可加用氨基糖苷类药物。

庆大霉素属于氨基糖苷类抗菌药。该类药物特点为高度水溶性，以原型经肾小球滤过后进入肾小管随尿排出。人民卫生出版社2019年出版的《药源性疾病》提到庆大霉素经肾小球滤过后，与近曲小管胞膜刷状缘上负电性的磷脂结合，通过肾小管细胞膜表面的巨蛋白受体胞饮进入并蓄积于肾小管中。在肾小管细胞内蓄积的低剂量庆大霉素可进入溶酶体，引起溶酶体不稳定，继而引起线粒体膜电位改变，激活半胱天冬氨酸引起细胞凋亡。而长期大剂量使用庆大霉素可在次级溶酶体中储存，引起其在肾皮质中蓄积，最终导致肾小管细胞坏死。

本例患者基础病为 AE – COPD 合并慢性间质性肾炎，eGFR（CKD – EPI）：30.36ml/（min·1.73m^2），病原体培养铜绿假单胞菌阳性。医师给予庆大霉素虽对铜绿假单胞菌有效，但增加了肾小管损伤风险。中国专家共识编写组2018年发布的《慢性阻塞性肺疾病急性加重抗感染治疗中国专家共识》，为避免氨基糖苷类药物导致肾损伤的风险，可考虑选用头孢他啶，并根据肌酐清除率调整剂量。

【干预建议】　建议将庆大霉素注射液调整为注射用头孢他啶 1g ivgtt q12h。

案例 2

【处方描述】

（1）患者信息：女，65，70kg。血肌酐 161μmol/L，尿比重 1.010，尿 pH 6.2，尿量约 1L/d，因反复胸闷 10 天，拟诊冠心病，预行冠脉造影。

（2）临床诊断：不稳定性心绞痛，冠状动脉粥样硬化性心脏病，CKD4 期

（3）处方

碘海醇注射液	35g×100ml	35g，ivgtt，qd
0.9%氯化钠注射液	250ml	250ml，ivgtt，造影前 4 小时和造影后 6 小时给药

【处方问题】 用法、用量不适宜：氯化钠注射液水化用量不足。

【处方分析】 根据 2007 年发表的《造影剂肾病的中国专家共识》可知，造影剂肾病（CIN）是碘造影剂应用过程中的重要并发症。

根据中华医学会放射学分会、中国医师协会放射医师分会 2008 年发表的《对比剂使用指南（第 1 版)》，将造影剂肾病改称为对比剂肾病，定义为排除其他原因的情况下，血管内途径应用对比剂后 3 天内肾功能与应用对比剂前相比明显降低。判断标准为血清肌酐升高至少 44μmol/L 或超过基础值25%。高危因素包括肾功能不全（血清肌酐水平升高，有慢性肾脏病史或 eGFR < 60ml/（min · 1.73m^2），糖尿病肾病，血容量不足，心力衰竭，使用肾毒性药物，非甾体类药物和血管紧张素转换酶抑制剂类药物，低蛋白血症、低血红蛋白血症，高龄（年龄 > 70 岁），低钾血症，副球蛋白血症。

指南建议患者在使用碘对比剂前 4 小时至使用后 24 小时内给予水化，补液量最大可达 100ml/h。补液方式可以采用口服，也可以静脉途径。

而 2018 年欧洲泌尿生殖放射学会则将对比剂肾病改称为造影后急性肾损伤（PC－AKI）并发表《造影后急性肾损伤防治指南》。急性肾损伤患者和 eGFR < 30ml/（min · 1.73m^2）的 CKD 患者如果接受碘造影剂检查，其发生 PC－AKI 的风险是增加的，eGFR ≥30ml/（min · 1.73m^2）的患者，碘造影剂静脉给药或动脉给药（二级肾脏暴露，如冠脉造影）后发生 PC－AKI 的风险很低。

该患者目前 eGFR（CKD－EPI）为 28.71ml/（min · 1.73m^2），评估为 CKD4 期，如使用造影剂应预防性给予水化，可参照 2018 年欧洲泌尿生殖放射学会推荐方案：造影前 1 小时静滴 1.4% 碳酸氢钠（浓度 154mmol/L）3ml/（kg · h），造影前 3~4 小时到造影后 4~6 小时静滴生理盐水 1ml/（kg · h）。

本病例处方水化时间符合 2018 年欧洲泌尿生殖放射学会推荐，但用量不合理。通过计算，即使按造影后水化 4 小时，参考指南推荐至少也需要 0.9% 氯化

钠注射液 280ml，因此建议医师修改氯化钠注射液用量。

【干预建议】　建议将水化方案改为 0.9% 氯化钠注射液 250ml ivgtt 造影前 4 小时给药，0.9% 氯化钠注射液 280~420ml ivgtt 造影后 4~6 小时内给药。

 案例 3

【处方描述】

（1）患者信息：男，23 岁，61kg，咳嗽，发热 3 天

（2）临床诊断：外感热病，感冒

（3）处方

维 C 银翘片	24 片/盒	2 片，po，tid
氨酚伪麻美芬片（日片）	12 片/盒	日片 1 片，po，bid
氨麻美敏片Ⅱ（夜片）		夜片 1 片，po，hs

【处方问题】　重复给药：维 C 银翘片与日夜百服咛均含有对乙酰氨基酚。

【处方分析】　非甾体抗炎药造成肾损伤的报道已屡见不鲜，对乙酰氨基酚属于非甾体抗炎药中的苯胺类。根据《中国药典临床用药须知 2015 版》，对于中国健康成人，对乙酰氨基酚用于退热镇痛时的每日最大量不得超过 2g。查维 C 银翘片与氨酚伪麻美芬片/氨麻美敏片Ⅱ（日夜百服宁）的说明书可知，维 C 银翘片 1 片含对乙酰氨基酚 105mg，日夜百服宁日片与夜片均含对乙酰氨基酚各 500mg，如按照本处方服用，患者每日服用对乙酰氨基酚将达到 2130mg，即 2.13g，超过最大量限制。

根据 Boutis K，Shannon M 等于 2001 年发表的对乙酰氨基酚肾毒性相关研究显示，约有 9% 患者在过量或长期服用该药后，出现急性肾功能衰竭或慢性肾脏疾病。早期人们大多认为肾损害是继发于严重的肝功能衰竭。但 CS Loh，罗敬秀等于 2006 年发表的 1 例过量服用对乙酰氨基酚导致肾损伤的案例报道则显示，患者过量服药后发生的急性肾衰竭并不伴随明显肝脏损伤，证明对乙酰氨基酚本身也会导致肾毒性。查阅我国医师协会呼吸医师分会 2012 年发表的《普通感冒规范诊治的专家共识》，其中提到对于普通感冒患者，解热镇痛药中的对乙酰氨基酚是常用药，但应注意其可能造成的肝肾毒性，对于复方感冒药应只选其中的一种，如同时服用两种以上药物，可能导致超量用药，增加药物不良反应的发生率。针对该处方，建议医师只选用其中一种感冒药即可。

【干预建议】

建议只予维 C 银翘片或日夜百服咛一种即可，医师取消维 C 银翘片。

案例 4

【处方描述】

（1）患者信息：男，70 岁。血肌酐 177μmol/L，右踝关节扭伤 1 天

（2）临床诊断：踝关节扭伤，CKD3 期

（3）处方

| 通迪胶囊 | 0.45g×24 粒/盒 | 2 粒，po，tid |
| 骨质宁搽剂 | 100ml | 适量，外用，tid |

【处方问题】 遴选的药品不适宜：通迪胶囊遴选不适宜。

【处方分析】 查询通迪胶囊说明书可知，该药含有大青木香、细辛，均为含有马兜铃酸的中草药。2017 年我国食品药监督管理总局已声明马兜铃酸具有明显肾毒性，可造成肾小管功能受损，甚至存在引发肾癌的风险。国家食品药品监督管理总局公布的《含马兜铃属药材的已上市中成药品种名单》包含通迪胶囊。马兜铃酸肾病又常称关木通中毒性肾病，是一类由关木通及相关的药物所造成的急性或慢性肾小管间质疾病。马兜铃酸肾病的确切发病机制仍不明确。现有研究表明，马兜铃酸主要损伤肾小管上皮细胞，但不同剂量马兜铃酸损伤肾小管及导致间质纤维化的机制并不相同。过量摄入马兜铃酸是马兜铃酸肾病的主要病因。不论急性或慢性马兜铃酸肾病，目前均无有效的治疗方法。因此，马兜铃酸肾病重在预防。

本例为 CKD3 期患者，不应再予以潜在肾毒性药物，尤其是含马兜铃酸的药物，因此遴选通迪胶囊不合理。

针对该例患者因扭伤导致的疼痛，根据我国中华医学会运动医疗分会、外用 NSAIDs 疼痛治疗中国专家委员会于 2016 年发表的《外用非甾体抗炎药治疗肌肉骨骼系统疼痛的中国专家共识》，相比于口服途径，局部外用制剂直接用于病变部位皮肤，经皮肤渗透到达病痛组织而发挥镇痛作用，具有起效快、局部浓度高、系统暴露量少以及全身不良反应少等优势，更适合肌肉骨骼系统急慢性疼痛的治疗。对于该例 CKD 患者可考虑采取休息、冰敷或抬高患肢等措施，如疼痛不缓解再加予外用 NSAIDs 类药物镇痛，慎用口服 NSAIDs。

【干预建议】 建议医师将处方中的通迪胶囊取消，根据病情选用合适的外用 NSAIDs 类药物。医师改予双氯芬酸钠二乙胺乳胶剂外用。

 案例 5

【处方描述】

（1）患者信息：男，58 岁。血肌酐 142μmol/L，血尿酸 710μmol/L，尿 pH 5.6，

24 小时尿尿酸排泄率为 4381μmol/(1.73m^2)。

（2）临床诊断：高尿酸血症，肾小管性酸中毒（Ⅳ期），肾结石，CKD3 期

（3）处方

苯溴马隆片　　　　50mg×10 片/盒　　　　50mg, po, qd

【处方问题】　遴选药品不适宜：苯溴马隆片禁用于肾结石患者且可能造成肾小管间质性肾炎，因此遴选苯溴马隆不适宜。

【处方分析】　苯溴马隆属苯骈呋喃衍生物，为促尿酸排泄药，作用机制主要是通过抑制肾小管对尿酸的重吸收，从而降低血中尿酸浓度。根据苯溴马隆片说明书，服用苯溴马隆时起始剂量应小，酌情给予碳酸氢钠或枸橼酸合剂，注意酸碱平衡，将尿液 pH 值调节至 6.5~6.8，同时应增加水的摄入量（不小于 1.5~2L），以避免在排泄的尿中由于尿酸过多导致尿酸结晶。苯溴马隆禁用于中、重度肾功能损害者［肾小球滤过率低于 20ml/(min·1.73m^2)］及患有肾结石的患者。本例患者处于 CKD3 期且有肾结石应禁用苯溴马隆。

苯溴马隆造成间质性肾损伤的报道较少。叶小兰等人于 2019 年在《Medicine》杂志发表个案报道，1 例患者因服用苯溴马隆 100mg，1 天后出现尿蛋白增加，尿量减少，血肌酐升高等症状，病理诊断为急性肾小管间质性肾炎。患者服药后出现肾损伤，可能是由于苯溴马隆抑制尿酸重吸收，导致尿酸晶体在肾小管蓄积进而损伤肾小管及间质。该案例报告中另有 1 例患者给予 50mg/d 苯溴马隆即发生急性肾小管损伤，原因分析同上。因此在临床工作中，医师应提高防范与苯溴马隆相关不良反应的意识，尤其是患者合并了肾结石的禁忌证。

本例患者入院后完善检查，发现其 UEua 为 4381μmol/(min·1.73m^2)，且 FEua>5.5%，根据中国医师协会肾脏内科医师分会于 2017 年发布的《中国肾脏疾病高尿酸血症诊治的实践指南》，判断该名患者高尿酸血症为生成过多型，应给予抑制尿酸生成的药物，如别嘌醇或非布司他，该类药物暂未见肾间质损伤报道。但如予别嘌醇应完善 HLA-B5801 的基因筛查。

综合以上建议医师改予抑制尿酸生成药而非促尿酸排泄药。

【干预建议】　建议医师停用苯溴马隆片，改为非布司他片 40mg po qd，加给予碳酸氢钠片 1g po tid 碱化尿液。

（潘裕华　谭柏森　曾英彤）

第九章 | 糖尿病肾病

第一节 概述

糖尿病肾病（diabetic kidney disease，DKD）是指由糖尿病所致的慢性肾脏疾病，是糖尿病主要的微血管并发症之一。随着糖尿病患病人群的快速上升，糖尿病肾病成为了慢性肾脏病的首位病因。美国肾脏病数据系统的资料显示，从1992~2008年，糖尿病导致终末期肾病的患者比例上升了大约30%，成为透析人群中的主体。如何控制糖尿病，避免患者进展至糖尿病肾病甚至终末期肾衰竭，是肾脏科医师面临的巨大挑战。

一、流行病学

根据国际糖尿病联盟（International Diabetes Federation，IDF）的统计：2011年全世界糖尿病患者人数已经达3.66亿。近30年来，随着我国经济的高速发展、生活方式的改变等，我国糖尿病患病率也快速增加。2012年，中国成人糖尿病患病率已上升至11.6%，其中男性糖尿病患病率为12.1%，女性患病率为11%。糖尿病肾病是糖尿病最常见、最严重的慢性微血管并发症之一，在西方国家已成为导致终末期肾衰竭的首位疾病。无论是1型还是2型糖尿病，30%~35%患者将发展成为糖尿病肾病。糖尿病肾病患者一旦出现蛋白尿，肾功能迅速减退，直至终末期肾病。

二、病因和发病机制

糖尿病肾病的病因和发病机制尚不明确。目前认为多因素参与，在一定的遗传背景以及危险因素的共同作用下致病。

（一）遗传因素

并非所有糖尿病患者均会进展至糖尿病肾病，1型糖尿病中40%~50%发生微量白蛋白尿，2型糖尿病在观察期间也仅有20%~30%发生糖尿病肾病，均提示遗传因素可能起重要作用。此外男性发生糖尿病肾病的比例较女性为高；即使是在相同的生活环境下，非洲及墨西哥裔较白人易发生糖尿病肾病；同一种族中，某些家族易患糖尿病肾病，这些均提示遗传因素存在。

（二）肾脏血流动力学异常

糖尿病肾病早期就可观察到肾脏血流动力学异常，表现为肾小球高灌注和高滤过，肾血流量和肾小球滤过率（glomerular filtration rate，GFR）升高，且增加蛋白摄入后升高的程度更显著。

（三）高血糖造成的代谢异常

血糖过高主要通过肾脏血流动力学改变以及代谢异常引致肾脏损害，其中代谢异常导致肾脏损害的机制主要包括：①肾组织局部糖代谢紊乱，可通过非酶糖基化形成糖基化终末代谢产物（advanced glycation end products，AGES）；②多元醇通路的激活；③二酰基甘油 – 蛋白激酶 C 途径的激活；④己糖胺通路代谢异常。上述代谢异常除参与早期高滤过外，更为重要的是促进肾小球基底膜（glomerular basement membrane，GBM）增厚和细胞外基质蓄积。

（四）高血压

糖尿病肾病患者高血压发生率增高。在 1 型糖尿病肾病高血压与微量白蛋白尿平行发生，而在 2 型中则常在糖尿病肾病发生前出现。血压控制情况与糖尿病肾病发展密切相关。

（五）血管活性物质代谢异常

糖尿病肾病的发生发展过程中可有多种血管活性物质的代谢异常。其中包括肾素 – 血管紧张素 – 醛固酮系统（renin – angiotension aldosterone system，RAS），内皮素、前列腺素和生长因子等代谢异常。

三、糖尿病肾病病理、临床与病理联系

光镜：早期可见肾小球肥大，毛细血管基底膜轻度增厚，系膜区增宽。肾小管上皮细胞空泡和颗粒变性，肾间质和小动脉无明显病变。随着病情进展，毛细血管基底膜弥漫增厚，系膜基质重度增生，形成典型的同心圆样的 Kimmelstiel – Wilson 结节。部分患者也出现弥漫性肾小球硬化。毛细血管腔受压甚至闭塞。部分患者在肾小囊基底膜与壁层上皮细胞间出现均质蜡样或玻璃样蛋白滴（滴状改变），肾小球毛细血管基底膜和内皮细胞之间的肾小球毛细血管袢纤维素样帽状病变。

免疫荧光：IgG 沿肾小球毛细血管基底膜细线状沉积，尤其以 1 型糖尿病肾

病多见，可伴有 IgM、补体 C3 等沉积。同时染色白蛋白，也可见白蛋白沿基底膜线样沉积，说明 IgG 沉积并不是真正的免疫复合物，而是由于血管壁通透性增加导致的非特异沉积。

电镜：基底膜弥漫增厚，系膜基质增多。无电子致密物沉积。肾小球足细胞足突广泛融合。

Mogensen 将 1 型糖尿病肾病分为 5 期，2 型糖尿病肾病可参考 1 型糖尿病肾病的分期。

Ⅰ期：肾小球高滤过和肾脏肥大期。肾小球高灌注、高滤过，肾小球体积增大，肾小球滤过率（GFR）明显升高，临床无肾病的表现。病理组织学无损伤。

Ⅱ期：正常白蛋白尿期。尿白蛋白排泄率多数在正常范围，或呈间歇性增高（如运动后、应激状态），GFR 轻度升高。肾小球毛细血管基底膜增厚，系膜基质增多。

Ⅲ期：早期糖尿病肾病期，又称为持续微量白蛋白尿期。临床主要标志是持续微量白蛋白尿，24h 尿白蛋白排泄在 30～300mg，或晨尿白蛋白肌酐比值 30～300μg/mg。本期患者血压升高，GFR 仍高于正常或正常。病理可见弥漫性糖尿病肾小球硬化。

Ⅳ期：临床糖尿病肾病期，24h 尿白蛋白大于 300mg，24h 尿蛋白总量超过 0.5g，部分患者表现为肾病综合征，可伴有水肿和高血压，肾小球滤过率下降，肾功能逐渐减退。病理可见结节性糖尿病肾小球硬化症，并出现部分肾小球荒废。

Ⅴ期：终末期肾病，肾小球滤过率降低，血肌酐及尿素氮升高，GFR < $15ml/(min \cdot 1.73m^2)$。尿蛋白量因肾小球硬化而减少排出。病理检查可见结节性糖尿病肾小球硬化症的背景下，多数肾小球硬化及荒废。

另外，2012 年美国糖尿病协会（American Diabetes Association，ADA）推荐用尿白蛋白/肌酐来筛查和测定微量白蛋白尿，<30μg/mg、30～299μg/mg 和≥300μg/mg 分别定义为正常、微量白蛋白尿和大量白蛋白尿。

对于 1 型糖尿病患者发病后 5 年，2 型糖尿病患者确诊的同时，如果出现持续微量白蛋白尿，应该考虑糖尿病肾病的可能。但出现下列情况时，尽管有明确的糖尿病病史，也需要排除糖尿病合并其他肾脏病变，需要行肾活检以确诊：①无糖尿病视网膜病变；②短期内尿蛋白明显增加；③肾小球滤过率快速下降；④尿沉渣镜检可见红细胞增多（畸形红细胞、多形红细胞管型）；⑤存在其他系统疾病的症状和体征。

四、辅助检查

1. 尿液检查 尿常规可无异常或出现蛋白反应阳性，尿糖可阳性，部分患者可出现尿酮体阳性。24h 尿蛋白及白蛋白定量根据患者不同的临床分期而有差异，从正常到大量蛋白尿均可出现。

2. 血液生化检查 血常规、肝肾功能、血脂、尿酸、血糖、糖化血红蛋白（HbA1c）、糖化白蛋白等。

3. 技诊检查 双肾 B 超、心脏彩超、视网膜成像、颈动脉及下肢动脉、足背动脉彩超、胸部 X 线片。

第二节 药物治疗方案

糖尿病肾病的治疗主要包括饮食蛋白摄入限制、控制血糖尽量接近正常、控制血压、控制血脂，这些因素在糖尿病正常蛋白尿到微量白蛋白尿，进而进展至糖尿病肾病甚至终末期肾病过程中有非常重要的作用。

一、一般治疗

（一）糖尿病患者蛋白摄入的限制

高蛋白饮食使体内含氮产物增加，增加肾小球滤过率及高代谢，加重肾脏损害。对于早期糖尿病肾病患者，蛋白质摄入量为 0.8g/（kg·d）；对于进入临床期糖尿病肾病患者，蛋白质摄入量为 0.6～0.8g/（kg·d）；对于肾小球滤过率＜30ml/min 者，蛋白质摄入量为 0.6g/（kg·d）。蛋白质占总热量不超过 10%，以优质动物蛋白为主，可适当补充 α 酮酸制剂。限制蛋白质后有可能引起营养不良，应建议增加热卡 126～147kJ（30～35kcal）/（kg·d）。

（二）卧床休息

水肿消失、一般情况好转后，可起床活动。

（三）饮食治疗

限制蛋白饮食，给予优质低蛋白饮食 0.6g/（kg·d），并补充 α 酮酸。

二、对症治疗

（一）利尿消肿

氢氯噻嗪 25mg，每天 3 次，口服。若效果欠佳，可改呋塞米 20mg，每天 2

次，口服。

（二）控制血糖

严格的血糖控制可以使糖尿病模型鼠肾小球高滤过、高灌注、毛细血管高压降到正常，减少尿白蛋白的排泄。尽管肾小球肥大没有改善，但的确能够延缓糖尿病肾病的进展。

在 1 型糖尿病正常白蛋白尿患者短期控制血糖到接近正常的水平可以降低肾小球滤过率、肾皮质血浆流量、尿白蛋白排泄率，肾体积缩小。肾体积增大与肾小球对氨基酸浸润的过度反应相关，研究发现，3 周的强化降糖治疗可以纠正这两种异常。荟萃分析显示，长程的强化降糖治疗同样降低了 1 型糖尿病患者从正常白蛋白尿进展到微量白蛋白尿的风险。尽管在治疗起始期，可以观察到视网膜病变的恶化，但长期看来，强化降糖治疗仍然延缓了视网膜病变的进展。强化降糖的主要风险是低血糖及糖尿病酮症酸中毒的发生率有所升高，因此，需要严密监测血糖。

在 DCCT 的研究中，强化降糖能够使患者进展至微量白蛋白尿的风险降低 39%，进展至临床显性蛋白尿的风险降低 54%。英国前瞻性糖尿病研究（United Kingdom Prospective Diabetes Study，UKPDS）也证实，强化降糖能够降低患者由微量白蛋白尿进展至临床显性蛋白尿的风险，10 年随访可以见到患者明显的获益。新近的 ADVANCE 研究通过 5 年随访证实，强化降糖可以令患者进展至糖尿病肾病的风险降低 21%。

血糖控制的目标推荐：空腹血糖 3.9 ~ 7.2 mmol/L，HbA1c < 7.0%。但对于老年和肾功能严重受损患者，过于严格的血糖控制将增加低血糖的危险。临床常用的口服降糖药物有六大类。对于肾功能正常的糖尿病肾病患者选择何种降糖药物，主要根据患者胰岛功能、血糖变化以及是否肥胖来选择药物。当肾功能异常时，因为口服降糖药多数都会部分甚至全部经肾排泄，选择用药应该更为谨慎。应避免使用经肾代谢的磺酰脲类药物及双胍类药物，可以选用较少经肾排泄的药物，如格列喹酮、阿卡波糖及吡格列酮等。对于中晚期的糖尿病肾病患者，应尽早使用胰岛素，可以有效控制血糖且无肝肾损害。在肾功能不全时，建议使用短效胰岛素，以防止胰岛素在体内潴积而导致低血糖。

根据 2019 年糖尿病合并慢性肾脏病口服降糖药的专家共识，控制血糖注意以下方面。

1. 选药原则　在理想降糖的同时，不增加低血糖、乳酸酸中毒、心力衰竭的风险。需要根据药物的药代动力学特征及患者的肾功能水平谨慎选择。在使用某些低血糖发生风险较高的降糖药时，应该严密监测血糖，保证随机血糖在

5.0mmol/L 以上避免低血糖的发生。

2. 血糖控制目标值 对糖尿病肾病患者的血糖控制目标应遵循个体化原则，尽量避免低血糖的发生。《中国成人 2 型糖尿病 HbA1c 控制目标的专家共识》建议对 2 型糖尿病（type 2 diabetes mellitus，T_2DM）合并 CKD 患者的 HbA1c 可适当放宽控制在 7% ~ 9%，一方面避免血糖水平控制过低而出现低血糖，另一方面避免血糖水平过高而出现代谢异常及感染。当 CKD 导致红细胞寿命缩短时，HbA1c 检测结果可能被低估。晚期 CKD 患者，使用糖化血清蛋白反映血糖控制水平可能更可靠。应监测空腹及餐后血糖以更好地了解血糖控制情况。而糖尿病肾病兼有 T_2DM 及 CKD 的临床特点，因此，用药可参考该共识。

药物的剂量需要根据慢性肾脏病分期调整，慢性肾脏病分期见表 9 - 1。

表 9 - 1 慢性肾脏病分期

CKD 分期	描　　述	GFR [ml/(min·1.73m²)]
CKD 1　期	肾损伤，GFR 正常或增加	≥90
CKD 2　期	肾损伤，GFR 轻度下降	60 ~ 89
CKD 3a 期	GFR 中度下降	45 ~ 59
CKD 3b 期	GFR 较严重下降	30 ~ 44
CKD 4　期	GFR 严重下降	15 ~ 29
CKD 5　期	肾衰竭	<15 或透析

3. 口服降糖药的选择 口服降糖药作为临床最常用的降糖手段，对于糖尿病肾病患者的血糖控制具有重要意义。但口服降糖药种类繁多，各类药物的药代动力学差异显著，当糖尿病肾病进展至 CKD3 期以后时，患者对经肾排泄药物或其活性代谢产物的清除减少，因而伴随着不同程度的低血糖风险。因此，必须充分了解各种药物的药代动力学特点，结合患者肾功能情况进行个体化选择，确保在有效降糖的同时不增加低血糖风险。对于大多数药物，当 GFR 低于 60ml/(min·1.73m²) 时需酌情减量或停药。常用口服降糖药的药代动力学特征及其在 T_2DM 合并 CKD 人群中应用的临床证据以及适用人群见表 9 - 2。

表 9 - 2 肾功能不全时口服降糖药物的代谢特征

药物种类	药物名称	HbA1c 降幅（%）	半衰期（h）	持续作用时间（h）	肾功能不全使用范围 [ml/(min·1.73m²)]		独立肾脏保护作用
双胍类	二甲双胍	1.0 ~ 1.5	1.5 ~ 1.8	5 ~ 6	GFR≥60	可以使用	无
					GFR：45 ~ 59	减量使用	
					GFR <45	禁用	

药物种类	药物名称	HbA1c 降幅（%）	半衰期（h）	持续作用时间（h）	肾功能不全使用范围		独立肾脏保护作用
磺脲类	格列本脲	1.0～1.5	10～16	16～24	GFR≥60	可以使用	无
					GFR<60	禁用	
	格列美脲	1.0～1.5	5	24	GFR≥60	可以使用	无
					GFR：45～59	减量使用	
					GFR<45	禁用	
	格列吡嗪	1.0～1.5	2～4	8～12	GFR≥60	可以使用	无
					GFR：30～59	减量使用	
					GFR<30	禁用	
	格列喹酮	1.0～1.5	1.5	8	GFR≥30	可以使用	可能有
					GFR：15～29	证据有限	
					GFR<15	禁用	
	格列齐特	1.0～1.5	6～12	10～20	GFR≥60	可以使用	无
					GFR：30～59	减量使用	
					GFR：30～44	证据有限	
					GFR<30	禁用	
格列奈类	瑞格列奈	0.5～1.5	1	4～6	可以使用，无需调量		无
	那格列奈	0.5～1.5	-	1.3	可以使用，无需调量		无
噻唑烷二酮类	吡格列酮	0.7～1.0	3～7	2	可以使用，无需调量		无
	罗格列酮	0.7～1.0	3～4	-	可以使用，无需调量		无
AGI	阿卡波糖	0.5	-	-	GFR≥25	无需减量	无
					GFR<25	禁用	
	伏格列波糖	0.5	-	-	GFR≥25	无需减量	无
					GFR<25	禁用	
DPP-4 抑制剂	西格列汀	0.4～0.9	12.4	24	GFR≥45	无需减量	无
					GFR<45	减量使用	
	维格列汀	0.4～0.9	2	24	GFR≥45	无需减量	无
					GFR<45	减量使用	
	沙格列汀	0.4～0.9	2.5	24	GFR≥45	无需减量	可能有
					GFR<45	减量使用	
	利格列汀	0.4～0.9	12	1.5	可以使用，无需减量		可能有

（1）双胍类　目前，国内外指南均一致推荐二甲双胍作为 T_2DM 控制血糖的

一线用药，其主要药理作用是通过减少肝糖输出和改善外周胰岛素抵抗而降低血糖。二甲双胍可使 HbA1c 降低 1%～2%，并可减轻体重且不增加低血糖风险。UKPDS 研究显示，二甲双胍可降低肥胖 T_2DM 患者心血管事件和死亡风险。二甲双胍直接以原形经肾脏排泄，当肾功能损害时易发生二甲双胍与乳酸在体内蓄积，从而增加乳酸性酸中毒风险。二甲双胍用于 CKD3a 期患者时减量，当 GFR < 45ml/（min·1.73m²）停用。

（2）胰岛素促分泌剂　大部分磺脲类药物（如格列美脲、格列齐特、格列吡嗪等）由肝脏代谢，原形及代谢物主要经肾脏排泄，因此在肾功能受损的患者中可能蓄积。由于磺脲类药物促进胰岛素分泌，eGFR 下降患者接受磺脲类药物治疗的低血糖风险增加，应加强血糖监测。一般情况下多数磺脲类药物在 CKD 1～2 期无需调整剂量，3 期减量，4～5 期禁用。格列喹酮通过胆汁在粪便中排出，仅有 5% 通过肾脏排出，用于 CKD 1～3 期的 2 型糖尿病患者时无需调整剂量，4 期需谨慎用药，5 期禁用。

瑞格列奈及其代谢产物主要经肝脏代谢，通过胆汁排泄，少部分经肾排泄，因此瑞格列奈可应用于肾功能不全患者，但 CKD 4、5 期或肾脏移植、透析者，建议减少剂量，以降低低血糖风险。那格列奈主要在肝脏代谢，83% 经过尿液排泄，但在 eGFR 为 15～50ml/（min·1.73m²）的 2 型糖尿病患者中生物利用度和半衰期与健康人相比差别不大；轻中度肾脏损害无需调整剂量，在 CKD 5 期患者，其活性代谢产物水平蓄积，应谨慎使用。

（3）噻唑烷二酮类　噻唑烷二酮类为胰岛素增敏剂，主要通过增加靶细胞对 IS 而降低血糖，可降低 HbA1c 1.0%～1.5%。主要代表药物为吡格列酮和罗格列酮，均经肝脏代谢，不增加低血糖风险。该类药物的常见不良反应是液体潴留，因而对于重度心力衰竭患者应慎用。此外，绝经后妇女服用该类药物发生骨折及骨质疏松的风险增加，因此慎用于潜在骨疾病的患者（如肾性骨营养不良）。吡格列酮用于 CKD 1～3a 期患者时，无需调整剂量；3b～5 期患者用药经验有限，需谨慎用药。罗格列酮因增加心血管风险的安全性问题引起了国内外的警惕，目前美国食品药品监督局（Food and Drug Administration，FDA）已严格限制其使用。

（4）α - 糖苷酶抑制剂　α - 糖苷酶抑制剂通过延缓碳水化合物在小肠上段的吸收而降低餐后血糖，适用于饮食结构以碳水化合物为主且餐后血糖升高的患者，可降低 HbA1c 0.5%～0.8%，不增加体重且有减轻体重的趋势。主要代表药物有阿卡波糖、伏格列波糖等。阿卡波糖口服后很少部分被吸收，随着肾功能的降低，阿卡波糖及其代谢产物的血药浓度显著增加。阿卡波糖可用于 CKD 1～3 期患者；4～5 期禁用。伏格列波糖可用于 CKD 1～3 期患者；4～5 期禁用。

（5）二肽基肽酶 – 4（dipeptidyl peptidase – IV，DPP – 4）抑制剂　DPP – 4 抑制剂通过抑制 DPP – 4 而减少胰高糖素样肽 – 1（glucagon – like peptide – 1，GLP – 1）在体内的失活，从而增加体内 GLP – 1 的水平。GLP – 1 以葡萄糖浓度依赖的方式增强胰岛素分泌，抑制胰高血糖素分泌，并能延缓胃排空，通过中枢性食欲抑制来减少进食量。这一类降糖药由于上市较晚，缺乏临床用药经验，因此用于合并 CKD 的患者时应酌情减量。DPP – 4 抑制剂降低 HbA1C 弱于其他胰岛素促泌剂。目前在国内上市的 DPP – 4 抑制剂为西格列汀、沙格列汀、维格列汀和利格列汀。西格列汀用于 GFR ≥ 50ml/（min · 1.73m^2）的 CKD 患者时无需调整剂量；GFR 在 30 ~ 50ml/（min · 1.73m^2）时减量至 50mg，qd；GFR < 30ml/（min · 1.73m^2）时用药经验有限，减量至 25mg，qd。沙格列汀用于 GFR ≥ 50ml/（min · 1.73m^2）的 CKD 患者时无需调整剂量，当 GFR 在 30 ~ 49ml/（min · 1.73m^2）时减量；CKD 4 ~ 5 期患者禁用。维格列汀用于 GFR ≥ 50ml/（min · 1.73m^2）的 CKD 患者时无需调整剂量，当 GFR < 50ml/（min · 1.73m^2）时禁用。一项为期 52 周的随机、双盲试验评估了利格列汀的疗效及安全性。受试者为既往接受其他降糖药治疗的 T$_2$DM 患者，GFR < 30ml/（min · 1.73m^2），分别给予利格列汀或安慰剂，结果显示与安慰剂组相比，利格列汀降低 HbA1c 达 0.6%，但利格列汀组低血糖发生率高于安慰剂组。利格列汀用于 CKD 1 ~ 4 期患者时无需调整剂量，CKD 5 期用药经验有限，需谨慎选择。

（6）SGLT – 2 抑制剂　SGLT – 2 抑制剂包括达格列净、恩格列净和卡格列净等。达格列净及相关代谢产物主要经肾脏清除，一般 eGFR < 60ml/（min · 1.73m^2）时不推荐使用，但有研究显示在 45 ~ 60ml/（min · 1.73m^2）时使用达格列净是安全有效的。恩格列净经粪便（41.2%）和尿液（54.4%）消除，eGFR < 45ml/（min · 1.73m^2）禁用。卡格列净经粪便（51.7%）和经尿液（33%）排泄，eGFR 在 45 ~ 60ml/（min · 1.73m^2）时限制使用剂量为每日 100mg，eGFR < 45ml/（min · 1.73m^2）的患者不建议使用。SGLT2 抑制剂的降糖作用随肾功能减退而下降，直至无明显疗效。应注意的是，SGLT2 抑制剂可能增加尿路及生殖道感染风险，患者应适量增加饮水，保持外阴清洁，必要时给予监测和治疗。

4. 胰岛素治疗　对糖尿病肾病患者何时启动胰岛素治疗目前尚无共识，但对于联合 3 种以上口服降糖药仍不能控制的高血糖，需要启动胰岛素治疗。另外，一些患者随着病程延长，在自身免疫因素作用下，胰岛 β 细胞分泌功能严重受损，数量逐渐减少，此时也应该启动胰岛素治疗。

若患者已经使用两种以上口服降糖药或 GLP – 1 治疗，糖化血红蛋白仍不能达标，可在原有治疗方案基础上加用单剂量的基础胰岛素。HbA1c 水平低于 8%，可使用 0.1 ~ 0.2mg/（kg · d），8% ~ 10% 则需要 0.2 ~ 0.3mg/（kg · d）。但这样的剂量不一定可以让患者血糖控制达标，仍需要根据平时的血糖情况进行调整。

（三）控制血压

1. 降压目标　2014 年美国糖尿病学会（American Diabetes Association，ADA）糖尿病诊疗指南建议糖尿病患者血压控制的目标根据患者的年龄及合并症不同而有一定的差异：糖尿病肾病患者合并高血压增加了心血管事件的发生风险。流行病学调查发现，这种风险在血压高过 115/75mmHg 就开始增加，但由于干预研究并没有发现血压低于 115/75mmHg 能够使心血管获益。相反，一些随机对照研究发现，血压控制在 140/80mmHg 以下，可以显著降低患者心血管事件、卒中、肾脏病发生风险，因此目前普遍认为患者血压应该控制在 140/80mmHg 以下。但最近美国预防、检测、评估和治疗高血压全国联合委员会（Joint National Committee，JNC）第 8 次报告提出糖尿病肾病患者血压的靶目标为 < 140/90mmHg。在不增加治疗负担的情况下，部分年轻患者可以 <130mmHg，而舒张压应该控制在 <80mmHg。糖尿病合并慢性高血压的孕妇，为了母亲长期健康和减少胎儿发育损害，建议血压目标值为 110～129/65～79mmHg。

2. 药物治疗　建议血压 >120/80mmHg 的患者改变生活方式以降低血压。血压升高的生活方式治疗包括超重者减轻体重；阻断高血压膳食疗法的膳食方案（包括减少钠摄入和增加钾摄入）；限酒以及增加体力活动。血压明确 ≥140/80mmHg 者，除接受生活方式治疗外，还应立即接受药物治疗，并及时调整药物剂量使血压达标。糖尿病并高血压患者的药物治疗方案应包括一种血管紧张素转化酶抑制剂（ACEI）或血管紧张素受体拮抗剂（angiotensin – receptor blocker，ARB）。如果一类药物不能耐受，应该用另一类药物代替。为使血压控制达标，常需联用多种药物（最大剂量的 2 种或多种药物）。一种或多种降压药应在睡前服用。如果已经应用 ACEI、ARB 类或利尿剂，应监测血肌酐/估计肾小球滤过率（eGFR）和血钾水平。妊娠期间，ACEI 和 ARB 类均属禁忌。

一线药物选择遵循 "ABCD" 原则，即血管紧张素转换酶抑制剂（ACEI）/血管紧张素受体拮抗剂（ARB），β 受体阻断剂，钙通道阻滞剂（calcium channel blocker，CCB），利尿剂（diuretics）。目前证据不支持联合使用 ACEI 和 ARB，增加了肌酐翻倍和高钾血症风险，并未见到更多临床获益。ALLHAT 研究包含 36% 糖尿病患者，结果发现，使用噻嗪类利尿剂、ACEI（赖诺普利）、氨氯地平控制血压达标，三组患者在心血管事件的死亡率或非致死性心梗的发生率上并无显著差异，在终末期肾脏病（end – stage renal disease，ESRD）发生率上也无显著差异，相反，噻嗪类药物在控制心衰方面更有优势。基于此，《美国预防、检测、评估与治疗高血压全国联合委员会第七次报告（JNC7）》推荐，无论是糖尿病还是非糖尿病患者，噻嗪类利尿剂均应作为一线高血压治疗用药。但糖尿病患者选择降压药物还要多方面考虑，例如患者的心功能情况、有没有前列腺增生、蛋白尿的水平等。

通常可以选用贝那普利 10mg，bid，口服；苯磺酸氨氯地平片 5mg，qd，口服。首选血管紧张素转换酶抑制剂（ACEI）或血管紧张素 II 受体拮抗剂（ARB）为降压药物。ACEI 或 ARB 除控制血压外，尚可通过降低肾小球内压和直接影响肾小球基底膜对大分子的通透性，从而减少尿蛋白的排出。使用 ACEI 或 ARB 降低尿蛋白时，所用的剂量比一般常规剂量大。当血肌酐大于 265μmol/L（3mg/dl）时，需要非常慎重使用 ACEI 或 ARB，密切监测血肌酐、血钾，以防严重的副作用。在应用 ARB 或 ACEI 治疗 2~3 周后，如果血钾升高（>5.5mmol/L）、GFR 降低 30% 以上或肌酐增高 30% 以上，应减少药物剂量，必要时停药。如果患者血压控制欠佳，可以加用钙通道阻滞剂、利尿剂、β 受体拮抗剂等；常需要多种降压药物联合应用。但目前多数研究认为，联合使用 ACEI 和 ARB 并不能让患者获益，即使可以看到短暂的蛋白尿下降，长期看来，患者的肾功能并未得到保护，反而有可能造成肾小球滤过率下降速度增快，因此，不主张联合使用 ACEI 和 ARB。

（四）降脂治疗

糖尿病患者，尤其是 2 型糖尿病，是心血管病的高危人群，必须强化降脂治疗。阿托伐汀 20mg，1 片/晚，口服。降脂的目标为：总胆固醇 <4.5mmol/L，低密度脂蛋白（low density lipoprotein，LDL）<2.5mmol/L，甘油三酯（triglyceride，TG）<1.5 mmol/L，高密度脂蛋白胆固醇（high density lipoprotein，HDL）>1.1mmol/L。在药物治疗的基础上，应配合低脂饮食，多食富含多聚不饱和脂肪酸的食物。

1. 治疗推荐与目标 糖尿病患者为改善血脂，建议生活方式干预，主要包括：减少饱和脂肪、反式脂肪和胆固醇的摄入；增加 n-3 脂肪酸、黏性纤维、植物甾烷醇/甾醇的摄入；减轻体重（如有指征）；增加体力活动。

所有下列糖尿病患者，无论基线血脂水平如何，应该在生活方式干预的基础上使用他汀类药物。

（1）有明确的心血管疾病（cadiovascular disease，CVD）。

（2）无 CVD，但是年龄超过 40 岁并有一个或多个 CVD 危险因素者（CVD 家族史、高血压、吸烟、血脂异常或蛋白尿）。

（3）对低风险患者（如无明确 CVD 且年龄在 40 岁以下），如果患者 LDL-

C > 2.6mmol/L 或者具有多个 CVD 危险因素，在生活方式干预的基础上，应该考虑使用他汀类药物治疗。

（4）无明显 CVD 的糖尿病患者，LDL – C 目标值是 < 2.6 mmol/L。

（5）有明显 CVD 的糖尿病患者，使用大剂量他汀使 LDL – C < 1.8 mmol/L。

（6）如果最大耐受剂量的他汀没有达到上述治疗目标，LDL – C 比基线降低30% ~ 40% 是一个替代目标。

（7）TG < 1.7 mmol/L，男性 HDL – C > 1.0 mmol/L，女性 HDL – C > 1.3 mmol/L 是理想的。然而，他汀类药物控制 LDL – C 达标仍是首要选择。

（8）联合治疗未能够提供除他汀类单药治疗之外的额外心血管益处，因此通常不予推荐。

三、并发症防治

阿司匹林或氯吡格雷防治心脑血管疾病；甲钴胺治疗糖尿病周围神经病变；羟苯磺酸钙治疗糖尿病视网膜病变等。

四、终末期糖尿病肾病的替代治疗

终末期糖尿病肾病的替代治疗有三种方式：血液透析、腹膜透析及肾脏移植或胰肾联合移植。三种治疗模式各有优缺点，应根据患者自身条件，选择最合适的肾脏替代治疗方式。近年来，糖尿病血液透析患者的生存率明显提高，东亚患者 5 年存活率达 50%。糖尿病肾病患者在开始透析的前 2 年，腹膜透析的生存率优于血液透析。如果患者上肢动静脉血管条件较好，可以考虑行血液透析。当 GFR 为 20 ~ 25ml/min 时，就应行动静脉内瘘手术。当患者上肢的动静脉血管条件欠佳时，应选择腹膜透析。由于终末期糖尿病肾病患者常合并全身病变，特别是心血管并发症，肾脏移植成功率低于非糖尿病肾病患者，病死率较高。但接受肾移植的糖尿病肾病患者预期寿命比透析患者明显延长，生活质量也显著提高。目前胰肾联合移植也是治疗终末期糖尿病肾病比较理想的方法之一。因此，有条件的终末期糖尿病患者，建议行肾移植或胰肾联合移植。

第三节　处方审核的注意事项

糖尿病肾病审核处方时需留意下列几点注意事项。

（1）糖尿病肾病，应对症治疗，不需要激素及其他免疫抑制剂环孢素、他克莫司等药物治疗。

（2）糖尿病肾病以口服降糖药治疗为主时，联合用药的原则为机制互补、副作用不重叠，应避免出现重复用药。

（3）出现肾功能不全时，选药应根据药物的代谢特征，并结合肾小球滤过率选择合适的药物。

（4）当处方中有 ACEI、ARB 类药物时，需结合病历核查患者是否有持续蛋白尿。对于持续蛋白尿 0.5～1.0g/d 建议使用 ACEI、ARB 类药物进行治疗。

第四节　处方审核案例

 案例1

【处方描述】

（1）患者信息：男，63 岁。发现血糖升高 9 年，尿蛋白（＋）1 周就诊。实验室检查：24h 尿蛋白 0.15mg，血清白蛋白 42g/L，血肌酐 75μmol/L。

（2）临床诊断：2 型糖尿病，糖尿病肾病

（3）处方

阿卡波糖片	50mg×45 片	30mg, tid, po
伏格列波糖分散片	0.2mg×30 片	0.2mg, tid, po
格列齐特缓释片	30mg×30 片	30mg, bid, po
氯沙坦钾片	50mg×7 片	50mg, qd, po

【处方问题】　（1）重复用药：阿卡波糖片联用伏格列波糖分散片重复用药。

（2）用法用量不适宜：格列齐特缓释片给药频次不适宜。

【处方分析】　根据中华医学会糖尿病学分会《中国 2 型糖尿病防治指南》，阿卡波糖片与伏格列波糖分散片均为 α 糖苷酶抑制剂，均是通过碳水化合物在小肠上部的吸收而降低餐后血糖，作用机制相同，联用可能会产生拮抗作用，因此两者不宜联合使用。建议选用其中一个药物即可。

格列齐特的清除半衰期在 12～20 小时。格列齐特缓释片由于其制备工艺特殊，具有缓慢释药的特性。每天一次服用格列齐特缓释片，能够维持格列齐特有效血浆浓度 24 小时。建议将格列齐特缓释片给药频次调整为每日 1 次给药。

【干预建议】　建议选用阿卡波糖片和伏格列波糖分散片的其中一种药物即可；将格列齐特缓释片给药频次调整为每日 1 次给药。

 案例2

【处方描述】

（1）患者信息：男，50 岁。发现血糖升高 10 年，尿蛋白 1 年，乏力 1 周，

实验室检查：尿蛋白（＋＋），24h 尿蛋白定量 2.5g，血清白蛋白 34g/L，血肌酐 332μmol/L。

（2）临床诊断：2 型糖尿病肾病，慢性肾脏病 4 期

（3）处方

那格列奈片	120mg×60 片	120mg, tid, po
格列美脲片	2mg×30 片	4mg, qd, po
复方 α-酮酸片	0.63g×60 片	2.53g, tid, po
缬沙坦胶囊	80mg×7 片	80mg, qd, po
尿毒清颗粒	5.0g×15 袋	5.0g, tid, po
舒洛地特软胶囊	250U×12 粒	500U, bid, po

【处方问题】　联合用药不适宜，那格列奈片和格列美脲片联合用药不适宜。

【处方分析】　依据中华医学会糖尿病学分会《中国 2 型糖尿病防治指南》和中国医师协会内分泌代谢科医师分会《2 型糖尿病合并慢性肾脏病患者口服降糖药治疗中国专家共识》，格列美脲和那格列奈均为胰岛素促泌剂，两者虽在分子结构和作用靶位上存在差别，但两者合用的临床证据上不充分，一般不建议联合使用，以免增加低血糖不良反应风险，且对于 eGFR < 45ml/（min·1.73m^2）的患者，不推荐使用格列美脲。

该患者处于慢性肾脏病 4 期，处方中的格列美脲和那格列奈联合应用证据不充分，且可能增加低血糖风险，在充分沟通、权衡利弊的情况下，应保留那格列奈，若单药不能控制血糖，建议加用胰岛素降血糖治疗。

【干预建议】　保留那格列奈，若单药不能控制血糖，建议加用胰岛素治疗。

案例 3

【处方描述】

（1）患者信息：男，57 岁，因"血糖升高 30 年，规律腹透 1 年余"入院。入院后检查：糖化血红蛋白 8.5%，空腹血糖 9.8mmol/L，GFR 9.07ml/（min·1.73m^2）。

（2）临床诊断：糖尿病肾病 CKD5 期，腹膜透析

（3）处方

阿卡波糖片	100mg×30 片	100mg, tid, po
盐酸二甲双胍缓释片	500mg×30 片	500mg, bid, po
格列齐特缓释胶囊	30mg×30 片	60mg, qd, po
百令胶囊	0.5g×42 粒	2.0g, tid, po
复方 α-酮酸片	0.63g×60 片	2.53g, tid, po

碳酸钙 D₃ 片 　　　　　　 600mg×30 片 　　　　　 600mg, qd, po

【处方问题】 遴选药品不适宜：二甲双胍、格列齐特和阿卡波糖片遴选不适宜。

【处方分析】 依据中国医师协会内分泌代谢科医师分会《2 型糖尿病合并慢性肾脏病患者口服降糖药治疗中国专家共识》，CKD 3b～5 期患者宜采胰岛素治疗，若患者拒绝胰岛素治疗，需选择尽可能不经肾脏排泄的口服降糖药物，阿卡波糖、二甲双胍和格列齐特主要经肾脏排泄，对于 eGFR ＜30ml/(min · 1.73m²) 的患者禁用，且目前报告使用二甲双胍治疗发生乳酸酸中毒的病例主要为肾衰竭或肾功能急性恶化的糖尿病患者，因此，在权衡利弊的情况下选择适合治疗方案。

该患者 GFR 为 9.07ml/(min · 1.73m²)，选用阿卡波糖、二甲双胍和格列齐特不适宜，可选主要经肝代谢的降糖药瑞格列奈或者胰岛素治疗，并根据血糖调整给药剂量。

【干预建议】 停用阿卡波糖片，二甲双胍和格列齐特改用口服瑞格列奈或者胰岛素皮下注射降血糖治疗。

案例 4

【处方描述】

(1) 患者信息：女，69 岁。发现血糖升高 16 年，蛋白尿 3 年，乏力 1 个月。查体：血压 160/70mmHg，尿蛋白（＋＋＋），24h 尿蛋白定量 2.8g，血肌酐 200μmol/L。

(2) 临床诊断：糖尿病肾病

(3) 处方

门冬胰岛素注射液	300U	6U, tid, ih
甘精胰岛素注射液	300U	12U, bid, ih
缬沙坦胶囊	80mg×7 片	80mg, qd, po
尿毒清颗粒	5.0g×15 袋	5.0g, tid, po
舒洛地特软胶囊	250U×12 粒	500U, bid, po

【处方问题】 用法用量不适宜：甘精胰岛素注射液用药频次不适宜。

【处方分析】 参考甘精胰岛素注射液说明书，甘精胰岛素为长效胰岛素类似物，作用时间长达 24 小时，应在每天定时皮下注射 1 次即可，使用期间注意监测血糖，而该处方中甘精胰岛素注射液的用法用量为 "12U, bid, ih"，给药频次为 bid 不适宜。

【干预建议】 建议调整甘精胰岛素注射液用药频次为 qd，根据患者血糖动态调整胰岛素剂量。

 案例 5

【处方描述】

（1）患者信息：男，63 岁。发现血糖、血压升高 10 年，双下肢水肿 3 个月余，加重 2 周伴胸闷 6 天。实验室检查：空腹血糖 14.8mmol/L，血肌酐 95μmol/L，尿蛋白（＋＋），血清白蛋白 28g/L。

（2）临床诊断：糖尿病肾病，冠心病，高血压

（3）处方

硝苯地平控释片	30mg×14 片	30mg，qd，po
厄贝沙坦片	150mg×14 片	150mg，qd，po
硫酸氢氯吡格雷片	75mg×14 片	75mg，qd，po
瑞格列奈片	2mg×30 片	2mg，tid，po
呋塞米片	10mg×60 片	20mg，bid，po

【处方问题】　联合用药不适宜：硫酸氢氯吡格雷片联用瑞格列奈片不适宜。

【处方分析】　参照瑞格列奈片药品说明书，瑞格列奈主要通过 CYP2C8 代谢清除，而氯吡格雷的酰基 β - 葡萄糖醛酸代谢物是 CYP2C8 时间依赖性的强抑制剂，能显著减慢瑞格列奈的代谢。两者联用时，氯吡格雷可能会抑制瑞格列奈的代谢，从而增加瑞格列奈的血药浓度，增加低血糖的发生风险。因此，应避免联用两者；若必需联用时，建议瑞格列奈最初剂量为 0.5mg，最大日剂量不超过 4mg。

患者使用瑞格列奈片 2mg tid，日剂量 6mg 偏大，为了避免低血糖事件的发生，建议减少瑞格列奈片的剂量，同时加强对患者血糖的监测；若血糖控制不达标，可联用胰岛素或其他口服降糖药。

【干预建议】　建议减少瑞格列奈片的剂量，同时加强对患者血糖的监测；若血糖控制不达标，可联用胰岛素或其他口服降糖药。

 案例 6

【处方描述】

（1）患者信息：男，71 岁。发现血糖、血压升高 8 年。实验室检查：尿蛋白（＋），血压 170/100mmHg，空腹血糖 10.2mmol/L，血肌酐 500μmol/L。

（2）临床诊断：2 型糖尿病肾病，慢性肾脏病 5 期，高血压 2 级

（3）处方

达格列净片	5mg×28 片	5mg，qd，po

复方 α-酮酸片	0.63g×60 片	2.52g, tid, po
尿毒清颗粒	5.0g×15 袋	5.0g, tid, po
苯磺酸氨氯地平片	10mg×7 片	10mg, qd, po
美托洛尔缓释片	50mg×7 片	25mg, qd, po

【处方问题】 遴选药品不适宜：达格列净片遴选不适宜。

【处方分析】 依据中国医师协会内分泌代谢科医师分会《2 型糖尿病合并慢性肾脏病患者口服降糖药治疗中国专家共识》，CKD 3b～5 期患者宜采用胰岛素治疗，若患者拒绝胰岛素治疗，需选择尽可能不经肾脏排泄的口服降糖药物，达格列净有 75% 经肾脏排泄，禁用于 eGFR<30ml/（min·1.73m²）或终末期肾病或透析患者。

该患者为终末期肾病，血肌酐 500μmol/L，估算 eGFR 9.27ml/（min·1.73m²），选用达格列净不适宜。建议以胰岛素降血糖为主，也可选择经肝脏代谢，无需调整给药剂量的其他口服降糖药如瑞格列奈、那格列奈、罗格列酮或利格列汀。

【干预建议】 建议以胰岛素降血糖为主，也可选择经肝脏代谢，无需调整给药剂量的其他口服降糖药如瑞格列奈、那格列奈、罗格列酮或利格列汀。

 案例 7

【处方描述】

（1）患者信息：男，51 岁。血糖增高 10 年，水肿 3 个月余。实验室检查：尿蛋白（＋＋＋），血肌酐 172μmol/L，24h 尿蛋白总量 5447.58mg，空腹血糖 9.8mmol/L

（2）临床诊断：1 型糖尿病性肾病，CKD3b 期

（3）处方

盐酸二甲双胍缓释片	1g×28 片	1g, bid, po
格列吡嗪控释片	5mg×28 片	5mg, bid, po
复方 α-酮酸片	0.63g×60 片	2.52g, tid, po
缬沙坦胶囊	80mg×7 片	80mg, qd, po
阿司匹林肠溶片	100mg×30 片	100mg, qd, po

【处方问题】 药物遴选不适宜：盐酸二甲双胍缓释片、格列吡嗪控释片遴选不适宜。

【处方分析】 依据中华医学会糖尿病学分会《中国 1 型糖尿病诊治指南》，患者诊断为 1 型糖尿病应开始强化胰岛素治疗。可选用基础胰岛素与餐时大剂量胰岛素的联合强化治疗旨在模拟胰岛素的生理性释放，也可使用胰岛素泵持续输注和每日多次胰岛素注射的方案进行强化治疗；且二甲双胍主要经肾脏排泄，肾

功能不全 eGFR < 45ml/（min·1.73m^2）的患者禁用，格列吡嗪控释片说明书说明禁用于 1 型糖尿病患者。

该患者诊断为 1 型糖尿病，CKD3b 期，在充分沟通、权衡利弊的情况下，建议患者使用胰岛素治疗。

【干预建议】　建议使用胰岛素降糖治疗。

 案例 8

【处方描述】

（1）患者信息：女，52 岁。发现血糖升高 12 年，蛋白尿 4 年，尿常规（+++++），24h 尿蛋白定量 4.3g，血肌酐 324μmol/L，血清白蛋白 29g/L。

（2）临床诊断：糖尿病肾病 4 期

（3）处方

盐酸地尔硫草缓释胶囊	90mg×14 片	90mg, qd, po
环孢素软胶囊	2mg×24 片	50mg, bid, po
瑞格列奈片	2mg×30 片	2mg, tid, po
氯沙坦钾片	50mg×7 片	50mg, qd, po
舒洛地特软胶囊	250U×12 粒	500U, bid, po
尿毒清颗粒	5.0g×15 袋	5.0g, tid, po

【处方问题】　适应证不适宜：环孢素软胶囊、盐酸地尔硫草缓释胶囊适应证不适宜。

【处方分析】　中华医学会糖尿病学分会微血管并发症学组发表的《中国糖尿病肾脏疾病防治临床指南（2019 版)》指出：DKD 的防治分为三个阶段，对于出现白蛋白尿或 eGFR 下降的 DKD 患者，采取一般治疗和综合治疗包括优化降糖、降压，合理使用 ACEI/ARB 降尿蛋白等，以减少或延缓终末期肾脏病的发生，未见有免疫抑制用药指征。

该患者为糖尿病肾病 4 期，存在肾功能损害，应采取降糖、降压等对症治疗，不需要使用环孢素软胶囊免疫抑制治疗。

【干预建议】　停用环孢素软胶囊和地尔硫草缓释胶囊，改用降糖、降压药物以控制血糖和血压。

 案例 9

【处方描述】

（1）患者信息：男，58 岁。"因反复心悸，胸痛 1 个月余"入院，既往有糖尿病史 2 年，血肌酐 107μmol/L；尿蛋白（++），糖化血红蛋白 8.2%；血糖

9.9mmol/L 明日拟行冠脉 CT 造影。

（2）临床诊断：慢性肾脏病 2 期，2 型糖尿病，糖尿病肾病

（3）处方

盐酸二甲双胍片	0.5g×3 片	0.5g, tid, po
碘海醇注射液	5ml	5ml, qd, ivgtt
氯沙坦钾片	50mg×7 片	50mg, qd, po

【处方问题】 有配伍禁忌或者不良相互作用的：二甲双胍片与碘海醇注射液联用存在不良作用。

【处方分析】 中国内分泌相关专家小组 2018 年发表的《二甲双胍临床应用专家共识》指出，血管内注射碘化造影剂可能导致肾功能衰竭，引起二甲双胍蓄积，增加乳酸酸中毒的风险。eGFR >60ml/(min·1.73m^2) 患者，在检查前或检查时必须停止服用二甲双胍，在检查完成至少 48 小时后且仅在再次检查肾功能无恶化的情况下才可以恢复服用。

该患者 eGFR 为 65.58ml/(min·1.73m^2)，冠脉 CT 造影前应停用二甲双胍，检查完成 48 小时后须复查血肌酐，未出现恶化再重新给药。

【干预建议】 建议停用服用二甲双胍片，48 小时后行冠脉造影，冠脉造影 48 小时后复测血肌酐，未出现恶化再重新服用二甲双胍。

 案例 10

【处方描述】

（1）患者信息：男，30 岁。口干、多饮、多尿 4 年，双下肢水肿 2 个月余。实验室检查：血肌酐 428μmol/L，酮体（+++），尿蛋白（++），24h 尿蛋白定量 1.3g，空腹血糖 4.5mmol/L，餐后血糖波动在 13.5~18.4mmol/L。

（2）临床诊断：糖尿病肾病，CKD5 期

（3）处方用药

门冬胰岛素 30 注射液	300U	8U, am, ih
		10U, n12, ih
		12U, pm, ih
甘精胰岛素注射液	300U	14U, qn, ih
尿毒清颗粒	5.0g×15 袋	5.0g, tid, po
复方 α – 酮酸片	0.63g×60 片	2.52g, tid, po

【处方问题】 联合用药不适宜：门冬胰岛素 30 注射液联用甘精胰岛注射液不适宜。

【处方分析】 中国医师协会内分泌代谢科医师分会制定的《2 型糖尿病合并

慢性肾脏病患者口服降糖药用药原则中国专家共识》指出：多数口服降糖药都会部分甚至全部经肾排泄，肾功能受损会导致药物在体内蓄积，增加发生不良反应的风险，CKD5 期应尽早使用胰岛素治疗。参考门冬胰岛素 30 注射液药品说明书，门冬胰岛素 30 注射液含有 30% 速效胰岛素和 70% 中效胰岛素，甘精胰岛素为长效胰岛素；门冬胰岛素 30 注射液与甘精胰岛素联合使用，会因中长效胰岛素用量偏大导致空腹血糖偏低，速效胰岛素不足导致餐后血糖控制不佳。

【干预建议】　将门冬胰岛素 30 改为门冬胰岛素注射液，联合甘精胰岛素控制血糖，并根据空腹和餐后血糖调整剂量。

（刘双信　杨　敏　陈文秀）

第十章 | 慢性肾脏病

第一节 慢性肾脏病概述

一、定义

慢性肾脏病（chronic kidney disease，CKD）是指肾脏损害伴肾功能正常或轻度 GFR 下降（1 期与 2 期）；或 GFR <60ml/（min·1.73m^2），伴有或不伴有肾脏损害证据，至少 3 个月以上（3 期至 5 期）。慢性肾衰竭（chronic renal failure，CRF）是指 CKD 进行性进展引起的肾单位和肾功能不可逆地丧失，导致以代谢产物和毒物潴留、水电解质紊乱以及内分泌失调为特征的临床综合征。

二、流行病学情况

目前我国慢性肾脏病的发病率逐年增加，速度很快。曾经统计过，目前我国慢性肾脏病的发病率已经达到了 10.8%，保守计算大概有一亿人有慢性肾脏病的发生。

以前我们慢性肾脏病主要以慢性肾小球肾炎为主。但是近几年随着生活水平的提高，高血压、糖尿病、高尿酸血症、肥胖的发生率逐年增加。现在糖尿病肾病、高血压肾病和缺血性肾病患病率，已经超过了慢性肾小球肾炎患病率。

三、慢性肾脏病分期

在去除 CKD 的可逆因素后，应按照 GFR 情况（放射性核素或公式法，包括 Cockcroft – Gault 公式、MDRD 公式、CDK – EPI 公式）对肾功能状况进行分期，《KDIGO 慢性肾脏病评价及管理临床实践指南（2012 年）》对 CKD 分期（图 10 – 1）如下。

CKD 分期是根据 GFR 进行人为主观的定义。实际临床中疾病的发展是连续渐进的过程，各期之间并没有明确的界限，但 CKD 分期对临床工作有重要指导意义，例如对血压、血脂的检测应自 CKD 诊断之日起；对贫血、营养状况及钙磷代谢、甲状旁腺功能的监测应开始于 CKD 3 期；CKD4 期应做好肾脏替代治疗的准备。

				A1	A1	A1
				正常至轻度升高	中度升高	重度升高
				<30mg/g <3mg/mmol	30~300mg/g 3~30mg/mmol	>300mg/g >30mg/mmol
GFR分级 [ml/(min·1.73m²)]	G1	正常或升高	≥90			
	G2	轻度减低	60~89			
	G3a	轻到中度减低	45~59			
	G3b	中到重度度减低	30~44			
	G4	重度减低	15~29			
	G5	肾脏衰竭	<15			

图 10-1　CKD 分期

四、慢性肾脏病的病因

所有能造成肾脏结构或功能损害的疾病都可以引起 CKD。在欧美，引起 CKD 的常见病因依次是糖尿病肾病、高血压性肾损害、肾小球肾炎、多囊肾；而在我国是肾小球肾炎、糖尿病肾病、高血压性肾损害、多囊肾，随着糖尿病、高血压发病率的升高，这二种疾病引起的肾损害比率也逐年升高。

五、慢性肾脏病的危险因素

CKD 的进展一般是渐进性的，但也可在短时间内急性加重，病程进展中既有不可逆的一面，也有可逆的一面（主要指 CKD 早期），因此在临床中对诊断 CKD 的病人治疗中应积极控制危险因素，避免急性加重，延缓 CKD 的进展。

1. CKD 渐进性发展的危险因素　高血糖、高血压、蛋白尿（包括微量白蛋白尿）、低蛋白血症、贫血、血脂异常、高同型半胱氨酸血症、营养不良、老年及尿毒症毒素等，为 CKD 病程渐进性发展的危险因素。

2. CKD 急性加重的危险因素　CKD 病程中肾功能可能出现急性加重，危险因素主要包括：累及肾脏疾病复发或加重、血容量不足、肾脏局部血供急剧减少、严重高血压未能控制、肾毒性药物、泌尿系梗阻、严重感染及高钙血症等。

六、慢性肾脏病临床表现

肾脏具有强大的代偿功能，在慢性肾脏病早中期，患者的临床表现以原发病（糖尿病、高血压等）的症状为主，起病隐匿者甚至可无任何症状，发现时即已发展到终末期肾脏病（end stage renal disease，ESRD），此时患者往往有贫血、心功能不全、皮肤瘙痒等表现，严重者可有急性心衰、严重的高钾血症、消化道出血、中枢神经系统功能障碍等。

1. 水、电解质代谢紊乱和酸碱平衡紊乱 肾脏是调节人体水、电解质代谢，维护内环境稳定的重要器官，ESRD 患者可发生多种水、电解质代谢紊乱，包括代谢性酸中毒、水钠代谢紊乱等。

（1）代谢性酸中毒 慢性肾脏病因远端肾小管分泌氢离子功能和（或）近端肾小管重吸收 HCO_3^- 能力下降而发生阴离子间隙正常的高血氯性代谢性酸中毒，常伴低钾血症。当 GFR < 20ml/（min · 1.73m^2）时，由于大量酸性代谢产物磷酸、硫酸等因肾脏排泄功能下降而积聚在体内，引起尿毒症性代谢性酸中毒，此时阴离子间隙升高，血氯正常或轻度升高。长期待续酸中毒会引起负氮平衡、蛋白质分解增加、骨病、心血管功能障碍、儿童发育迟缓等不良后果。

（2）水钠代谢紊乱 CKD 患者主要表现为水钠潴留，水潴留主要与原发病引起的球 – 管平衡失调以及肾脏浓缩、稀释功能不全相关，而钠潴留是因为 GRF 下降所产生的钠滤过下降造成。主要表现为皮下水肿和（或）体腔积液（腹水、胸水多见），可引起血压升高、左心功能不全和脑水肿。部分患者若伴有反复呕吐或腹泻丢失大量体液则可能出现低血容量和低钠血症，表现为血压降低和脱水。

（3）钾代谢紊乱 随着肾功能的下降，肾脏排钾的能力逐渐下降，易合并高钾血症，特别是在合并钾摄入过多、酸中毒、感染、消化道出血等情况下更容易出现高钾血症。部分患者若钾摄入不足、胃肠道丢钾过多（胃肠引流、反复呕吐等）、使用排钾利尿剂等情况时可出现低钾血症。

（4）钙磷代谢紊乱 临床上主要表现为低钙、高磷。CKD 患者由于肾脏维生素 D_3 的 1 – 羟化障碍，活性维生素 D_3 合成减少，小肠钙吸收减少导致低钙血症。磷主要由肾脏排泄，当 GFR 下降时，尿中排出明显减少，血磷浓度逐渐升高，并与钙结合成磷酸钙沉积于软组织，进一步加重低血钙。高磷血症、低血钙和 1, 25 – (OH)$_2$ 维生素 D_3 的缺乏刺激甲状旁腺激素升高，引起继发性甲状旁腺功能亢进和肾性骨营养不良。

（5）镁代谢紊乱 当 GFR < 20ml/（min · 1.73m^2）时由于肾脏排镁能力下降，可出现高镁血症，一般无明显临床症状，要注意不要服用含镁的药物以防止

血镁进一步升高。当血镁浓度超过 2mmol/L 时可出现腱反射减弱或消失、肌肉无力、血管扩张引起低血压；血镁浓度超过 6mmol/L 时可出现中枢神经系统抑制和致死性心脏毒性。

2. 蛋白质、糖类、脂肪和维生素代谢紊乱 CKD 患者蛋白质代谢紊乱一般为蛋白质代谢产物蓄积、低白蛋白血症、必需氨基酸水平下降等，主要由于蛋白质分解代谢增强而合成减少、负氮平衡和肾脏排泄功能下降所致。

糖代谢异常主要包括胰岛素抵抗、胰岛素分泌异常、肝脏葡萄糖输出增多、肾脏对胰岛素清除率下降等。

高脂血症可表现为高甘油三酯血症、高胆固醇血症、极低密度脂蛋白升高和脂蛋白 A 升高，以高甘油三酯血症多见。

维生素代谢异常主要有维生素 A 水平升高、维生素 B_6 和叶酸缺乏等，常与饮食摄入不足及某些参与维生素代谢的酶活性下降有关。

3. 心血管系统 心血管系统疾病是慢性肾衰竭患者的主要并发症之一和最常见的死亡原因。

（1）高血压和左心室肥厚 绝大部分慢性肾衰竭患者出现不同程度的高血压，特征表现为夜间生理性血压下降趋势丧失，主要以单纯性收缩期高血压为主，其主要与水钠潴留、肾素-血管紧张素水平升高和某些血管舒张因子（如缓激肽、NO 等）减少有关，其中容量负荷过度是引起血压升高的主要原因。

长期高血压、容量负荷过重及某些体液因子（包括心钠素、同型半胱氨酸、肌钙蛋白等）引起左心室肥厚。

（2）心力衰竭 慢性肾衰竭患者心衰发病率高达 65%～70%，随着肾功能的不断恶化，其发病率明显增加，以左心功能衰竭多见。水钠潴留、高血压、贫血、电解质紊乱以及心肌缺血、钙化、尿毒症心肌病变等均与心力衰竭的发生密切相关。临床表现为端坐呼吸、气促、心悸、颈静脉怒张、急性肺水肿等。

（3）心肌病变 多种代谢废物在体内蓄积、长期处于贫血状态会损伤心脏，部分患者还存在冠状动脉粥样硬化，加重心肌缺血性损伤。

（4）心包病变 慢性肾衰竭患者可发生心包积液和心包炎。心包积液的发生与尿毒症毒素蓄积、低白蛋白血症、心功能不全有关。心包炎可分为尿毒症性心包炎和透析相关性心包炎，前者主要发生在透析前或透析刚开始时，主要由尿毒症本身代谢异常引起，后者可能与透析不充分相关。

（5）动脉粥样硬化和血管钙化 慢性肾衰竭患者冠状动脉、脑动脉及其他动脉粥样硬化的发生率明显升高。高血压、高同型半胱氨酸血症、血脂代谢异常、炎症因子、钙磷代谢紊乱引起血管钙化等因素促进了血管动脉粥样硬化的形成。

4. 血液系统

（1）贫血　贫血的主要原因是肾脏合成的促红细胞生成素（erythropoietin，EPO）相对减少，所以称为肾性贫血，加重贫血的原因有铁缺乏、维生素 B_{12} 和叶酸缺乏、慢性失血、红细胞寿命缩短、尿毒症毒素引起的骨髓微环境病变产生的造血障碍、慢性感染、甲状旁腺功能亢进。

（2）凝血功能缺陷　凝血功能异常既容易出血，也容易凝血甚至出现血栓的形成。出血通常表现为皮肤瘀斑或瘀点、鼻出血、针穿刺处不容易凝血，甚至是消化道出血、颅内出血。血栓形成是多种因素使血管壁的完整性受到破坏、凝血、抗凝和纤溶系统的改变及备注黏滞性增高的结果。

5. 呼吸系统　慢性肾衰竭患者可合并限制性通气障碍和氧弥散能力下降，酸中毒可出现气促，进入尿毒症期可合并尿毒症肺、尿毒症性胸膜炎及肺钙化。尿毒症肺 X 线可见蝴蝶翼状阴影。尿毒症胸膜炎严重者可出现胸腔积液，为多因素综合引起。肺钙化多继发于甲状旁腺功能亢进导致的转移性钙化，临床表现为干咳、气短及血氧饱和度下降为主。

6. 消化系统　常见的消化系统症状有食欲不振、恶心、呕吐、口腔尿素味，常为慢性肾衰竭的诊断线索。慢性肾衰竭患者胃肠道可出现黏膜糜烂、溃疡从而导致消化道出血。

7. 骨骼病变　慢性肾衰竭出现的骨矿化代谢的异常称为肾性骨营养不良，分为高转化性骨病、低转化性骨病和混合性骨病。

（1）高转化性骨病　主要由于甲状旁腺激素过高引起，其中破骨细胞过度活跃，导致骨质重吸收增加，骨胶原基质破坏，取代以纤维组织，形成纤维囊性骨炎，X 线检查可见骨骼囊性缺损及骨质疏松。

（2）低转化性骨病　包括骨软化和骨再生不良，骨软化是由于维生素 D 缺乏、磷不足和铝过量导致未钙化骨组织较多。骨再生不良可能与铝过量或活性维生素 D 对甲状旁腺激素的过度抑制有关。

（3）混合型骨病　甲状旁腺功能亢进性骨病和骨矿化障碍同时存在，既有大量纤维化组织的形成，双有因骨矿化障碍引起的类骨质面积的增加。

8. 神经肌肉改变　慢性肾衰竭患者神经系统异常可分为中枢神经系统及周围神经系统病变。中枢神经系统早期表现为功能抑制，包括反应淡漠、疲乏、注意力减退等，病情加重时出现记忆力、判断力、定向力障碍，最后可发展为嗜睡和昏迷。周围神经病变以感觉神经障碍为主，通常出现下肢疼痛、灼痛和痛觉过敏，也可表现为神经肌肉兴奋增加，如肌肉震颤、痉挛、不宁腿综合征。

9. 皮肤表现　慢性肾衰竭患者常伴有因贫血引起的面色苍白或因尿素、肌酐过高引起皮肤呈黄褐色，称之为尿毒症面容。同时继发性甲状旁腺功能亢进可导致皮肤瘙痒、溃疡或软组织坏死。

10. 感染　慢性肾衰竭患者易伴有感染，感染在慢性肾衰竭患者死亡中占有重要地位，考虑与机体免疫功能异常、防御机能低下有关。

第二节　慢性肾脏病的治疗

慢性肾脏病的病程较长，一般是缓慢进展的，合并危险因素则肾功能加速下降，直到终末期肾病。对于慢性肾脏病患者应积极重视原发病的诊治，对于 IgA 肾病、狼疮肾炎紫癜肾炎、糖尿病肾病等都应保持长期治疗，同时也应积极纠正引起肾功能恶化的各种诱发因素可使肾功能有所恢复或趋于稳定。

表 10 – 1　慢性肾脏病的治疗目标

分期	GFR 水平 [ml/(min · 1.73m^2)]	GFR 特征	治疗目标
G1	≥90	正常或高	原发病的诊断、治疗，保护肾功能
G2	60~89	轻度下降	积极治疗原发病，评估、减慢病情进展
G3a	45~59	轻到中度下降	积极避免诱因，评估和治疗并发症
G3b	30~44	中到重度下降	
G4	15~29	重度下降	积极寻找并纠正可逆因素，综合治疗及替代治疗前准备，如出现尿毒症症状，及时行替代治疗
G5	<15	肾衰竭	

一、血压的控制

不论高血压是肾脏病的原发病因还是由于其他原因所致的一个并存疾病，24 小时持续有效地控制血压，对保护靶器官有重要作用，也是延缓 CKD 进展的最重要措施。《KDIGO 慢性肾脏病评价及管理临床实践指南（2012 版）》对血压的管理提出以下建议。

1. 对于无糖尿病的 CKD ND 患者

（1）若尿白蛋白 <30mg/d，收缩压持续超过 140mmHg 或舒张压持续超过 90mmHg，则推荐使用降压药物以使血压持续≤140/90mmHg。

（2）若尿白蛋白 >30mg/d，收缩压持续超过 130mmHg 或舒张压持续超过 80mmHg，则建议使用降压药物以使血压持续≤130/80mmHg。

（3）若尿白蛋白为 >30mg/d，建议 ARB 或 ACEI 为首选降压药物。

2. 对于有糖尿病的 CKD ND 患者

（1）若尿白蛋白 <30mg/d，收缩压持续超过 140mmHg 或舒张压持续超过

90mmHg，则推荐使用降压药物以使血压持续≤140/90mmHg。

（2）若尿白蛋白＞30mg/d，收缩压持续超过130mmHg或舒张压持续超过80mmHg，则建议使用降压药物以使血压持续≤130/80mmHg。

（3）若尿白蛋白＞30mg/d，推荐使用ARB或ACEI。

3. 对于肾移植患者 若收缩压持续超过130mmHg或舒张压持续超过80mmHg，无论其尿白蛋白水平高低，则建议使用降压药物以使血压持续≤140/90mmHg。

二、蛋白尿的控制

无论何种原因所致的CKD患者，控制蛋白尿不仅可以延缓CKD的进展，还可以减少或减轻心血管并发症，是改善患者长期预后的重要环节。其中RAS系统阻断剂对控制蛋白尿有较好的疗效。

三、血糖的控制

对于糖尿病肾病（diabetic kidney disease，DKD）患者，严格控制血糖是减少蛋白尿、延缓CKD进展的重要措施。中华医学会糖尿病学分会微血管并发症学组发表的《糖尿病肾病防治专家共识（2014年版）》指出DKD患者的血糖控制应遵循个体化原则。血糖控制目标为糖化血红蛋白（HbA1c）不超过7%。对中老年患者，HbA1c控制目标适当放宽至不超过7%～9%。

四、血脂的控制

降脂治疗能延缓肾功能损伤进展，并预防慢性肾脏病时心血管疾病的高发病率和高死亡率。2013年发表的《KDIGO慢性肾脏病血脂管理临床实践指南》对血脂的管理提出以下建议。

1. 在年龄≥50岁、eGFR＜60ml/（min·1.73m^2）但未接受透析或肾移植（G3a～G5）的患者中，推荐使用他汀类药物或他汀联合依折麦布治疗。

2. 在年龄≥50岁、eGFR≥60ml/（min·1.73m^2）的G1～G2患者中，推荐使用他汀类药物治疗。

3. 对于18～49岁未进行透析或肾脏移植的CKD患者，如有以下一种或多种情况则给予他汀类药物治疗：冠状动脉疾病（心肌梗死或冠状动脉血运重建）、糖尿病、缺血性中风史、估计10年内因冠心病死亡或非致死性心肌梗死发生率＞10%。

4. 对于维持透析的成年患者，不建议使用他汀类药物或他汀联合依折麦布治疗。

5. 在透析启动时已接受他汀类或他汀联合依折麦布治疗的患者可继续应用

上述药物。

五、纠正酸中毒和水、电解质紊乱

1. 纠正代谢性酸中毒　口服或静脉使用碳酸氢钠，注意治疗过程中低钾、低钙的发生，必要时加用利尿剂，警惕治疗措施可能诱发的心力衰竭。

2. 防止水钠潴留　当 CKD 患者出现水钠潴留时，应严格限制水及钠的摄入量，同时可适当给予利尿剂。对于严重肺水肿急性左心衰、水肿严重、尿少的患者，需及时给予血液透析或持续性血液滤过治疗。

3. 高钾血症的防治　高钾血症是 CKD 患者最常见并发症，其诊断依赖于血清钾浓度水平，也要根据临床症状和心电图改变。对于 GRF < 10ml/（min·1.73m^2）或血钾 >5.5mmol/L 时，应严格限制钾的摄入，同时注意纠正酸中毒，适当增加利尿剂，并密切监测血钾水平及临床表现。

对于已有高钾血症的患者，应①积极纠正酸中毒；②给予袢利尿剂；③应用葡萄糖 – 胰岛素溶液（4～6）∶1；④静脉注射葡萄糖酸钙；⑤口服聚磺苯乙烯钠或者环硅酸锆钠；⑥对严重高钾血症（血钾 >6.5mmol/L）且伴有少尿、利尿效果欠佳患者应及时给予血液透析治疗。

六、矿物质代谢异常的防治

《2017 KDIGO 临床实践指南更新：慢性肾脏病矿物质与骨异常诊断、评估、预防和治疗》有如下推荐：

1. 慢性肾脏病矿物质与骨异常（CKD – MBD）的治疗　以降低过高血磷，维持正常血钙为目标。

CKD G3a～G5D 期患者，对 CKD – MBD 的治疗应基于全面系列地对钙、磷及 PTH 水平的评估。建议将升高的血磷降至正常范围内，并且降磷治疗应针对血磷进行性升高或持续升高的患者；对于接受降磷治疗的成人患者，建议限制含钙的磷结合剂用量，儿童患者，应依据血钙水平合理选择降磷治疗药。当伴高磷血症时，建议限制饮食中磷摄入量或与其他方法联合治疗，在制定饮食方案时应考虑磷的来源（如：动物、蔬菜、添加剂等）。

成人患者建议避免高钙血症；儿童患者建议将血钙维持在相应年龄的正常范围内。应避免长期使用含铝的磷结合剂。

对于 CKD G5d 期患者，建议使用钙浓度为 $1.25～1.50$mmol/L 的透析液。当持续性高磷血症时，建议增加透析对磷的清除。

2. CKD – MBD 中甲状旁腺素（parathyroid hormone，PTH）水平异常的治疗　非透析 CKD G3a～G5 期患者的最佳 PTH 水平目前尚不清楚。全段 PTH 水平进行性升高或持续高于正常上限的患者，建议评估是否存在以下可干预因素：高磷血症、低钙血症、高磷摄入、维生素 D 缺乏。

非透析成人 CKD G3a ~ G5 期患者，不建议常规使用骨化三醇和维生素 D 类似物。合并严重、进行性甲状旁腺功能亢进的 CKD G4 ~ G5 期患者，可使用骨化三醇和维生素 D 类似物。儿童患者可考虑使用骨化三醇和维生素 D 类似物，以维持患儿血清钙在相应年龄的正常范围内。

CKD G5D 期患者，建议将 PTH 水平维持在正常值上限的 2 ~ 9 倍。当 PTH 水平向高或向低变化时，都建议启动或调整治疗，以防止 PTH 水平超出或低于这一范围。需降 PTH 治疗时，建议使用拟钙剂、骨化三醇或维生素 D 类似物，或拟钙剂和骨化三醇或维生素 D 类似物联合治疗。

严重甲状旁腺功能亢进（hyperparathyroidism，HPT）的 CKD G3a ~ G5d 期患者，如果临床或药物治疗失败，建议进行甲状旁腺切除术。

七、贫血的治疗

CKD 患者随着肾功能的恶化，大多数会出现贫血，治疗可以补充铁剂、叶酸，使用促红细胞生长素。

在排除失血因素下，Hb < 100 ~ 110g/L 或 HCT < 30% ~ 33%，可开始使用红细胞生成刺激剂治疗，开始用量为每次 2000 ~ 3000U，每周 2 ~ 3 次，皮下注射更为理想。《KDIGO 慢性肾脏病贫血临床实践指南》建议 Hb 目标值建议维持在 110 ~ 120g/L，不超过 130g/L。

《中国肾性贫血诊疗的临床实践指南》推荐贫血的治疗可选择红细胞生成刺激剂（erythropoiesis – stimulating agents，ESAs）、铁剂、低氧诱导因子脯氨酰羟化酶抑制剂（HIF – PHI）三种药物，其适应证与治疗时机如下。

1. ESAs 治疗 ESAs 治疗前应尽可能纠正铁缺乏或炎症状态等加肾性贫血的危险因素。纠正绝对铁缺乏后 Hb < 100g/L 患者，给予 ESAs 治疗；不建议 Hb ≥ 100g/L 的非透析 CKD 患者开始 ESAs 治疗；尽量避免血液透析患者 Hb < 90g/L 时才开始使用 ESAs 治疗，为提高部分血红蛋白 > 100g/L 患者的生活质量，可给予个体化 ESAs 治疗。

2. 铁剂治疗 开始铁剂治疗之前，应首先评价 Hb 水平和铁代谢状态，寻找并处理铁缺乏潜在原因。存在绝对铁缺乏患者，无论是否接受 ESAs 治疗，应给予铁剂治疗。存在功能性铁缺乏患者，应权衡治疗获益与风险后决定是否给予铁剂治疗。

3. HIF – PHI 治疗 HIF – PHI 有效治疗肾性贫血，包括非透析与透析 CKD 患者；目前建议当患者血红蛋白 < 100g/L，即可考虑给予 HIF – PHI 治疗。HIF – PHI

治疗肾性贫血应监测铁代谢状态，需要时联合铁剂治疗；口服铁剂治疗在多数患者达到和静脉铁剂一样的效果。

八、心血管并发症的防治

心血管并发症是 CKD 患者的主要并发症和死亡原因之一。心血管并发症的防治应从 CKD 早期开始，定期评价冠心病的危险因素，如高血压、糖尿病、脂质代谢异常、高尿酸血症、高同型半胱氨酸血症、蛋白尿、GFR 下降、RAS 系统过度激活、钙磷代谢紊乱、贫血、低蛋白血症等因素。纠正这些危险可以降低心血管并发症。

九、预防和控制感染

CKD 患者极易并发感染，特别是肺部、尿路感染。应注意防止感冒，预防各种病原体的感染，一旦合并感染，应及时使用抗菌药物，必要时按药敏结果用药，禁用或慎用有肾毒性的药物，按照肾功能受损情况调整药物剂量。

十、清除肠道毒物

由于 CKD 患者肾脏对多种物质清除率显著下降，因此通过肠道清除毒物可以缓解尿毒症症状。

十一、营养治疗

在早期 CKD 患者，蛋白尿是患者发生终末期肾病最为常见的预示因子。因此除了控制原发疾病与应用 ACEI/ARB 药物治疗外，控制饮食中蛋白质的摄入也是降低蛋白尿与延迟肾脏病进展的重要手段。

限制蛋白饮食，CKD1 ~ 3 期患者蛋白质摄入量一般为 $0.6 ~ 0.8g/(kg \cdot d)$，满足基本生理需要量。进入 CKD4 期起进一步减量至 $0.4g/(kg \cdot d)$，而对于糖尿病肾病患者的蛋白质摄入要求更加严格，临床肾病期起推荐 $0.8g/(kg \cdot d)$，当 GFR 下降后推荐 $0.6g/(kg \cdot d)$。对于蛋白质摄入在 $0.4 ~ 0.6g/(kg \cdot d)$ 的 CKD 患者，应补充必需氨基酸或 α-酮酸，有利于改善蛋白质合成，氮代谢产物生成减少，同时 α-酮酸制剂中含有钙盐，可纠正钙磷代谢紊乱，减轻继发性甲状旁腺功能亢进。

十二、终末期肾病的替代治疗

当 CKD 患者肾功能逐渐恶化，出现以下一项或多项表现时需开始肾脏替代治疗：有因肾衰竭引起的症状或体征（浆膜炎、酸碱或电解质异常、瘙痒）；无法控制的容量负荷或血压异常；饮食控制难以纠正的进行性营养不良；认知损害。这些改变常常发生在 GFR < 10ml/（min·1.73m^2）的患者。对于糖尿病肾病、风湿免疫性疾病导致肾损害、老年人，可考虑提前肾脏替代治疗，对于 GFR <20ml/（min·1.73m^2）或进行性恶化、不可逆性 CKD 患者可考虑活供体肾移植。

第三节　处方审核的注意事项

慢性肾脏病治疗药物品种繁多，发生药物相互作用的概率大大增加，加上肾功能不全引起药物排泄减慢，容易造成蓄积从而引起不良反应甚至造成中毒。因此，应注意患者的临床症状和药品不良反应的发生，在审方时应注意以下几点：

1. 降压药　由于 RAS 系统阻断剂（ACEI/ARB）在 CKD 患者临床应用中最大的优点在于有明显的肾脏保护作用，是 CKD 患者首选的降压药。但在其临床应用中有以下几点需要注意。

（1）肾功能不全患者 Scr < 265μmol/L（3mg/dl）时，仍可应用 ACEI/ARB，但宜选用双通道（肾及肝）排泄药物，并据肾功能适当减量，以免药物体内蓄积；Scr >265μmol/L（3mg/dl）时，是否仍可用 ACEI/ARB 存在着争议，如果应用需高度警惕高钾血症。

（2）双侧肾动脉狭窄患者禁用 ACEI/ARB；单侧肾动脉狭窄对侧肾功能正常患者可用 ACEI/ARB，但需从最小量用起，并应密切监测血压及 Scr 变化。

（3）脱水患者禁用 ACEI。合用利尿剂时，应避免过度利尿脱水所导致的 Scr 异常升高。

（4）孕妇禁用 ACEI/ARB，以免影响胎儿发育。

（5）服用 ACEI/ARB 期间应密切监测 Scr 及血钾变化。开始用药的前两个月，宜每 1~2 周检测一次；若无异常变化，以后可酌情延长监测时间。发现 Scr 或血钾异常增高，需及时处理。

（6）ACEI 与 EPO 并用，有可能影响 EPO 疗效；非甾体抗炎药与 ACEI 并用，可能影响 ACEI 疗效，并导致 Scr 异常升高。ARB 与 ACEI 在治疗蛋白尿方面效果基本一致，如果出现 ACEI 药物相关副作用如咳嗽等，严重者应停服 ACEI，可改用 ARB。

（7）如出现血清肌酐增高，用药头两个月血肌酐（Scr）轻度上升（升幅≤30%）为正常反应，勿停药。但是，如果用药过程中 Scr 上升过高（升幅>30% ~ 50%）则为异常反应，提示肾缺血，此时应停用 ACEI/ARB，并努力寻找肾缺血病因并设法解除。假若肾缺血能被纠正且 Scr 恢复至用药前水平，则可再用

ACEI/ARB，否则不宜再用。若 Scr 上升 > 50% 则应立即停药。

（8）如出现血钾升高，可能与醛固酮被抑制相关，肾功能不全时尤易发生。血钾过高即应停用 ACEI 并按高钾血症处理原则及时治疗。ARB 发生高血钾的可能性相对较低但仍需关注。

2. 利尿药　由于 CKD 患者肾血流量下降。循环中有机酸增多，影响利尿剂在肾小管囊内积聚，因此应选择主要在肾脏排泄且生物利用度高的制剂，如袢利尿剂。其主要不良反应为血容量不足、低钾血症、低钠血症等。袢利尿剂导致低钾血症最为常见，一般在用药后 1~4 周出现，可表现为恶心、呕吐、腹胀、肌无力及心律失常等。应严密监测血钾浓度，如低于 3mmol/L 时应及时补钾，合用保钾利尿剂有一定的预防作用。当低血钾、低血镁同时存在时，应纠正低血镁，否则单纯补钾不易纠正低血钾。

若使用噻嗪类利尿剂时应注意久用时也可致低血钾、低血镁。当 GRF < 30ml/（min·1.73m^2）时，本类药物的利尿作用明显降低，故对严重肾功能不全者疗效较差，不宜选用。

3. 磷结合剂　CKD 患者常常伴有高磷血症，以 CKD 3~5 期最为常见，因此应严格限制磷摄入和使用磷结合剂。碳酸钙和醋酸钙是最常用的磷结合剂，其主要不良反应为高钙血症。为防止高钙血症的发生，使用含钙的磷结合剂应注意：①由含钙的磷结合剂提供的总钙量不应超过 1500mg/d，包括饮食在内不超过 2000mg/d。②活性维生素 D$_3$ 可增加肠道钙磷的吸收，不宜与含钙的磷结合剂同时使用。③应综合考虑血钙、血磷及钙磷乘积水平，如果连续 2 次血钙 > 2.54mmol/L（10.2mg/dl），或 PTH < 150pg/ml 时，不应使用含钙的磷结合剂。④对于大剂量使用含钙的磷结合剂或高钙血症患者，降低透析液钙浓度（1.25~1.50mmol/L）有助于减少或减轻高钙血症。

4. 降脂药　由于他汀类药物除了有调脂作用以外还有抗硬化作用及稳定斑块作用，因此在 CKD 患者中应用比较广泛。正常情况下大多数人对他汀类药物耐受性良好，较少发生不良反应。仅有 0.5%~2.0% 的病例发生 ALT 和 AST 升高，且呈剂量依赖性。减少他汀类药物剂量可使升高的转氨酶回落。轻度转氨酶升高（<正常上限 3 倍）并非治疗的禁忌证，但如果转氨酶水平上升到正常值上限的 3 倍并持续不降时应停药。

他汀类药物可以引起肌痛、肌炎和横纹肌溶解等肌病。肌痛表现为肌肉疼痛或无力，不伴肌酸肌酶（CK）升高；肌炎有肌肉症状，并伴 CK 升高，横纹肌溶解有肌肉症状，并伴 CK 显著升高超过正常上限 10 倍。因此建议患者在服用他汀类药物期间出现肌肉不适或无力症状或排褐色尿时应及时就医并检测 CK。若 CK 高于 10 倍正常上限应立即停止他汀类药物；CK 不升高或中度升高（3~10

倍正常上限），应随访监测 CK，若连续检测的 CK 值呈进行性升高，就慎重考虑减少用药剂量或暂停用药。

《2013 KDIGO 慢性肾脏病血脂管理临床实践指南》对慢性肾脏病他汀类药物的用量有如下建议（表 10 - 2），但也同时说明亚洲国家慢性肾脏病人群宜应用更低的剂量。

表 10 - 2　慢性肾脏病他汀类药物的用量建议

药　物	CKD 1 ~ 2 期	CKD 3a ~ 5 期（包括接受透析或肾移植患者）
洛伐他汀		无相关研究
氟伐他汀		80mg
阿托伐他汀		20mg
瑞舒伐他汀	一般人群可接受的剂量	10mg
辛伐他汀/依折麦布		20/10mg
普伐他汀		40mg
辛伐他汀		40mg
匹伐他汀		2mg

5. 治疗贫血药物　口服铁剂的主要不良反应有胃灼热、恶心、上消化道不适、便秘及腹泻，因此应从小剂量开始，无不适症状再逐渐增加剂量到所需要的水平。有机铁的不良反应较无机铁少。

静脉铁的不良反应包括头痛、不适、发热、全身淋巴结病、关节痛、荨麻疹，偶尔会产生过敏反应，虽属罕见但可致命。非缺铁性贫血、铁超负荷或铁利用紊乱者禁用静脉铁剂。

EPO 治疗肾性贫血有显著效果，但在治疗过程中可出现过敏、胃肠道反应和输液反应等不良反应。输液样反应通常发生在用药后 1 ~ 2 小时，可持续 12 小时，一般 2 周后可自行消失。因此初次使用应小剂量开始，确定无异常后再使用全量。常见的不良反应还包括高血压、癫痫、血栓栓塞及高钾血症等。初用 EPO 患者应监测血压并调整降压方案和剂量，必要时 EPO 减量或停用。

罗沙司他用于 CKD 贫血患者，血红蛋白水平不应超过用法、用量建议的目标值上限，应注意监测血压且高血压控制不佳的患者应慎用本品。对于重度肝功能受损的患者，治疗需在仔细评估患者的风险/获益后进行，在剂量调整期间应对患者严密监测。在禁忌方面应注意以下几点：①妊娠期及哺乳期应禁止使用本品，对于育龄期女性在服药期间及末次服药后 7 天内应采取高效的避孕措施。②罗沙司他不应与 ESAs 同时使用。③18 岁以下患者有效性和安全性尚未确立。

在药物相互作用方面应注意以下几点：①应在磷结合剂（碳酸镧除外）、口服铁、含镁/铝抗酸剂或其他含多价阳离子药物和矿物质补充剂使用前后至少间隔1小时服用罗沙司他。②应谨慎开始或结束罗沙司他与丙磺舒、其他 OAT1/OAT3 抑制剂（如特立氟胺）、UGT 抑制剂（如丙戊酸）、UGT 诱导剂（如利福平）、吉非罗齐及其他 OATP1B1 抑制剂（如环孢素）、CYP2C8 抑制剂（如氯吡格雷）以及 CYP2C8 诱导剂（如利福平）和合并用药，必要时调整罗沙司他用药剂量。③罗沙司他与辛伐他汀（CYP3A4）、阿托伐他汀（CYP3A4）、瑞舒伐他汀（CYP2C9）合用会导致这几种他汀的 AUC 和 Cmax 都增加 1.3～4.5 倍，因此与他汀类合并用药时应考虑减少用量并监测他汀类药物的不良反应。

第四节　处方审核案例

 案例 1

【处方描述】

（1）患者信息：男，73 岁。实验室检查：肌酐 568.0μmol/L

（2）临床诊断：慢性肾衰竭

（3）处方

肾康注射液	60ml/瓶	60ml, ivgtt, qd
0.9%氯化钠注射液	100ml/袋	100ml
肾衰宁胶囊	0.35g/粒	1.4g, po, tid
尿毒清颗粒	5g×18 包	5.0g, po, tid

【处方问题】　重复用药不适宜：肾康注射液、肾衰宁胶囊和尿毒清颗粒重复用药不适宜。

【处方分析】　肾康注射液主要成分是大黄、丹参、红花、黄芪；肾衰宁胶囊成分含丹参、大黄、太子参、黄连、牛膝、半夏（制）、红花、茯苓、陈皮、甘草等；尿毒清颗粒含大黄、黄芪、桑白皮、苦参、白术、茯苓、白芍、制何首乌、丹参、车前草等；这三种药物都有"活血、通腑、泄浊"之功效，且含有大黄、丹参、红花、黄芪等相同成分。多种中成药的联合应用，应遵循药效互补原则及增效减毒原则，根据《中成药临床使用指导原则》和《中成药临床合理用药处方点评北京共识》，有相同功效、有相同成分且位于同一功效亚类的为重复用药。因此，功能相同或基本相同的中成药原则上不宜叠加使用。

【干预建议】　选择肾康注射液、肾衰宁胶囊、尿毒清颗粒其中一种护肾排毒治疗即可。

案例 2

【处方描述】

(1) 患者信息：男，56 岁。铁蛋白 159μg/L

(2) 临床诊断：慢性肾脏病 5 期，血液透析，肾性贫血

(3) 处方

碳酸氢钠片	0.5g×120 粒	0.5g，po，tid
复方硫酸亚铁叶酸片	50mg×24 粒	100mg，po，tid

【处方问题】 用法用量不适宜，复方硫酸亚铁叶酸片不适宜；有配伍禁忌或者不良相互作用的不适宜，碳酸氢钠片与复方硫酸亚铁叶酸片存在相互作用。

【处方分析】 根据《肾性贫血诊断与治疗中国专家共识（2018 年版）》意见，对 HD－CKD 贫血患者，转铁蛋白饱和度（TSAT）≤20% 或（和）铁蛋白≤200μg/L 时需要补铁，每日应予元素铁 200mg。复方硫酸亚铁叶酸片每片含硫酸亚铁 50mg，即含元素铁 10mg，该处方铁元素每日剂量为 60mg，治疗强度可能不足。另外复方硫酸亚铁叶酸片的说明书提示复方硫酸亚铁叶酸片与碳酸氢钠同时服用，会产生化学反应，导致沉淀。

患者诊断肾性贫血明确，有补铁的指征，但复方硫酸亚铁叶酸片治疗量不足，应考虑使用其他含铁制剂，同时交代患者若要服用碳酸氢钠片，应与复方硫酸亚铁叶酸片间隔 2 小时服用。

【干预建议】 换用其他含铁制剂进行补铁治疗，并告知患者碳酸氢钠片与含铁制剂要间隔 2 小时服用。

 案例 3

【处方描述】

(1) 患者信息：男，48 岁。尿酸 610μmol/L

(2) 临床诊断：慢性肾脏病 5 期；高尿酸血症

(3) 处方

苯溴马隆片	50mg×30 片	50mg，po，qd

【处方问题】 药物遴选不适宜，苯溴马隆片遴选不适宜。

【处方分析】 根据《中国肾脏疾病高尿酸血症诊治的实践指南（2017 年版）》和《中国高尿酸血症相关疾病诊疗多学科专家共识》意见，对于肾功能损害（≥G2 期）的高尿酸患者，当尿酸＞480μmol/L 应该降尿酸药物治疗，其治疗的目标值为血尿酸＜360μmol/L。其降尿酸药物的选择原则，对于 eGFR ＜

$30ml/(min \cdot 1.73m^2)$ 或接受透析的患者，建议使用抑制尿酸生成的药物，而苯溴马隆为促进尿酸排泄的药物，且 $eGFR < 30ml/(min \cdot 1.73m^2)$ 时禁用。

该患者为慢性肾脏病5期患者，目前尿酸尚未达标，应继续给予抑制尿酸生成药物如非布司他降尿酸治疗，并定期监测血尿酸水平。

【干预建议】 可换用抑制尿酸合成的药物，如非布司他片初始剂量 10~20mg/d，2周后复查血尿酸水平决定是否需调整剂量，一般最大剂量 40mg/d。

 案例4

【处方描述】

(1) 患者信息：女，46岁。血钙 2.76mmol/L，血磷 1.56mmol/L

(2) 临床诊断：慢性肾脏病5期；血液透析；高磷血症

(3) 处方

碳酸钙 D_3 片	600mg×36片	600mg，po，bid
复方 α-酮酸片	0.63g×60片	4片，po，tid

【处方问题】 药物遴选不适宜，碳酸钙 D_3 片遴选不适宜。

【处方分析】 根据国家肾脏病临床医学研究中心发布的《中国慢性肾脏病矿物质和骨异常诊治指南》意见，对于慢性肾脏病 3a~5 期患者，建议血钙、血磷分别达到正常目标范围，对于血钙高于正常值的患者，应禁用含钙磷结合剂使用。碳酸钙 D_3 片为常用的含钙磷结合剂，该患者高磷血症，血钙水平高于正常范围，不应使用碳酸钙 D_3 片。

【干预建议】

停用碳酸钙 D_3 片，改为其他降磷药物，如司维拉姆片、碳酸镧咀嚼片。

 案例5

【处方描述】

(1) 患者信息：男，53岁

(2) 临床诊断：慢性肾脏病5期；肾性贫血

(3) 处方

重组人促红素注射液	5000IU/支	5000IU，ih，qd
尿毒清颗粒	5g×18包	5.0g，po，tid
百令胶囊	0.5g×42粒	1.5g，po，tid

【处方问题】 用法、用量不适宜，重组人促红素注射液用量不适宜。

【处方分析】 根据《肾性贫血诊断与治疗中国专家共识（2018修订版）》，重组人红细胞生成素的初始剂量建议为 100~150U/(kg·W)，分 2~3 次注射；

或10000U，每周1次，皮下或静脉给药。患者体重不明，假设是60kg，用法用量应为6000~9000U/w，每周分2~3次，皮下注射。本处方中每天使用5000IU，注射频率过高，一周剂量远超指南推荐。

【干预建议】 根据患者实际体重，计算所需治疗量，调整重组人促红素注射液的注射频次，每周一次或每周两次。

 案例6

【处方描述】

(1) 患者信息：男，74岁

(2) 临床诊断：慢性肾功能衰竭；血液透析；肾性高血压；肾性贫血；继发性甲旁亢；2型糖尿病多伴并发症

(3) 处方

| 蔗糖铁注射液 | 100mg×1支 | 200mg, ivgtt, qd |
| 0.9%氯化钠注射液 | 100ml | |

【处方问题】 用法、用量不适宜，蔗糖铁注射液给药频次不适宜。

【处方分析】 根据蔗糖铁注射液说明书，对于成人和老年人应根据血红蛋白水平每周用药2~3次，每次5~10ml（100~200mg铁），给药频率应不超过每周3次。该患者给药频率为每天1次，频率过高。

【干预建议】 调整蔗糖铁注射液的给药频次为每周3次。

 案例7

【处方描述】

(1) 患者信息：男，53岁，血磷2.81mmol/L

(2) 临床诊断：慢性肾衰竭；高磷血症

(3) 处方

碳酸司维拉姆片	0.8g×30片	800mg, po, tid
尿毒清颗粒	5.0g×30袋	5.0g, po, tid
百令胶囊	0.5g×90粒	1.5g, po, tid

【处方问题】 用法、用量不适宜：碳酸司维拉姆片用量不适宜

【处方分析】 根据碳酸司维拉姆片说明书，1.78mmol/L＜血磷＜2.42mmol/L时，碳酸司维拉姆片的用量为每日3次，每次800mg；2.42mmol/L≤血磷＜2.91mmol/L时，用量应为每日3次，每次1600mg。该患者血磷水平为2.81mmol/L，处方用量过小，应加大剂量。

【干预建议】 调整碳酸司维拉姆片的口服剂量，改为每日3次，每次1600mg。

案例 8

【处方描述】

（1）患者信息：女，51kg，52 岁。

（2）临床诊断：慢性肾脏病 5 期；肾性贫血

（3）处方

罗沙司他胶囊	50mg×12 粒	100mg，po，qd
尿毒清颗粒	5.0g×42 袋	5.0g，po，tid
百令胶囊	0.5g×126 粒	1.5g，po，tid

【处方问题】　用法、用量不适宜：罗沙司他不适宜。

【处方分析】　根据罗沙司他药品说明书，罗沙司他用于体重 45～60kg 的肾性贫血患者起始剂量给予 100mg，每周 3 次。该患者体重为 51kg，给予罗沙司他 100mg，每日 1 次，剂量过大，可能会引起血红蛋白升高过快带来的相关不良反应风险增加。

【干预建议】　建议调整罗沙司他给药频次为每周 3 次，根据血红蛋白监测结果调整用药。

 案例 9

【处方描述】

（1）患者信息：女，57 岁。因"血糖升高 5 年，发现血肌酐升高半年"入院。血肌酐 608.4μmol/L，甘油三酯 3.58mmol/L，高密度脂蛋白胆固醇 0.57mmol/L。

（2）临床诊断：2 型糖尿病；糖尿病肾病；慢性肾脏病 5 期

（3）处方

非诺贝特胶囊	200mg×10 粒	200mg，po，qd
尿毒清颗粒	5.0g×30 袋	5.0g，po，tid
百令胶囊	0.5g×90 粒	1.5g，po，tid

【处方问题】　药物遴选不适宜：非诺贝特胶囊遴选不适宜。

【处方分析】　该患者入院查血甘油三酯升高，高密度脂蛋白胆固醇降低。贝特类通过激活过氧化物酶体增殖物激活受体 α 和激活脂蛋白脂酶而降低血清 TG 水平和升高 HDL－C 水平。常用的贝特类药物有非诺贝特、苯扎贝特。常见不良反应与他汀类药物类似，包括肝脏、肌肉和肾毒性等。对于透析患者使用贝特类药物的安全性和有效性，目前尚无有力的观察研究证实。指南推荐伴高甘油三酯血症的成人 CKD 患者（包括长期透析治疗和肾移植的患者)，建议改善生活方式。

因贝特类药物主要经肾脏代谢，限制了其在 CKD 5 期患者中的应用。轻中度肾功能受损患者建议从较小的起始剂量开始使用，然后根据对肾功能和血脂的影响，进行剂量调整。严重肾功能受损患者包括接受透析的患者禁用本品。

【干预建议】 停用非诺贝特，低脂饮食，定期复查血脂。

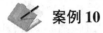 **案例 10**

【处方描述】

（1）患者信息：男，56 岁。因"双下肢水肿半年余，血压升高 1 个月余"入院。入院查血压 156/98mmHg，血肌酐 440μmol/L，24 小时尿蛋白 3169mg。既往使用氯沙坦氢氯噻嗪降压，1 月前血肌酐 176μmol/L。

（2）临床诊断：慢性肾小球肾炎；慢性肾衰竭

（3）处方

　　　氯沙坦氢氯噻嗪片　　　62.5mg×7 片　　　62.5mg，po，qd

【处方问题】 药物遴选不适宜，氯沙坦氢氯噻嗪片遴选不适宜。

【处方分析】 该患者有蛋白尿，ACEI/ARB 类药物能有效抑制 Ang Ⅱ 受体的作用，从而使出球小动脉扩张，灌注压降低，尿蛋白减少，同时可减少滤过膜上非选择性滤过孔径比例，使大分子物质滤过减少，降低基底膜通透性，保护肾小球足细胞，减少肾小球内细胞外基质蓄积，从而减少蛋白滤出，延缓肾小球硬化发展。

但是 ACEI/ARB 类药物可引起血肌酐升高，与扩张出球小动脉作用大于入球小动脉有关，可引起肾小球有效循环血容量减少。临床研究发现，ACEI/ARB 类药物使用后血肌酐值无变化或者轻度升高（升高幅度 <30%）均属正常，此时无需停药，可继续使用，此类患者由于出球小动脉对 ACEI/ARB 类药物敏感，用药后能有效降低肾小球内"三高"，延缓肾小球硬化发生，远期预后甚至比服药后血肌酐不变者好。但是，用药后血肌酐值上升 >30%，甚至 50% 即为异常。这时应停药，寻找血肌酐升高的原因，若能纠正，血肌酐下降至用药前水平，可以再使用 ACEI/ARB 类药物，若不能纠正，则不能再使用这类药物。该患者使用氯沙坦后血肌酐升高超过 50%，此时应停药，改为其他降压药。

因为严重肾功能不全患者［肾小球滤过率 eGFR <30ml/（min · 1.73m²）］通常对噻嗪类利尿剂反应不佳，因此严重肾功能不全患者应避免使用噻嗪类利尿剂，此时可以选择袢利尿剂。

【干预建议】 建议停用氯沙坦氢氯噻嗪，改用 CCB＋呋塞米控制血压。如患者进行了透析治疗，则可再次使用 ARB 类药物。

案例 11

【处方描述】

(1) 患者信息：男，83 岁。因"规律腹透 7 个月，咳嗽、咳痰 1 周"入院。实验室检查：血常规 WBC 15.31×10^9/L，RBC 3.12×10^{12}/L，Hb 67g/L，红细胞压积 17.5%，铁蛋白 237.7ng/ml，胸部 CT 提示左下肺炎症。

(2) 临床诊断：肾终末期疾病，慢性肾脏病 5 期；肾性贫血；腹膜透析；肺部感染

(3) 处方

右旋糖酐铁注射液	2ml : 100mg	4ml，ivgtt，qd
0.9% 氯化钠注射液		100ml
莫西沙星片	0.4g × 3 片	0.4g，po，qd

【处方问题】 药物遴选不适宜：右旋糖酐铁注射液遴选不适宜。

【处方分析】 铁是合成血红蛋白的基本原料。流行病学及临床试验结果证实，慢性肾脏病贫血患者经常存在一定程度的铁缺乏。肾性贫血患者应常规进行铁状态评估。若有绝对或相对铁缺乏时，应仔细寻找铁缺乏原因，并根据患者的铁状态及时按需补铁。铁剂的补充方法可以选择口服铁剂或者静脉铁剂。

该患者相关检验结果提示缺铁性贫血，需要采用铁剂纠正贫血。但根据《肾性贫血诊断与治疗中国专家共识（2018 修订版）》及右旋糖酐铁注射液说明书，静脉补铁会快速产生大量氧自由基，有促进炎症和细菌生长的可能性，增加感染机会，因此急慢性感染者、全身活动性感染时禁用。该患者有肺炎，此时选用右旋糖酐铁注射液不适宜，可改成口服铁剂补铁，待患者肺炎好转后再使用静脉铁剂。

【干预建议】 停用右旋糖酐铁注射液，改用口服铁剂补铁。

 案例 12

【处方描述】

(1) 患者信息：女，59 岁。实验室检查：HCO_3^- 29.2mmol/L

(2) 临床诊断：慢性肾衰竭；慢性肾脏病 5 期；腹膜透析状态

(3) 处方

碳酸氢钠片	0.5g × 100 片	0.5g，po，tid
尿毒清颗粒	5g × 18 包	5.0g，po，tid
百令胶囊	0.5g × 42 粒	1.5g，po，tid
复方 α – 酮酸片	0.63g × 100 片	2.52g，po，tid

【处方问题】 药物遴选不适宜：碳酸氢钠片遴选不适宜。

【处方分析】 肾脏是维持血清碳酸氢盐和调节酸碱平衡的器官。当肾脏损伤，肾功能减退，肾小球滤过率下降，体内酸性物质排出障碍，人体酸碱平衡状态容易被打破，出现酸碱平衡紊乱。碳酸氢钠进入体内后解离成 Na^+ 和 HCO_3^-，用于纠正酸中毒。患者监测 HCO_3^- 29.2mmol/L，提示体内碱剩余，不应再使用碳酸氢钠片。

【干预建议】 停用碳酸氢钠片，注意监测 HCO_3^-。

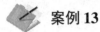 **案例 13**

【处方描述】

(1) 患者信息：女，56 岁

(2) 临床诊断：慢性肾衰竭；慢性肾脏病 5 期

(3) 处方

复方氨基酸注射液（18AA）	12.5g×1 包	12.5g, ivgtt, qd
复方 α–酮酸片	0.63g×100 片	2.52g, po, tid

【处方问题】 药物遴选不适宜：复方氨基酸注射液（18AA）遴选不适宜。

【处方分析】 复方氨基酸注射液（18AA）用于蛋白质摄入不足、吸收障碍等氨基酸不能满足机体代谢需要的患者。亦用于改善手术后病人的营养状况。参考复方氨基酸注射液（18AA）药品说明书，对于严重肝肾功能不全、严重尿毒症患者和对氨基酸有代谢障碍的病人禁用。本处方中患者为 CKD5 期患者，不宜使用该药。

【干预建议】 换用可用于急性和慢性肾功能衰竭的复方氨基酸（9AA）。

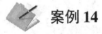 **案例 14**

【处方描述】

(1) 患者信息：男，65 岁

(2) 临床诊断：慢性肾衰竭，慢性肾脏病 5 期；肾性贫血

(3) 处方

叶酸片	5mg×100 片	0.4mg, po, qd
尿毒清颗粒	5g×18 包	5.0g, po, tid
百令胶囊	0.5g×42 粒	2.0g, po, tid
重组人促红素注射液	3000IU×1 支	6000IU, ih, tiw

【处方问题】 用法、用量不适宜：叶酸片用量不适宜。

【处方分析】 贫血是慢性肾衰竭常见的并发症，导致贫血的主要原因有体

内红细胞生成素生成不足和造血原料缺乏。叶酸是造血原料之一，对于贫血患者可适当补充。但每日 0.4mg 叶酸，一般用于预防胎儿先天性神经管畸形和妊娠期、哺乳期妇女的预防用药，补充造血原料时应使用每片 5mg 叶酸片，且每日口服三次。

【干预建议】　停用每片 0.4mg 的叶酸片，调整为叶酸片（每片 5mg）5mg po tid。

案例 15

【处方描述】

（1）患者信息：男，65 岁

（2）临床诊断：慢性肾衰竭，慢性肾脏病 5 期；肾性贫血

（3）处方

| 甲钴胺注射液 | 0.5mg/支 | 0.5mg, im, qd |
| 重组人促红素注射液 | 1000IU/支 | 10000IU, ih, qw |

【处方问题】　用法、用量不适宜：甲钴胺注射液给药频次不适宜。

【处方分析】　贫血是慢性肾衰竭常见的并发症，导致贫血的主要原因有体内红细胞生成素生成不足和造血原料缺乏。甲钴胺是一种内源性的辅酶 B_{12}，可作为造血原料之一，用于贫血患者适当补充。甲钴胺注射液的用法用量一般为一次 1 安瓿，一日一次，一周 3 次，故甲钴胺注射液的给药频次不适宜。

【干预建议】　调整甲钴胺注射液的给药频次为一日一次，一周 3 次。

案例 16

【处方描述】

（1）患者信息：女，75 岁，体重 62kg。检验结果：尿素 29.62mmol/L，肌酐 318μmol/L，尿酸 420μmol/L，甘油三酯 2.16mmol/L，低密度脂蛋白 3.29mmol/L。

（2）临床诊断：慢性肾脏病 5 期，肾性贫血；高血压 3 级（很高危）；原有的非胰岛素依赖型糖尿病；冠状动脉粥样硬化性心脏病；高尿酸血症

（3）处方

厄贝沙坦片	150mg×7 片	150mg, po, qd
贝尼地平片	2mg×7 片	5mg, po, qn
利格列汀片	5mg×7 片	5mg, po, qd
阿托伐他汀钙片	20mg×7 片	20mg, po, qn
多糖铁复合物胶囊	0.15g×10 片	0.15g, po, qd

别嘌醇缓释胶囊	0.25g×10 粒	0.25g, po, qd

【处方问题】 （1）用法、用量不适宜：别嘌醇用量不适宜。

（2）药物遴选不适宜：厄贝沙坦遴选不适宜。

【处方分析】 患者 Ccr 为 13.18ml/min，使用别嘌醇缓释胶囊 0.25g 不适宜，根据《中国肾脏疾病高尿酸血症诊治的实践指南（2017 版）》推荐用量应为 0.1g qd。

一般情况下肌酐 <265μmol/L 可以使用 ACEI/ARB 已达成共识，但肌酐 >265μmol/L 是否可以使用 ACEI/ARB 存在争议，本患者肌酐 318μmol/L，如使用应严密监测患者肌酐的变化、血钾情况。

【干预建议】 降低别嘌醇用量至 0.1g qd，严密监测患者肌酐的变化、血钾情况。

 案例 17

【处方描述】

（1）患者信息：男，52 岁，体重 70kg。肌酐 387μmol/L，尿酸 476μmol/L，尿素 35.71mmol/L。

（2）临床诊断：慢性肾脏病 4 期；高血压 2 级（很高危）；高尿酸血症；糖尿病

（3）处方

苯溴马隆片	50mg×10 片	50mg, po, qd
二甲双胍片	0.5g×10 片	500mg, po, tid
门冬氨酸氨氯地平片	5mg×7 片	5mg, po, bid

【处方问题】 （1）药物遴选不适宜：二甲双胍遴选不适宜。

（2）给药频次不适宜：门冬氨酸氨氯地平给药频次不适宜。

【处方分析】 患者 Ccr 为 19.54ml/min，使用二甲双胍不合理。门冬氨酸氨氯地平终末消除半衰期为 35~50 小时，一天二次不适宜，若血压控制不佳应增加其他作用机制的降压药。

【干预建议】 建议选择胰岛素、瑞格列奈等 CKD4 期可以使用的降糖药。门冬氨酸氨氯地平改为一天一次。

 案例 18

【处方描述】

（1）患者信息：女，70 岁，体重 58kg。肌酐 208μmol/L，低密度脂蛋白 2.89mmol/L，尿素 26.2mmol/L。

（2）临床诊断：冠心病；肾功能不全

（3）处方

盐酸胺碘酮片	200mg×24 片	200mg, po, qd
辛伐他汀片	4mg×5 片	40mg, po, qd
硫酸氢氯吡格雷片	75mg×7 片	75mg, po, qd
盐酸曲美他嗪片	20mg×30 片	20mg, po, tid
非洛地平缓释片	5mg×10 片	5mg, po, qd

【处方问题】　联合用药不适宜，胺碘酮与辛伐他汀联合用药不适宜。药物遴选不适宜，曲美他嗪药物遴选不适宜。

【处方分析】　胺碘酮与辛伐他汀在体内经 CYP3A4 代谢使辛伐他汀在体内蓄积，增加肌肉毒性的风险（剂量依赖型）。辛伐他汀与胺碘酮联用时，药物剂量不超过 20mg。而本处方患者辛伐他汀日剂量为 40mg，建议减小剂量或者更换为瑞舒伐他汀等不经 CYP3A4 代谢的他汀。

患者 Ccr 为 20.30ml/min，使用盐酸曲美他嗪不合理，根据盐酸曲美他嗪说明书规定 Ccr＜30ml/min 禁止使用。

【干预建议】　避免联合使用辛伐他汀与胺碘酮，停止使用曲美他嗪。

 案例 19

【处方描述】

（1）患者信息：女，58 岁，体重 52kg。肌酐 365μmol/L，尿素 33.45mmol/L。

（2）临床诊断：慢性肾功能不全；尿毒症期

（3）处方

培哚普利叔丁胺片	8mg×7 片	8mg, po, qd
重组人促红素注射液	1 万 IU/支	1 万 IU, ih, qw
特拉唑嗪片	2mg×14 片	4mg, po, qd

【处方问题】　用法用量不适宜：培哚普利用法用量不适宜。

【处方分析】　培哚普利的说明书中提到培哚普利的透析清除率为 70ml/min。对于血液透析患者，应在透析后服用 2mg。而此患者每日剂量达到 8mg，体内的药物有蓄积的风险，易致高血钾。

【干预建议】　降低培哚普利剂量为透析后服用 2mg。

 案例 20

【处方描述】

（1）患者信息：女，71 岁，体重 49kg。肌酐 304μmol/L，尿素 27.66mmol/L。

(2) 临床诊断：慢性肾脏病5期；慢性肾脏病贫血

(3) 处方

碳酸镧咀嚼片	500mg×20片	1.5g, po, qid
阿托伐他汀钙分散片	20mg×10片	20mg, po, qn
重组人促红素注射液	10000IU/支	1万IU, ih, qw

【处方问题】 用法用量不适宜：碳酸镧咀嚼片用法用量不适宜。

【处方分析】 碳酸镧片剂量过大，其推荐初始剂量为一日750～1500mg，每隔2～3周逐步增加剂量，直至达到血清磷酸盐的目标水平。临床研究中，患者最大日剂量可达3750mg。对大多数患者而言，该药品一日1500～3000mg已可使血浆磷酸盐水平降至6.0mg/dl以下。

【干预建议】 碳酸镧咀嚼片一日剂量不超过3000mg。

 案例21

【处方描述】

(1) 患者信息：女，72岁。肌酐：131.6μmol/L；自诉血压最高达180/110mmHg。既往CT提示：双肾动脉见多发钙化，管壁毛糙，管腔不均变窄。

(2) 临床诊断：

慢性肾脏病3期；高血压病3级（很高危组）；双侧肾动脉狭窄

(3) 处方

雷米普利片	5mg×14片	5mg, qd, po
苯磺酸氨氯地平片	5mg×7片	10mg, qd, po
尿毒清颗粒	5.0g×15袋	5.0g, qid, po

【处方问题】 药物遴选不适宜：雷米普利片用于双侧肾动脉狭窄患者不适宜。

【处方分析】 参考雷米普利片说明书，本品为血管紧张素转换酶抑制剂，双侧肾动脉狭窄患者使用该类药物有可能发生非常严重的肾功能恶化甚至急性肾衰竭，双侧肾动脉狭窄为雷米普利等ACEI类药物的禁忌证。因此，建议停用雷米普拉片，改用其他非作用于血管紧张素系统的降压药（如钙通道阻滞剂）。

【干预建议】 建议停用雷米普拉片，改用其他非作用于血管紧张素系统的降压药（如钙通道阻滞剂）。

 案例22

【处方描述】

(1) 患者信息：女，58岁。高血压病史5年，平素不规律服用降压药，血

压波动于 171～180/109～115mmHg；肌酐：142.8μmol/L

（2）临床诊断：慢性肾脏病 3 期；肾性高血压

（3）处方

硝苯地平控释片	30mg×7 片	30mg，qd，po
甲磺酸氨氯地平片	5mg×28 片	5mg，qd，po
琥珀酸美托洛尔缓释片	47.5mg×7 片	47.5mg，qd，po

【处方问题】 重复用药不适宜：硝苯地平控释片联用甲磺酸氨氯地平片不适宜。

【处方分析】 氨氯地平与硝苯地平均为钙离子拮抗剂，能减少钙离子经过慢钙通道进入细胞而发挥作用，两者作用机制相同，药理作用相似，联合用药还可能增加毒性作用的风险。

《中国肾性高血压管理指南（2016）》建议 CKD 患者血压控制目标为 <140/90mmHg，合并显性蛋白尿（即 24h 尿白蛋白排泄率 >300mg）时血压可控制在 ≤130/80mmHg。患者为中年女性，为 CKD 3 期，不合并显性蛋白尿，平素不规律服用降压药，血压波动于 171～180/99～108mmHg，其血压控制目标为 <140/90mmHg。建议停用硝苯地平控释片或甲磺酸氨氯地平片；若血压控制仍不达标，可先加大钙离子拮抗剂单药剂量，或在加强监测肾功能和血钾的基础上联用 ACEI 或 ARB。

【干预建议】 建议停用硝苯地平控释片或甲磺酸氨氯地平片；若血压控制仍不达标，可先加大钙离子拮抗剂单药剂量，或在加强监测肾功能和血钾的基础上联用 ACEI 或 ARB。

 案例 23

【处方描述】

（1）患者信息：男，68 岁。发现肌酐升高 6，血压升高 5 年，血压最高达 195/113mmHg；肌酐：368.4μmol/L。

（2）临床诊断：慢性肾脏病 4 期；肾性高血压

（3）处方

硝苯地平控释片	30mg×7 片	30mg，qd，po
盐酸贝那普利片	5mg×7 片	5mg，qd，po
厄贝沙坦氢氯噻嗪片	150mg/12.5mg×7 片	150mg/12.5mg，qd，po
琥珀酸美托洛尔缓释片	47.5mg×7 片	47.5mg，qd，po

【处方问题】 联合用药不适宜：盐酸贝那普利片联用厄贝沙坦氢氯噻嗪片不适宜。

【处方分析】 贝那普利和厄贝沙坦同为 RAAS 系统阻断剂，多项临床试验结果显示，ACEI 和 ARB 联用肾衰竭和高钾血症发生风险均增加，低血压发生率也升高，《中国肾性高血压管理指南（2016）》也不推荐联合使用 ACEI 和 ARB。

患者肾功能严重受损，氢氯噻嗪类利尿剂作用部位主要是远曲小管管腔的上皮细胞，当肾功能不全时，肾小球滤过率显著降低，导致到达作用部位的药物量也大大减少而无法发挥相应作用。因此，建议在加强监测肾功能和血钾的基础上使用盐酸贝那普利片，若患者血压控制不达标，可将盐酸贝那普利片剂量调整至 10mg qd 或联用其他不同作用机制的降压药物（如 α 受体拮抗剂）。

【干预建议】 建议停用厄贝沙坦氢氯噻嗪片，在加强监测肾功能和血钾水平的基础上使用盐酸贝那普利片；若患者血压控制不达标，可将盐酸贝那普利片剂量调整至 10mg qd 或联用其他不同作用机制的降压药物（如 α 受体拮抗剂）。

（刘双信 吴青云 严远梅 张志东 章 正 陈华炎 黎锦健）

第十一章 | 腹膜透析患者药物剂量的调整

第一节 概述

腹膜透析（peritoneal dialysis，PD）是利用人体自身的腹膜作为透析膜的一种透析方式。腹膜透析几乎与血液透析同时正式进入临床，至今已有 50 多年历史。然而这一技术从诞生之初就面临着腹膜炎的挑战，以至于长期以来被认为是血液透析的辅助和补充。最初只有那些不适合于做血液透析的终末期肾功能衰竭患者，才考虑做腹膜透析。1979 年出现连续不卧床腹膜透析之后，人们对腹膜透析的认识开始逐渐改变，在世界范围内腹膜透析人数逐年增多。特别是进入 20 世纪 90 年代以后，腹膜透析技术日趋成熟，腹膜炎已不再是困扰腹膜透析的难题，双袋透析连接装置的引入，使腹膜透析患者可以做到在长达 4 年的时间内不发生腹膜炎。由此腹膜透析逐渐成为早期透析的最佳选择。腹膜透析在终末期肾功能衰竭患者的治疗中占有不可替代的地位，而且将越来越重要。

一、腹膜透析模式

腹膜透析的模式分为间歇性腹膜透析（intermittent peritoneal dialysis，IPD）、持续性非卧床腹膜透析（continuous ambulatory peritoneal dialysis，CAPD）及自动化腹膜透析（automated peritoneal dialysis，APD）。临床比较常用的是 CAPD 模式，即 24 小时不间断透析方式。患者自己在家就能够操作，不用频繁到医院进行治疗，成为 CAPD 最大的优势。CAPD 每次入液量 1.5 ~ 2L，日间留腹时间为每次 4 小时，夜间留腹时间为 8 ~ 10 小时，也可以根据患者实际情况进行透析剂量的调整。目前我国腹膜透析的连接方式大多数采用 Y 型接口的双联（双袋）系统，这个系统包括透析液袋、空袋、管路和辅助设备（连接短管和预充满聚维酮碘帽），整个系统无菌。整个操作过程，患者只需要连接一个接点，且使用前保证有效的灌注前冲洗，最大限度地减少接触污染的危险性。

二、CAPD 对药物代谢的影响

通常药物从腹膜的毛细血管腔主要是顺浓度梯度弥散进入腹腔，速率较为缓慢，且不完全。一般腹膜的清除率与相对分子质量之间呈半对数反比关系，非结合药物的腹膜清除率可通过尿素相对分子质量的平方根与药物相对分子质量平方根的比值乘以尿素清除率（ml/min）来估算。小分子药物的腹膜清除率相对较高，这主要取决于腹膜透析液交换量、超滤量、腹膜面积、药物的蛋白结合率及药物的分布容积等因素。相对分子质量大、分布容积以及与蛋白结合率高的药物经腹膜的清除率较低。然而与血液透析相比，腹膜透析清除蛋白结合率高的药物效果优于血液透析。对于游离型药物，CAPD 清除率低于血液透析，最主要原因是腹膜透析液交换速度缓慢；间断性腹膜透析及循环性腹膜透析可提高腹膜透析液交换量，提高腹膜对药物的排泄。

临床上经腹腔给药，使药物从腹膜透析液弥散入血循环，常可达到治疗局部及系统性疾病的目的。腹膜透析液中加入常规胰岛素可有效地维持行 CAPD 治疗的糖尿病患者的血糖水平，该方式使胰岛素经腹膜吸收后直接进入门静脉。腹膜透析管插入术后或在发生腹膜炎时，腹膜透析液中的蛋白质含量将增加，为防止纤维蛋白类物质堵塞导管，常需在腹膜透析液中加入肝素。一般离子化的药物其反向弥散入血的量较少，这主要与所带的电荷有关。由于肝素分子带强电荷，因此会阻碍其经腹膜吸收入血，故对全身的凝血机制无明显影响。通常发生腹膜炎时，使用肝素和胰岛素不会影响抗生素的稳定性和药理活性。

第二节　腹膜透析患者常见药物剂量

CAPD 患者常见药物剂量调整

常规情况下，腹膜透析对药物的清除少于血液透析，主要因为腹膜透析液流速缓慢，因此，许多患者在血液透析后需要补充的药物，进行 CAPD 治疗的患者并不需要。但是 CAPD 是一个持续性从血液中滤出溶质的过程，因此，CAPD 对从肾脏代谢药物的排泄要高于血液透析。如果以周计算，CAPD 对药物的清除与血液透析近似。目前对于 CAPD 患者药物的调整可以参考即将进入透析的 ESRD 患者的药物使用剂量。而在进行腹膜透析患者中，腹膜透析方式的不同及患者的病情对药物的排泄均有影响，例如 APD 对药物的清除要多于 CAPD，有残存肾功能的患者清除药物的能力强于无残存肾功能的患者，因此，在应用药物的过程中，医师也应该考虑到这些问题。在腹膜透析相关性腹膜炎治疗中，所使用的抗生素，多数都是与蛋白紧密结合，难以从血液中滤出，这导致如果静脉用药，腹透液中的药物浓度达不到杀菌效果。因此，在腹膜炎治疗时，常规使用的是腹腔内给药。

血液透析对于小分子量、不与血浆蛋白结合的药物清除更加有效，而分子量稍微大一些的药物在腹膜透析时能够通过腹膜淋巴系统进行排泄，因此这类药物通过腹膜透析能够更好地清除。而腹膜透析对具有较小分布容积的药物的清除要优于分布于脂肪组织或有广泛组织结合能力的药物。带电荷的药物分子较不带电荷的药物分子弥散速度慢，合并低血压者、肠系膜血管病变、大网膜血管硬化、血流减少，可使药物清除减少。高容量腹膜透析或高渗腹膜透析液、提高腹膜透析液温度、腹膜炎，都可增加药物的清除。

腹膜透析并不会非常快地清除体内的药物，而且有些药物还可以通过腹腔给药非常快地被机体吸收。特别是当发生透析相关性腹膜炎时，某些药物特别是抗生素，在 CAPD 患者可以通过腹腔用药。因为腹膜炎状态下腹腔局部需要较高的药物浓度。在《腹膜透析相关感染治疗指南：2010 年更新》里指出：CAPD 患者发生腹膜炎时腹腔使用抗生素比静脉更好，因为经腹腔使用可在局部达到较高的药物浓度。例如，经腹腔给庆大霉素 20mg/L，局部的药物浓度会明显高于对其敏感的致病菌的最小抑菌浓度（MIC）。用相同剂量的庆大霉素经静脉给药达到的浓度大大低于经腹腔给药达到的浓度。这种腹腔给药另外的好处是，患者经培训后可自行在家进行，避免了静脉穿刺，同时要监测氨基糖苷类药和万古霉素的药物浓度。

经腹腔使用抗生素可用在每次交换（也就是持续给药）或每天一次（间断给药）。间断给药时，装有抗生素的腹透液至少要留腹 6 小时，以使抗生素被充分吸收入全身循环中。大多数抗生素在腹膜炎期间吸收会明显增强（例如：万古霉素在没有腹膜炎时经腹腔吸收 50%，在有腹膜炎时吸收 90%），但换入新腹透液时，药物会重新从血液进入腹腔。CAPD 发生腹腔感染时腹腔内抗生素使用的参考剂量见表 11－1。

表 11－1　CAPD 患者腹腔内使用抗生素的推荐剂量

	间断给药 （每次交换，一日一次）	持续给药 （mg/L，所有的交换）
氨基糖苷类		
阿米卡星	2mg/kg	LD 25，MD 12
庆大霉素	0.6mg/kg	LD 8，MD 4
奈替米星	0.6mg/kg	LD 8，MD 4

	间断给药 （每次交换，一日一次）	持续给药 （mg/L，所有的交换）
妥布霉素	0.6mg/kg	LD 8，MD 4
头孢菌素类		
头孢唑啉	15mg/kg	LD 500，MD 125
头孢吡肟	1g	LD 500，MD 125
头孢噻酚	15mg/kg	LD 500，MD 125
头孢拉定	15mg/kg	LD 500，MD 125
头孢他啶	1000～1500mg	LD 500，MD 125
头孢唑肟	1000mg	LD 250，MD 125
青霉素类		
阿洛西林	ND	LD 250，MD 125
氨苄西林	ND	MD 125
苯唑西林	ND	MD 125
萘夫西林	ND	MD 125
阿莫西林	ND	LD 250～500，MD 50
青霉素 G	ND	LD 50000 单位，MD 25000 单位
喹诺酮类		
环丙沙星	ND	LD 50，MD 25
其他类		
万古霉素	15～30mg/kg 每天，5～7 天	LD 1000，MD 25
氨曲南	ND	LD 1000，MD 250
抗真菌药		
两性霉素 B	NA	1.5
氟康唑	200mg 每隔 24～48 小时	
复合药		
氨苄西林/舒巴坦	2g q12h	LD 1000，MD 100
亚胺培南/西司他丁	1g bid	LD 500，MD 200

注：ND = 没有数据；bid = 每日两次；NA = 不适用；LD = 负荷剂量（mg）；MD = 维持剂量（mg）。

第三节　处方审核的注意事项

腹膜透析患者临床用药要严格按照医嘱用药。由于腹膜透析对药物清除有效，用药时需考虑药物经肾脏排泄减少，导致药物在体内蓄积，从而增加不良反应发生风险。处方审核时需注意以下几点。①腹膜透析患者可否使用的药物：可参考药品说明书、*Renal drug handbook* 及共识、指南判断药品可否用于腹膜透析。②注意根据肾功能调整给药剂量：某些药品可以用于腹膜透析患者，但要减量使用，审方时需注意用法用量。③腹膜透析相关性腹膜炎治疗的特殊性：根据指南推荐可以选择第一代头孢菌素（或万古霉素）联合第三代头孢菌素（或氨基糖苷类），加入腹透液中抗感染治疗。

第四节　处方审核案例

 案例1

【处方描述】

（1）患者信息：男，20岁。咳脓痰，WBC 13.42×10^9/L

（2）临床诊断：肾衰竭；慢性肾脏病5期；腹膜透析；急性上呼吸道感染

（3）处方

　　头孢泊肟酯干混悬剂　　　0.1g×6包　　　0.2g，q12h，po

【处方问题】　遴选药品不适宜的：头孢泊肟酯不适宜。

【处方分析】　根据《抗菌药物临床应用指导原则（2015版）》，急性上呼吸道感染是最常见的社区获得性感染，病程多为自限性，一般不需要使用抗菌药物。出现感染症状如白细胞升高、咳脓痰时可使用抗菌药物治疗。急性细菌性咽炎及扁桃体炎的病原菌主要为A组溶血性链球菌，少数为C组或G组溶血性链球菌，建议选用青霉素类或第一、二代头孢菌素。头孢泊肟酯为第三代头孢菌素类抗菌药物，经肾脏排泄，肾功能不全的患者需调整剂量，《热病：桑福德抗微生物治疗指南》（新译第48版）推荐腹膜透析患者的给药剂量为0.2g qd po。

患者诊断为慢性肾脏病5期、腹膜透析且急性上呼吸道感染伴有白细胞升高咳脓痰，有使用抗菌药物的指征，但选药不适宜，可选用青霉素类如阿莫西林或第一、二代头孢菌素头孢呋辛治疗，并调整抗菌药物给药剂量。

【干预建议】　可选阿莫西林或头孢呋辛抗菌治疗。

案例2

【处方描述】

(1) 患者信息：男，50 岁，65kg。血肌酐 568μmol/L

(2) 临床诊断：腹膜透析；慢性肾脏病 5 期；心脏瓣膜病

(3) 处方

盐酸曲美他嗪缓释片	35mg×60 片	35mg，po，bid
氨氯地平片	5mg×30 片	5mg，po，qd
缬沙坦片	80mg×30 片	80mg，po，qd
复方 α – 酮酸片	360 片	4 片，po，tid

【处方问题】 遴选的药品不适宜：盐酸曲美他嗪缓释片不适宜。

【处方分析】 患者诊断为慢性肾脏病 5 期、腹膜透析。根据曲美他嗪缓释片说明书，严重肾功能损害（肌酐清除率 <30ml/min）是禁忌证。

【干预建议】 停用曲美他嗪缓释片。

 案例3

【处方描述】

(1) 患者信息：男，42 岁。血肌酐：689μmol/L，血压 160/100mmHg

(2) 临床诊断：腹膜透析；慢性肾脏病 5 期；肾性高血压

(3) 处方

厄贝沙坦氢氯噻嗪片	150mg∶12.5mg×7 片	1 片，qd，po
硝苯地平控释片	30mg×7 片	1 片，qd，po

【处方问题】 遴选的药物不适宜：厄贝沙坦氢氯噻嗪片不适宜。

【处方分析】 患者目前肾功能处于腹膜透析，即慢性肾脏病 5 期，eGFR < 15ml/(min·1.73m²)。当 Ccr <30ml/min 使用时氢氯噻嗪无效；厄贝沙坦氢氯噻嗪片说明书中 Ccr <30ml/min 禁忌。

【干预建议】 可换用不含氢氯噻嗪的单方 ARB。如有利尿的需求，建议使用袢利尿剂。

 案例4

【处方描述】

(1) 患者信息：女，54 岁，体重 60kg。血肌酐 864μmol/L，尿酸 574μmol/L

(2) 临床诊断：腹膜透析；慢性肾脏病 5 期；高尿酸血症

（3）处方

苯溴马隆片　　　　　　50mg×10 片　　　　　100mg，qd，po

【处方问题】　遴选的药物不适宜：苯溴马隆片不适宜。

【处方分析】　苯溴马隆片说明书写明禁用于中至重度肾功能损害者（肾小球滤过率低于20ml/min）及患有肾结石的患者。该患者长期腹膜透析，不宜使用苯溴马隆降尿酸治疗。

肾功能不全患者建议选择非布司他降尿酸治疗，非布司他为黄嘌呤氧化酶抑制剂，可以抑制尿酸生成，口服后主要在肝脏代谢，经肾脏和肠道双通道排泄，与其他降尿酸药物相比其降尿酸效果及肾脏的保护作用更佳。

【干预建议】　建议改为非布司他20mg po qd。

 案例 5

【处方描述】

（1）患者信息：男，63 岁，70kg。血肌酐 748μmol/L

（2）临床诊断：上呼吸道感染；流行性感冒；腹膜透析；慢性肾脏病 5 期

（3）处方

奥司他韦胶囊　　　　　75mg×7 片　　　　　75mg，po，qd

【处方问题】　用法、用量不适宜：奥司他韦胶囊用量不适宜。

【处方分析】　患者目前慢性肾脏病 5 期，腹膜透析。奥司他韦胶囊说明书：对肌酐清除率 30ml/min < Ccr < 60ml/min，建议剂量减少为每次 30mg，每日 2 次，共 5 天。对肌酐清除率 10ml/min < Ccr < 30ml/min，建议剂量减少为每次 30mg，每日一次，共 5 天。

【干预建议】　奥司他韦胶囊用量改为 30mg qd。

 案例 6

【处方描述】

（1）患者信息：女，73 岁。血肌酐 728μmol/L，尿酸 460μmol/L

（2）临床诊断：痛风；腹膜透析；慢性肾脏病 5 期

（3）处方

依托考昔片　　　　　　60mg×10 片　　　　　60mg，po，qd

秋水仙碱片　　　　　　0.5mg×50 片　　　　　0.5mg，po，bid

【处方问题】　遴选的药物不适宜：依托考昔片、秋水仙碱片不适宜。

【处方分析】　患者目前慢性肾脏病 5 期，eGFR < 15ml/（min·1.73m^2）。根据依托考昔片说明书：患有晚期肾脏疾病肌酐清除率 < 30ml/min 的患者不推荐

使用本品。根据《中国高尿酸血症与痛风诊疗指南》，若 $10\text{ml}/(\text{min}\cdot1.73\text{m}^2)$ < eGFR < $34\text{ml}/(\text{min}\cdot1.73\text{m}^2)$，秋水仙碱最大用量每次 0.5mg，隔日一次。但在 eGFR < $10\text{ml}/(\text{min}\cdot1.73\text{m}^2)$ 时禁用秋水仙碱。糖皮质激素在痛风急性期发作镇痛效果与 NSAIDs 相似，肾功能不全患者谨慎使用。

【干预建议】 建议短期、小剂量使用糖皮质激素。

案例7

【处方描述】

（1）患者信息：女，63 岁。空腹血糖 9.6mmol/L，糖化血红蛋白 7.5%，肌酐 692.8μmol/L

（2）临床诊断：2 型糖尿病；糖尿病肾病；腹膜透析；慢性肾脏病 5 期；高血压

（3）处方

阿卡波糖片	0.1g×42 片	0.1g，po，三餐前
格列齐特缓释片	30mg×42 片	90mg，po，qd
培哚普利吲达帕胺片	4mg:1.25mg×14 片	1 片，po，早餐前
磷酸西格列汀片	100mg×14 片	100mg，po，qd
盐酸二甲双胍缓释片	0.5g×14 片	0.5g，po，qd

【处方问题】 遴选的药物不适宜：以上五种均不适宜。

【处方分析】 患者目前肾功能处于慢性肾脏病 5 期，腹膜透析，eGFR（EPI）计算得 $4.99\text{ml}/(\text{min}\cdot1.73\text{m}^2)$。根据《2 型糖尿病合并慢性肾脏病患者口服降糖药治疗中国专家共识（2019 年更新版）》，口服降糖药用于不同肾功能分期的示意图提示：阿卡波糖片 CKD5 期禁用，格列齐特 CKD5 期禁用，西格列汀 CKD5 期减量使用（25mg qd），二甲双胍 CKD5 期禁用。根据培哚普利吲达帕胺片说明书：严重肾功能不全，肌酐清除率小于 30ml/min 禁用。

【干预建议】 换用可以在 CKD5 期腹膜透析使用的药物，如利格列汀、瑞格列奈、罗格列酮、胰岛素等。降压药物可考虑 CCB、单方的 ACEI/ARB，若需要使用利尿剂建议选择袢利尿剂呋塞米或托拉塞米。

案例8

【处方描述】

（1）患者信息：女，41 岁，血肌酐 690μmol/L

（2）临床诊断：腹膜透析；慢性肾脏病 5 期；慢性乙型肝炎

（3）处方

　　　恩替卡韦片　　　　　　0.5mg×35 片　　　　　　0.5mg, po, qd

【处方问题】　用法、用量不适宜的：恩替卡韦片用法用量不适宜。

【处方分析】　患者目前肾功能 CKD5，腹膜透析。恩替卡韦片说明书：肌酐清除率<10ml/min 或血液透析或 CAPD，剂量应为每 5～7 日一次，每次 0.5mg。

【干预建议】　恩替卡韦的剂量改为 0.5mg qw。

 案例9

【处方描述】

（1）患者信息：男，59 岁，体重 65Kg，血肌酐 468μmol/L，患者 2 个月前因脑梗入院诊断为心源性脑栓塞。

（2）临床诊断：心源性脑栓塞；高血压；腹膜透析；慢性肾脏病 5 期

（3）处方

　　　达比加群酯胶囊　　　　150mg×20 粒　　　　300mg, po, bid

　　　利伐沙班片　　　　　　10mg×10 片　　　　　10mg, po, qd

　　　厄贝沙坦分散片　　　　150mg×14 片　　　　150mg, po, qd

　　　硝苯地平控释片　　　　30mg×14 片　　　　　30mg, po, qd

【处方问题】　重复用药的：达比加群酯胶囊与利伐沙班片重复用药。遴选的药物不适宜的：达比加群酯胶囊与利伐沙班片不适宜。

【处方分析】　达比加群酯胶囊与利伐沙班片均为新型口服抗凝药，不宜重复给药。患者目前慢性肾脏病 5 期，腹膜透析，达比加群酯胶囊说明书：重度肾功能损害 Ccr<30ml/min 患者禁用。利伐沙班片说明书：避免在 Ccr<30ml/min 患者使用。

【干预建议】　换用华法林，根据目标 INR 调整剂量。

 案例10

【处方描述】

（1）患者信息：男，49 岁。血肌酐：805μmol/L，血清铁 5.2μmol/L，转铁蛋白饱和度16%；铁蛋白245ng/ml，血红蛋白91g/L。

（2）临床诊断：腹膜透析；慢性肾脏病 5 期；肾性贫血；缺铁性贫血

（3）处方

　　　多糖铁复合物胶囊　　　150mg×10 粒　　　　150mg, po, qd

　　　健脾生血颗粒　　　　　5g×24 袋　　　　　　3 袋, po, tid

【处方问题】　联合用药不适宜：健脾生血颗粒含有硫酸亚铁，与多糖铁合用导致铁摄入超量。

【处方分析】 根据中华医学会肾脏病学会于 2018 年发表的《肾性贫血诊断与治疗中国专家共识》，其中提到对于肾性贫血患者，转铁蛋白饱和度（TSAT）≤ 20% 或（和）铁蛋白≤100μg/L 时需要补铁。可尝试进行为期 1 ~ 3 个月的口服铁剂治疗，若无效或不耐受可以改用静脉铁剂治疗。口服补铁每日给予 200mg 元素铁即可，1 ~ 3 个月后再予评估。该患者血清铁低，TSAT 为 16%，血红蛋白较低，诊断缺铁性贫血明确，医师选择铁剂治疗合理。但根据中华医学会血液学分会红细胞疾病（贫血）血组于 2018 年发表的《铁缺乏症和缺铁性贫血诊治和预防多学科专家共识》，可以查询到多糖铁复合物胶囊含铁量为每粒 150mg，健脾生血颗粒含铁量为每袋 20mg。本例患者如按上述处方服用，铁摄入将达 330mg/d，不符合指南推荐。且铁摄入过量可导致铁过负荷，铁过负荷可致严重不良后果，包括加重 CKD 相关氧化应激和炎性反应、血管内皮功能障碍、心血管疾病、免疫缺陷和感染风险增加，严重者导致肝功能衰竭和心力衰竭。因此该处方不合理属于联合用药不适宜，基于肾性贫血治疗的循证依据，建议取消健脾生血颗粒，加予维生素 C 促进铁吸收。

【干预建议】 建议医师取消健脾生血颗粒。

案例 11

【处方描述】

（1）患者信息：男，86 岁。血肌酐 759μmol/L。

（2）临床诊断：腹膜透析；慢性肾脏病 5 期；高血压 3 级很高危组；冠状动脉粥样硬化性心脏病；脑梗死后遗症

（3）处方

硫酸氢氯吡格雷片	75mg×7 片	75mg，po，qd
阿托伐他汀钙片	20mg×7 片	20mg，po，qd
艾司奥美拉唑镁肠溶片	20mg×7 片	20mg，po，qd

【处方问题】 联合用药不适宜：硫酸氢氯吡格雷片不宜与艾司奥美拉唑镁肠溶片配伍。

【处方分析】 心血管疾病（CVD）是影响慢性肾脏病患者预后的主要因素。慢性肾脏病患者发生心血管疾病或死于心血管疾病风险均增加，根据 KDIGO 2012 年发布的《慢性肾脏病评价及管理临床实践指南》推荐，应将所有的慢性肾脏病患者视为心血管疾病风险增高人群。除非出血风险增加，否则应该给予有动脉粥样硬化风险的成人慢性肾脏病患者抗血小板治疗。同时给予调脂、降压、控制血糖、改善贫血等一体化治疗。根据《心血管疾病预防指南（2017 年版）》，心血管及冠心病等危症人群的二级预防可选取阿司匹林（50～325mg/d）或氯吡格雷（75mg/d）单药治疗作为抗血小板首选药。

本例患者诊断冠状动脉粥样硬化性心脏病明确合并脑梗死病史，医师选择氯吡格雷合理。根据《抗血小板药物消化道损伤的预防和治疗中国专家共识组（2012 年版）》，其中提到氯吡格雷也可能加重消化道损伤的风险，应使用 PPI 预防消化道损伤。本病例中，医师选用 PPI 预防合理，但选择品种有误。艾司奥美拉唑镁肠溶片与氯吡格雷片说明书均记载，两药不得联合使用，因氯吡格雷部分经由 CYP2C19 酶代谢为活性代谢产物，而艾司奥美拉唑镁肠溶片也经 CYP2C19 酶代谢，两药联用可能降低氯吡格雷活性代谢产物的血浆浓度，导致抗血小板作用降低，因此应避免这两个药品联用。根据中华医学会老年医学分会 2015 年发布的《老年人质子泵抑制剂合理应用专家共识》，老年人宜优先选用泮托拉唑、雷贝拉唑这类与其他药物相互作用小的品种。

【干预建议】　建议医师将艾司奥美拉唑镁肠溶片改为泮托拉唑、雷贝拉唑这类相互作用小的品种。医师改予雷贝拉唑钠肠溶片 20mg po qd。

 案例 12

【处方描述】

（1）患者信息：男；50 岁。肌酐 745μmol/L；血尿酸 500μmol/L

（2）临床诊断：腹膜透析；慢性肾脏病 5 期；高尿酸血症

（3）处方

| 别嘌醇片 | 100mg×100 片 | 200mg, bid, po |

【处方问题】　用法、用量不适宜：别嘌醇片用量不适宜。

【处方分析】　别嘌醇通过抑制黄嘌呤氧化酶，阻断次黄嘌呤、黄嘌呤转化成尿酸，从而降低血尿酸水平。别嘌醇的活性代谢产物羟嘌呤通过肾脏排泄，在肾功能减退患者可出现积聚，增加严重过敏反应风险，需要根据肾功能调整用量。该患者根据 CKD－EPI 公式计算 eGFR 为 6.64ml/（min·1.73m^2），根据《中国肾脏疾病高尿酸血症诊治的实践指南》（2017 年版）指出 eGFR：10ml/（min·1.73m^2）时，别嘌醇剂量为 100mg/2d，该患者别嘌醇片给药剂量偏大。

【干预建议】　建议别嘌醇剂量改为 100mg/2d 治疗或起始 20mg/d 的非布司他片降尿酸。

案例 13

【处方描述】

（1）患者信息：女，46 岁。规律腹膜透析 2 年，已无尿，因腹痛、腹泻 1 天入院。入院查血常规：WBC 17.5×10^9/L，N（%）87.7%，hsCRP 75.5mg/L，血肌酐 902μmol/L。腹水常规无异常

（2）临床诊断：腹膜透析；慢性肾脏病 5 期；急性细菌性肠炎

（3）处方

硝苯地平控释片	30mg×7 片	30mg，po，qd
重组人促红素注射液	1 万 U/支	1 万 U，皮下注射，1 次/周
左氧氟沙星片	500mg×4 片	500mg，po，qd

【处方问题】 用法、用量不适宜：左氧氟沙星用法用量不适宜。

【处方分析】 细菌性肠炎常见为志贺菌属、沙门菌属、大肠埃希菌、弯曲杆菌等，根据抗菌药物临床应用指导原则，可首选喹诺酮类药物。左氧氟沙星主要以原型药物通过肾脏排泄，在肾功能损害患者体内清除率显著降低，血浆消除半衰期明显延长；Ccr＜50ml/min 时需要调整给药剂量。另外，由于左氧氟沙星不能被腹膜透析清除，需要按照 Ccr＜10ml/min 时调整给药剂量。该患者为规律腹膜透析患者，左氧氟沙星片用法用量不适宜，需要减少单次给药剂量。

【干预建议】 左氧氟沙星片推荐的剂量调整方案为首次 0.5g，以后每 48 小时 0.25g。

 案例 14

【处方描述】

（1）患者信息：男，40 岁。规律腹膜透析（1.5% 低钙腹膜透析液 2L，4 次/日）6 年，已无尿。因胸腹部皮疹，伴针刺样疼痛 3 天入院，入院查血肌酐 1020μmol/L。

（2）临床诊断：腹膜透析；慢性肾脏病 5 期；带状疱疹

（3）处方

左旋氨氯地平片	2.5mg×7 片	5mg，po，qd
重组人促红素注射液	1 万 U/支	1 万 U，皮下注射，qw
泛昔洛韦分散片	250mg×6 片	250mg，tid，po

【处方问题】 用法、用量不适宜：泛昔洛韦分散片用法用量不适宜。

【处方分析】 参考泛昔洛韦分散片说明书和 *Renal drug handbook（Fourth Edition）*。泛昔洛韦主要以喷昔洛韦和 6－去氧喷昔洛韦形式经肾脏排出，肾功能

不全者喷昔洛韦的表观血浆清除率、肾清除率和血浆清除速率常数均随肾功能的降低而下降，因此泛昔洛韦需要根据肌酐清除率（Ccr）调整用法与用量。泛昔洛韦可能中等量被腹膜透析清除，需要按照 Ccr < 10ml/min 时调整给药剂量，（每次 0.125g，每 48 小时一次）。该患者为规律腹膜透析患者，使用泛昔洛韦分散片用法用量不适宜。

【干预建议】　建议调整为泛昔洛韦分散片 125mg po q48h。

 案例 15

【处方描述】

（1）患者信息：女，45 岁。规律腹膜透析（1.5% 低钙腹膜透析液 2L，4 次/日），已无尿。因骶尾部皮疹，伴明显针刺样疼痛 5 天入院，入院查血肌酐 1000μmol/L。

（2）临床诊断：腹膜透析；慢性肾脏病 5 期；带状疱疹

（3）处方

硝苯地平控释片	30mg×7 片	30mg, po, qd
重组人促红素注射液	1 万 U/支	1 万 U, 皮下注射, 1/周
阿昔洛韦咀嚼片	0.2g×10 片	0.2g, q12h, po
加巴喷丁胶囊	0.3g×12 粒	0.3g, qd, po

【处方问题】　用法、用量不适宜：加巴喷丁胶囊用法用量不适宜。

【处方分析】　参考 *Renal drug handbook*（*Fourth Edition*），加巴喷丁主要以原型通过肾脏排泄，肾功能不全患者，加巴喷丁血浆清除率下降，需要根据肌酐清除率（Ccr）调整剂量。加巴喷丁可能被腹膜透析清除，按照 Ccr < 15ml/min 时给药，每日用药总量为 0.15g。该患者使用加巴喷丁给药频次不适宜。

【干预建议】　建议调整为"加巴喷丁胶囊 0.3g po qod"。

 案例 16

【处方描述】

（1）患者信息：男，65 岁，50kg。血肌酐：1120μmol/L；腹膜透析，1.5% 低钙腹膜透析液 2L 每天 4 次；因发热入院，入院后腹水常规示白细胞 4.185 × 10^9/L，多核细胞占 90%；腹水培养提示：溶血性葡萄球菌生长；药敏试验提示：一代头孢菌素耐药，万古霉素敏感。

（2）临床诊断：腹透相关性腹膜炎；CKD5 期

（3）处方

| 注射用头孢他啶 | 1g/支 | 1g, ivgtt, bid |

注射用头孢唑林钠   0.5g/支   0.5g，ivgtt，qd

【处方问题】 （1）遴选的药品不适宜：注射用头孢唑林不适宜。

（2）用法、用量不适宜的：头孢他啶的用法、用量不适宜。

【处方分析】 根据中国腹膜透析感染防治专家组2018年发表的《腹膜透析相关感染的防治指南》提到推荐使用一代头孢菌素联合三代头孢菌素作为腹膜炎的初始治疗方案。本例患者初始治疗方案选择符合指南要求。但患者药敏提示，患者对于一代头孢菌素耐药，指南也提到对于凝固酶阴性葡萄球菌（CoNS）引起的腹透相关腹膜炎，部分一代头孢耐药，应根据药敏结果予以停用一代头孢菌素，尽早改用万古霉素。

根据头孢他啶说明书，可知该药能够加入透析液。根据指南，头孢他啶与万古霉素联合给药可分为间断给药（每天或每间隔若干天仅在一次腹透液交换时）或持续给药方式，间断给药时，头孢他啶剂量应为1～1.5g/d，每次给药留腹治疗持续6小时以上，因此建议医师更改处方为每晚将头孢他啶1g加入腹透液让患者留腹。同一袋腹透液中还加入万古霉素留腹，两药可相容，按15mg/kg计算，即750mg，每5～7日1次。

【干预建议】 建议医师将处方改为头孢他啶与万古霉素联用留腹，用法用量分别为：注射用头孢他啶1g留腹qd；注射用万古霉素750mg留腹q5d。

 案例17

【处方描述】

（1）患者信息：男，69岁。患者腹痛，透出液浑浊。透出液白细胞计数：11.2×10^9/L，血肌酐742.5μmol/L

（2）临床诊断：腹透相关性腹膜炎；CKD5期

（3）处方

硫酸庆大霉素注射液   4万U/支   4万U，腹腔注射，qd

【处方问题】 给药途径不适宜：硫酸庆大霉素腹腔注射不适宜。

【处方分析】 该患者有腹透相关性腹膜炎，经验性抗生素的抗菌谱应覆盖革兰阳性菌和阴性菌，推荐腹透液中加入抗生素留腹治疗。推荐一代头孢菌素联合三代头孢菌素作为初始方案，头孢菌素过敏者可用万古霉素替代一代头孢，氨基糖苷类药替代三代头孢菌素。根据2018年中国《腹膜透析相关感染的防治指南》和《国际腹膜透析协会（ISPD）指南》推荐：庆大霉素按间断给药（每日1次）0.6mg/kg剂量给药，4万U换算为40mg，剂量是适宜的。

【干预建议】 将庆大霉素腹腔注射改为加入腹透液留腹。联合注射用万古霉素750mg留腹q5d。

案例 18

【处方描述】

（1）患者信息：男，45 岁。因"腹膜透析 7 年，头晕、乏力 1 天"入院。入院查甲状旁腺素 >263pmol/L，甲状旁腺彩超提示甲状腺后方多发实性低回声团块并部分团块内钙化，考虑甲状旁腺增生，行甲状旁腺全切除＋左前臂甲状旁腺自体移植术；术后血钙 1.53mmol/L。

（2）临床诊断：维持腹膜透析；慢性肾衰竭；继发甲状旁腺功能亢进

（3）处方

10% 葡萄糖酸钙注射液	10ml/支	10ml，ivgtt，qd
骨化三醇软胶囊	0.25μg×10 粒	0.25μg，qd，po
碳酸钙 D_3 片	0.6g×30 片	0.6g，qd，po

【处方问题】　用法、用量不适宜：10% 葡萄糖酸钙、骨化三醇和碳酸钙给药剂量偏小。

【处方分析】　甲状旁腺切除术后 PTH 快速下降，肠道钙吸收减少，骨骼仍处于高转运状态，大量吸收血钙、磷，以增加骨矿物质成分，会发生低钙血症和低磷血症。临床表现为术后几小时内，尤其是术后第 1 周，血钙降低明显，神经肌肉兴奋性增高，出现手足麻木及抽搐，严重时可出现心律失常或因支气管痉挛发生窒息，故术后需要严密监测血钙值。

甲状旁腺术后的补钙处理：术后 48～72 小时的补钙至关重要，尤其静脉补钙。术后即刻化验血钙，每 4～6 小时测 1 次，以后每天 2 次，直至稳定。离子钙或校正钙低于 0.9mmol/L 或 2.4mmol/L，应该补充元素钙 1～2mg/（kg·h）（10% 的葡萄糖酸钙 10ml 含 90mg 元素钙）。术后次日补充碳酸钙 1～2g，tid，餐前服用；骨化三醇 0.5～2.0μg/d，分 2～3 次口服，每日最大量 2μg。根据血钙调整补钙方案，保持血钙 >1.8mmol/L（7.2mg/dl）。

【干预建议】　根据血钙值，调整 10% 葡萄糖酸钙剂量为 40ml q8h iv，骨化三醇软胶囊 0.5μg bid、碳酸钙 D_3 片 0.6g bid，密切监测血钙直至达标。

案例 19

【处方描述】

（1）患者信息：男，80 岁。因"血肌酐升高 8 年，腹膜透析 1 年，腹痛 1 天"入院。入院时无发热，腹透液浑浊。腹水常规白细胞数 648×10⁶/L，多个核比例 96%，血常规白细胞 8.6×10⁹/L，分叶比例 65%。腹透液细菌培养出屎肠球菌，对万古霉素敏感。

（2）临床诊断：腹膜透析相关性腹膜炎

（3）处方

注射用盐酸万古霉素	0.5g/支	0.5g, ivgtt, qd
0.9%氯化钠注射液	100ml/袋	100ml

【处方问题】　用法、用量不适宜：腹膜透析相关性腹膜炎患者选择注射用盐酸万古霉素静脉滴注不适宜。

【处方分析】　该患者腹膜透析相关性腹膜炎诊断明确，当发生透析相关性腹膜炎时，某些药物，特别是抗生素，在CAPD患者可以通过腹腔用药。因为腹膜炎状态下腹腔局部需要较高的药物浓度。《2016国际腹膜透析协会（ISPD）腹膜透析相关腹膜炎防治指南》强烈建议CAPD患者发生腹膜炎时腹腔给药。大多数抗生素在腹膜炎期间吸收会明显增强（例如：万古霉素在没有腹膜炎时经腹腔吸收50%，在有腹膜炎时吸收90%），但换入新腹透液时，药物会重新从血液进入腹腔。

经腹腔使用抗生素可用在每次交换（也就是持续给药）或每天一次（间断给药）。间断给药时，装有抗生素的腹透液至少要留腹6小时，以使抗生素被充分吸收入全身循环中。根据指南推荐：万古霉素剂量为15～30mg/kg，每5～7天一次加入腹透液中（间断给药），或者负荷剂量30mg/kg，维持剂量每袋1.5mg/kg加入腹透液中（持续给药）。

【干预建议】　建议根据指南推荐剂量将万古霉素加入腹透液中，每5天一次，并维持最低血药浓度为15μg/ml。

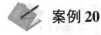

案例20

【处方描述】

（1）患者信息：男，49岁。患者透出液浑浊，透出液白细胞计数：120×10⁶/L。透析液菌培养提示白色念珠菌阳性，血肌酐645μmol/L。

（2）临床诊断：腹膜透析相关腹膜炎

（3）处方

注射用两性霉素B	25mg/瓶	10mg, ivgtt, qd
0.9%氯化钠注射液	100ml/袋	100ml

【处方问题】　用法、用量不适宜：注射用两性霉素B溶媒不适宜、剂量不适宜。

【处方分析】　注射用两性霉素B用于敏感真菌所致的深部真菌感染且病情呈进行性发展者，如败血症、心内膜炎、脑膜炎（隐球菌及其他真菌）、腹腔感染（包括与透析相关者）、肺部感染、尿路感染和眼内炎等。静脉滴注时应用

5%葡萄糖注射液稀释（稀释用葡萄糖注射液 pH 值应在 4.2 以上），不可用氯化钠注射液，因为可以产生沉淀，滴注液的药物浓度不超过 10mg/100ml，避光缓慢滴注，每次滴注时间需 6 小时以上。故用以稀释注射用两性霉素 B 的溶媒选用不适宜。

《2016 国际腹膜透析协会（ISPD）腹膜透析相关腹膜炎防治指南》建议：腹水中检出真菌时应立即行导管拔除，导管拔除后抗真菌治疗至少 2 周。初始治疗联合使用两性霉素 B 和氟胞嘧啶。两性霉素 B 用法为：Ⅳ试验剂量 1mg；起始剂量 0.1mg/（kg·d），持续 6 小时；增加至目标剂量 0.75~1.0mg/（kg·d），持续 4 天。

【干预建议】 将 0.9%氯化钠注射液换为 5%葡萄糖注射液；根据指南推荐按照患者体重换算为合适剂量。

（梁剑波 徐 丹 张志东 章 正 潘裕华）

第十二章 | 血液净化

第一节 血液净化原理及模式

血液净化是把患者血液引出体外并通过一种净化装置，除去某些致病物质，净化血液，达到治疗疾病的目的。血液透析是最常见的血液净化模式，迄今已有100多年的历史。漫长的血液净化发展史主要是透析膜和透析器的发展史。随着多种透析膜材料的研制成功，在普通血液透析器的基础上，生产出了血液透析滤过器和血浆分离器等，标志着血液净化从单一的血液透析，逐渐向血液透析滤过、血液灌流、血浆置换、免疫吸附、持续性肾脏替代治疗、人工肝等多种治疗模式转变。血液净化成为目前治疗急慢性肾衰竭、多器官功能不全、败血症、药物和毒物中毒，以及多种免疫性疾病的重要手段。但这并不意味着血液净化技术可以完全替代正常的肾脏功能。为了克服传统血液净化模式的不足，改善患者的生存率和生活质量，各国学者在努力对透析膜材料和治疗方式进行改进，以寻求更接近生理状态的理想血液净化模式。

当前血液净化采用的主要方式，根据透析装置的不同分为血液透析、血液滤过、血液灌流、血浆置换、免疫吸附等。根据其治疗方法的不同，分为两大类，即间歇性血液透析治疗和连续性血液透析治疗。应用的透析膜有低通量和高通量两种，不同的透析膜及不同的透析方式对中、小分子溶质的清除率不同。

一、血液净化原理

人工肾作为治疗终末期肾病的一种方法。目前它的基本技术概念是将患者的血液引出体外，通过利用不同技术原理制作的装置（血流透析器、血流滤过器、血液灌流器）完成血液中溶质与水的传递，再将净化后的血液回输入体，达到治疗的目的，即通过人工肾的生物物理机制来完成对血液中代谢废物、毒物、致病因子以及水、电解质的传递和清除，达到内环境的平衡。

不同的人工肾装置如透析器、滤过器、灌流器，它们的主要传递过程的原理是不同的。有的装置具两种特性，如超滤型的透析器可以同时具有透析与滤过功能。有一些材料，如聚丙烯腈膜制成的透析器对一些特定的溶质，如 β_2 微球蛋白还有一定的吸附功能。

（一）弥散与透析

溶质溶于溶剂形成溶液是一个溶质均匀分散到溶剂中的过程。只要溶质在溶剂中浓度分布不均一，即存在浓度梯度，溶质分子与溶剂分子的热运动就会使溶质分子在溶剂中分散趋于均匀。这种分子热运动产生的物质迁移现象（即传质）称为弥散（diffusion）。这种溶质趋于均一的弥散现象的运动规律，遵循物理学上 Fick 第一扩散定律：

$$J = -DA \times dc/dx = -DA \times \Delta C/\Delta X \qquad （公式 12-1）$$

其中 J 为溶质的弥散量；ΔC 为溶质浓度梯度差；ΔX 为溶质进行转运的距离（膜厚度）；A 为溶质弥散面积；D 为弥散系数（cm^2/min）

根据 Fick 定律，透析过程中溶质的弥散量与其浓度梯度及透析膜面积成正比，溶质在溶剂中进行弥散传质，溶质受到的传质阻力是溶剂造成的，扩散系数从某种意义上反映了这种特性。跨膜弥散受到的传质阻力还包括膜的厚度、结构、孔径大小、所带电荷等决定的膜的阻力，受膜两侧液体流速和透析器设计类型影响的膜两侧滞留液体层的阻力。

透析过程的溶质传质阻力主要在血液一侧。因此，增加血液流速，改进血液侧流动状态，有助于降低血液侧的传质阻力，即可以在不改变透析器的情况下，提高透析效率，缩短透析时间。

增加透析液流速也可以提高透析效率，透析液流速增加意味着消耗更多的透析液，增加了透析费用。从理论分析认为10%～15%的透析液返回透析器透析液入口和新鲜透析液合并后使用，不影响血液侧溶质的传递速率，但可节省相当数量的透析液。

（二）对流与滤过

弥散传质是溶质与溶剂的分子热运动的结果，对流涉及的是在外力作用下溶质、溶剂或整个溶液被传质过程。它的传质推动并非是浓度差，而是力学强度的差别，如压力差。因此，它涉及的是运动着的流体与界面之间的质量传递（传质）的问题。对流可以在单相内发生，如一杯水中加入一勺糖，用小勺加快搅动很快使糖均匀分布在整杯水中时的传质过程比弥散快得多。对流也可在二相或多相间发生。如用一个滤过膜将血液和滤过液分开，膜两侧有一定的压力差，血液中的水分在负压吸引下由血流侧对流至滤过液侧，血液中一定分子量的溶质也随着水分的传递从血液进入滤过液。这种跨膜对流性质的过程称为滤过。血液滤过就是基于这个原理发展起来的。溶质的跨膜对流传质，同样遵循物理学中质量守恒定律。溶质的对流传质速率与传质面积、传质推动力成正比。

$$J_C = K_C \cdot A \cdot dp/dx \qquad \text{(公式 12-2)}$$

式中　J_C 为对流传质速率，A 为面积；K_C 表示对流传质系数；dp/dx 表示在 X 点处膜两侧的压力梯度。

同样可以利用对流扩散方程，设定一些类同血液透析的合理假设。建立边界条件，求解对流扩散方程，从理论上推导出对流传质系数。实验测量的结果证明，推导的结果与实际值是很接近的。从这些结果中我们可以总结出以下要点。

（1）血液滤过的溶质传质速率，与膜两侧的压力差呈正相关，关键是要合理地选择血液滤过过程中压力差的控制，使之与人的生理状态相适应。

（2）从对流传质系数的影响因素分析中可了解，血液滤过器的性能是影响血液滤过溶质传质速率的关键，其中包括以下参数，如面积、孔径、孔隙率、孔结构、截留最大分子量、膜表面荷电性等。前四个指标对血液滤过溶质传质速率的影响是显而易见的。面积大、传质速率大；相同面积下孔径大、孔隙率高传质速率也会加大。结构的影响复杂一些，孔长度、孔的规整度不仅会影响传质速率，而且与截留分子量的大小直接相关。膜的表面荷电性对血液滤过速率影响较大，主要原因是血液中许多蛋白质的分子尺寸大于滤过膜的孔径，经过一段时间的血液滤过，在滤过膜的表面就会形成次级膜，这种现象称为膜的极化。极化现象明显地提高了膜对流传质的阻力，对流传质速率明显下降。

（3）除了膜结构外，血液的血细胞比容、血脂的含量均对对流传质速率有一定的影响。同时随血液中液体的滤除，血浆蛋白浓度升高，胶体渗透压也随之上升，这也会导致对流传质速率的下降。

（4）不同的补液方式对对流传质速率也有影响，前稀释方式的对流传质速率明显的高于后稀释方式，但由于溶质浓度低，总清除率仍低于后稀释。此外，前稀释的膜极化现象也较轻。

（5）血液滤过中的溶质对流传质是溶质随着水的滤过同时进行，膜两侧溶质的浓度基本相等，因此它对小分子物质的传质相对血流透析而言速率较低，而对中分子物质的传质速率相对较高。

（6）血液滤过过程一般极少有弥散传质现象发生。而血液透析过程中除了有弥散传质外也有对流传质的发生。

（三）吸附与灌流

在血液透析过程中，血液中的某些蛋白质、药物及有害物质（如 β_2 微球蛋白、内毒素、补体等）在正负电荷相互作用或范德华力作用下被吸附于透析膜表面。若吸附剂表面固定有抗原、抗体，则利用生物亲和力也能将血液中相应的抗体、抗原吸附。血液和吸附剂直接接触，溶质分子通过生物亲和力、静电作用力和范德华力被吸附剂吸附的过程称为血液灌流。血液灌流中溶质分子通常被对流、弥散至吸附剂表面，再被吸附剂吸附。由于吸附剂内部的比表面非常大，故而传质阻力多集中在吸附剂的表层。要提高吸附效率应当做到以下几点。

（1）根据要清除吸附溶质的化学结构与生物特性来选择合适的吸附剂。如水溶性溶质宜选用活性炭类吸附剂，脂溶性溶质宜选用树脂类吸附剂，大分子类溶质宜选用亲和型吸附剂。

（2）根据清除吸附溶质的分子尺寸大小选择吸附剂适宜的孔径、孔径分布、孔隙率及比表面。并非对所有溶质的吸附都强调高比表面。吸附较大分子量的吸附材料并不要强调过高的比表面，因为比表面太高的吸附剂孔径小了，反倒不能吸附分子量较大的溶质。因此首先要强调适宜的孔径及其分布。

（3）凡是固定了生物活性物质，依靠生物亲和力进行吸附的吸附剂，要注意它的生物活性物质的洗脱和自动脱落问题。因为它们脱落进入人体后，不少物质会造成生物学危害，应引起我们的重视。

（4）吸附剂的微粒脱落问题也要引起广泛的重视，因为这些脱落的微粒会带来一系列生物学危害。对吸附剂要用微囊技术，对其表面进行微囊化，以防止吸附剂微粒脱落并提高吸附剂的生物相容性。

（四）渗透

在膜两侧渗透压梯度的驱使下，水分子从渗透压低的一侧向渗透压高的一侧作跨膜运动，称为渗透。透析液的渗透压与血液的渗透压相似，血液透析主要是通过水压梯度超滤脱水，而渗透脱水作用较轻，此点不同于腹膜透析。

二、血液透析

血液透析（hemodialysis，HD）简称血透，主要替代肾脏对溶质（主要是小分子溶质）和液体的清除功能，其利用半透膜原理，通过溶质交换清除血液内的代谢废物、维持电解质和酸碱平衡，同时清除体内过多的液体。溶质清除主要依赖弥散，即溶质依半透膜两侧溶液浓度梯度差从浓度高的一侧向浓度低的一侧移动。影响弥散透析率的因素包括溶质的分子量、溶质的浓度梯度、膜的阻力、溶质的蛋白结合率、血液与透析液流速等。溶质清除的另一种方式是对流，即依靠膜两侧压力梯度，水分和小于膜截留分子量的溶质从压力高侧向压力低侧移动。影响对流的因素包括膜的特性、血液成分、液体动力学和温度等。在普通血透中弥散起主要作用，血液滤过时对流起重要作用。

血液透析时透析液多用碳酸氢盐缓冲液，并含有钠、钾、钙、镁、氯、葡萄糖等。钠离子通常保持在生理浓度，其余物质根据患者情况调整。糖尿病患者应使用生理糖浓度透析液。透析用水纯度对保证透析质量至关重要，借由水处理系统来控制。

三、血液滤过

对血液滤过（hemofiltration，HF）是根据肾单位的滤过和肾小管的重吸收为原理设计的一种血液净化方法。将患者的血液引入血滤器，血浆内除蛋白质、细胞之外的水及溶质被滤出，从而将血中的有毒代谢废物及过多的水分清除。人的两个肾脏肾小球基底膜面积总和为 $1m^2$ 时，肾血浆流量为 600ml/min，肾小球有效滤过压为 6.0kPa，滤过率为 120ml/min。机体 24 小时的原尿量为 180L，其中 99% 被肾小管重吸收，仅 1% 成为终尿液。从动－静脉内瘘、深静脉插管引流出的血流量通常仅为 200～300ml/min，远低于肾血流量，因此滤过率也低。血液滤过时的滤过率取决于滤过膜的面积、跨膜压、筛系数和血流量。为了提高滤过率，必须增大跨膜压，使流经血滤器的血浆有 35%～46% 被滤出，滤过率达到 60～90ml/min。每一次血液滤过要滤出 20L 左右的滤液，因此需补充置换液以维持水、电解质及酸碱平衡，以保持内环境稳定，这相当于肾小管的重吸收作用。

与血液透析（HD）靠半透膜的弥散作用来清除溶质不同，血液滤过主要通过对流原理清除水分及代谢废物，凡是小分子滤过膜截留相对分子质量（通常为 40000～60000）的溶质伴随水分以对流的方式被清除。HF 对大、中分子的潜质的清除优于血液透析，而对小分子溶质的清除则不如血液透析（表 12 –1）。

表 12 –1　肾脏、HF、HD 对全血中不同分子量溶质的消除效果

溶质	相对分子质量	清除率（ml/min）		
		肾脏	HF	HD
菊粉	5200	218	117	6
肌酐	113	218	108	120
尿素	60	136	101	140

四、血液透析滤过

血液透析滤过（hemodiafiltration，HDF）是在血液透析的基础上，采用高通量的透析滤过膜提高超滤量，从血中滤出大量含毒素的体液、同时输入等量置换液的一种血液净化方法，其目的是在透析清除小分子毒素的同时，增强对中分子毒素的清除作用。

HDF 的工作机制与血液透析相同，包括溶质的弥散、对流和水分的超滤。

血液透析的溶质清除主要依靠弥散功能，对流只占极小比例，而 HDF 由于超滤量的大幅度提高，通过对流清除的比例也明显增大；血液透析由于膜的孔径较小，只能清除小分子毒素，而 HDF 采用高分子合成膜，孔径增大，能有效地清除中分子毒素和促炎症介质。

五、连续性肾脏替代治疗

1. 概念 连续肾脏替代治疗（continuous renal replacement therapy，CRRT）或称缓慢连续性血液净化是以缓慢的血液流速和（或）透析液流速通过弥散、对流和吸附进行溶质交换和水分清除的血液净化治疗的统称。目前主要包括缓慢持续超滤（SCUF）、连续静 - 静脉血液滤过（CVVH）、连续静 - 静脉血液透析（CVVHD）、连续静 - 静脉血液透析滤过（CVVHDF）、连续性高通量透析（CHFD）、联合血浆滤过吸附（CPFA）。目前 CRRT 指每天 24 小时持续维持治疗，而其他非连续的长于常规透析时间的方法，可称为延长的每天血液净化治疗（extended daily blood purification）。

2. 特点 CRRT 相对普通血透具有如下特点：对血流动力学影响小，血渗透压变化小；可持续清除溶质和水分，维持内环境稳定，并为肠内、外营养创造条件；以对流清除为主，中、小分子物质同时清除；可实现床边治疗与急救。

3. 适应证 CRRT 不仅限于肾脏功能替代，更成为各种危重症救治的重要器官支持措施。其适应证包括重症急性肾损伤和慢性肾衰竭（如合并急性肺水肿、脑水肿、血流动力学不稳定、高分解代谢等）、多器官功能障碍综合征、脓毒症、心肺体外循环、急性呼吸窘迫综合征、充血性心力衰竭、急性重症胰腺炎、药物或毒物中毒、挤压综合征、肿瘤溶解综合征等。

六、各种血液净化模式比较

除了常规血液透析和 CRRT，近年来有三种血液净化模式逐渐普及，即短程每日血液透析（SDHD）、夜间血液透析（NHD）和持续缓慢低效血液透析（SLED）。表 12 - 2 对各种血液净化方式进行了比较，其中包括了这三种新的血液净化模式。它们与传统的血液透析不同之处在于每天进行透析，这样就减少了透析间歇期的体重和体液组成的变化。SDHD 仅利用开始的 2 小时即可以清除大部分的小分子溶质，而持续 6 ~ 8 小时的 NHD 则增加了磷酸盐和中分子溶质的清除。SLED 为急性肾损伤需传统的持续性肾脏替代治疗（CRRT）的患者提供了另一种选择，它的优势在于它利用的是传统的透析机器和常规透析液，同时由于它仅持续 6 ~ 12 小时，因此给病人的生活提供了灵活性。

表 12 - 2　血液净化模式比较

模式	缩写	扩散	对流	血管通路	置换液
间歇性血液透析	HD	+ + + +	+	瘘或静 - 静	否
间歇性高通量血液透析	HFD	+ + +	+ +	瘘或静 - 静	否
持续不卧床腹膜透析	CAPD	+ + + +	+	无	否
连续动 - 静脉血液滤过	CAVH	0	+ + + +	动 - 静	是
连续静 - 静脉血液滤过	CVVH	0	+ + + +	静 - 静	是
连续动 - 静脉血液透析	CAVHD	+ + + +	+	动 - 静	是
连续静 - 静脉血液透析	CVVHD	+ + + +	+	静 - 静	是
连续动 - 静脉血液透析滤过	CAVHDF	+ + +	+ + +	动 - 静	是
连续静 - 静脉血液透析滤过	CVVHDF	+ + +	+ + +	静 - 静	是
短程每日血液透析	SDHD	+ + +	+	瘘或静 - 静	否
夜间血液透析	NHD	+ + + +	+	瘘或静 - 静	否
持续缓慢低效血液透析	SLED	+ + + +	+	瘘或静 - 静	否

七、血液透析的适应证

1. 慢性肾衰竭（CRF）　一般在患者肌酐清除率（Ccr）降至 10ml/min 左右时即开始进行血液透析，糖尿病患者宜提前，当 Ccr 小于 15ml/min 时开始透析。其他参考指标为：①血尿素氮 ≥28.6mmol/L；②血肌酐 ≥707.2μmol/L；③高钾血症 K ≥6.5mmol/L；④代谢性酸中毒二氧代碳结合力 ≤16.74mmol/L；⑤有明显的水潴留体征（严重水肿、血压升高及充血性心力衰竭）；⑥有厌食、恶心、呕吐等明显尿毒症表现。

2. 急性肾衰竭　①基本同 CRF。②急性肾衰竭诊断确立，少尿或无尿两天以上；血肌酐 ≥442μmol/L；或存在高分解代谢（每日血尿素氮上升 10mmol/L 以上，血肌酐上升 177μmol/L 以上或血钾上升 1~2mmol/L 以上）。

八、血液透析的相对禁忌证

（1）休克或收缩压低于 10.7kPa（80mmHg）者。

（2）有严重出血或出血倾向者。

（3）严重心肺功能不全包括心律失常、心肌功能不全或者严重冠心病者。

（4）严重感染如败血症，或有血源性传染病者。

（5）晚期肿瘤、极度衰弱或不合作的患者。

第二节　血液透析的并发症

血液透析技术的发明发展给急慢性肾衰竭患者的肾脏替代治疗带来了福音，但为了血液透析建立的血管通路也可能带来并发症，有研究表明透析患者为了治疗这些并发症需花费 1/4 的住院时间及大量经费。随着患者透析病程的延长、病情的加重等，透析患者的并发症可能会涉及各个器官系统。

一、血管通路的并发症

血管通路分为临时性、半永久性和永久性，无论哪种通路都会在使用过程中有并发症的发生。

1. 临时性血管通路并发症　临时性血管通路是指能迅速建立，立即使用的血管通路。一般多选用周围动静脉直接穿刺使用、动静脉外瘘、经皮深静脉插管。其并发症主要有以下几点。

（1）感染　临时性血管通路主要并发症，包括单纯皮肤感染、管周隧道内的感染、导管内感染，严重者可发生菌血症。

（2）管腔内血栓形成　在每次透析结束后注入浓度为 5000U/ml 的肝素抗凝可有效预防血栓。

（3）血流量低　增加血管压力、检查导管出口是否扭曲，必要时更换导管。

2. 半永久性血管通路并发症　半永久性血管通路主要指半永久插管，维持时间长，国内一般主张使用 6 个月至 1 年。其并发症主要有以下几点。

（1）管腔内栓塞　常导致血流量不充分，进而引起透析不充分，应进行溶栓治疗，但潜在危险是出血。

（2）中心静脉置管处的栓塞狭窄　颈内静脉和锁骨下静脉插管可引起上腔静脉栓塞及上腔静脉综合征，可通过血管成形及溶栓解决。

（3）感染　有些导管感染症状较轻，给予敏感抗生素治疗有效，严重感染则需拔除导管。

（4）其他　导管位置异常或移位，导管或外接头损害。

3. 永久性血管通路并发症　一般来说永久性血管通路采取的方式是手术形成动 - 静脉内瘘，当患者自身原位血管条件不允许造瘘时可采用自身异位、异体或人造血管搭桥造瘘。其并发症有如下几点。

（1）血栓　早期血栓主要由于手术因素造成，可以尽快手术取出并纠正导致血栓形成的因素。晚期形成血栓可能是血管狭窄、低血压、高凝状态等原因引起，也应尽早手术治疗。

（2）血流量不足　多由于反复穿刺造成血管狭窄所致。可手术或球囊扩张解决。

（3）感染　比较少见，多由无菌操作不规范、卫生护理不佳或体内其他感染灶细菌播散所致。

（4）动脉瘤和假性动脉瘤　多由于同一部位反复穿刺，拔针后外渗、出血，穿刺管未愈合所致，也应手术解决。

（5）窃血综合征　是由于远端肢体血供经通路分流后血供减少，肢体缺血缺氧造成。严重者可手术解决。

（6）内瘘功能丧失　传统的看法是由于内瘘吻合口狭窄、血管瘤、血栓形成等因素导致，病变部位多在内瘘静脉侧或再往后的静脉段。新的研究发现内皮细胞功能异常、血小板异常对动脉平滑肌细胞的迁移、异常分化等生物特性的改变引起的动脉内膜增生失控也是内瘘功能丧失的重要因素。

二、透析时使用肝素抗凝的并发症

1. 出血　患者透析结束后可发生明显出血，可用鱼精蛋白中和。

2. 血小板减少症　部分透析患者可出现血小板减少，如若发生应换其他抗凝方式。

3. 其他　使用肝素还有过敏反应、脂质代谢紊乱、骨质疏松、补体激活、白细胞下降、脱发等。

三、血液透析的并发症

血液透析的并发症一般分为急性并发症及慢性透析患者的器官系统并发症。

（一）急性并发症

1. 首次使用综合征　有两种类型。

（1）过敏反应型　多发生于透析开始后几分钟至 30 分钟，可有灼热、呼吸困难、窒息濒死感、瘙痒、荨麻疹、咳嗽、鼻卡他、流泪、腹部绞痛和腹泻等症状。

（2）非特异型　常发生于透析开始后几分钟至 1 小时，主要表现为胸痛和（或）背痛，需注意与心绞痛鉴别。

2. 失衡综合征　由于透析过程中血液中溶质浓度（主要是尿素）急速降低，使血液和脑组织间产生渗透压差，低钠透析液造成的钠平衡失调和透析液碱化剂的组成，血液 pH 的变化和在血液与脑脊液间的浓度差也是不可忽视的原因。高效能透析器的使用及超滤量过大、过快等都是促成失衡综合征的因素。

失衡综合征轻者发生头痛、烦躁不安、恶心呕吐和肌肉痉挛；重者可发生定向降低、癫痫及昏迷，常伴脑电图改变。这些症状可在短时间（30分钟）消失，也可持续24~30小时，也有死亡的报道。

3. 透析低血压 多发生于超滤量过度、血容量不足、应用降压药物、使用醋酸盐透析、透析中进食等情况。部分与心功能不全、心律失常、心包积液等心源性因素有关。

4. 透析中高血压 多由于水钠潴留、容量控制不当或肾素血管紧张素升高等因素引起。

5. 心律失常 发生原因主要有冠心病、心力衰竭、电解质紊乱、尿毒症心肌病、贫血和低氧血症。主要由于血清钾、钙的变化，其次是由于透析血压下降，冠状循环血流量减少所致，老年患者比较容易出现。

6. 发热 多由于致敏热原反应或感染引起。透析开始后立即出现者为管道污染；1小时后出现者为致热原反应。

7. 肌肉痉挛 多由于低血压、超滤过度、患者低于干体重或低钠透析引起。

8. 溶血 主要原因有透析液温度过高；浓缩透析液与透析用水配比不当导致电导度过低，引起低渗血症；透析用水中甲醛、漂白粉、硝酸盐、铜等物质超标；血泵、管路打折等。

发生溶血患者会出现胸痛、气短和（或）背痛，红细胞压积下降血浆变成粉红色。

（二）慢性透析患者的器官系统并发症

1. 电解质的酸碱代谢紊乱 尿毒症患者由于肾脏泌酸减少，机体处于代谢性酸中毒状态；理论上所有透析方式均能纠正代谢性酸中毒，但事实上有相当部分的血透或腹透患者存在不同程度的代谢性酸中毒。透析的纠酸能力与透析时间、透析频率、透析液中不同的碱基或不同浓度都有关。患者的饮食状况也影响酸中毒的纠正。此外，这些患者多数存在不同程度的钾、钠、氯等电解质代谢异常。

2. 心血管系统并发症

（1）**透析低血压** 常发生于透析多年的患者，透析过程中收缩压通常不超过100mmHg。高龄、超滤量过多、醋酸盐透析液、透析液温度较高、生物相容性差的透析膜、高磷血症及扩血管药物的应用是诱因。

（2）**透析高血压** 是指在透析充分的情况下，患者透析前收缩压大于140mmHg，舒张压大于90mmHg。透析高血压可分为透析间期高血压和透析中高血压。

　　造成透析高血压的原因有：容量负荷增加、心搏出量增加、肾素－血管紧张素系统激活、交感神经活性亢进、血管内皮功能障碍、氧化旁路及氧化应激、透析液成分影响钙钠等电解质的浓度、EPO 的副作用、透析清除降压药物、甲状旁腺激素分泌过多等。

　　（3）心律失常　　维持性透析患者发生心律失常的原因有：冠心病、心衰、心包炎、严重贫血、电解质（钾、钙、镁）异常、酸碱平衡紊乱、继发性甲状旁腺功能亢进、低氧血症、低碳酸血症、低血压及药物等。

　　（4）心力衰竭　　维持性透析患者心血管疾病的患病率和死亡率明显高于同龄一般人群，其原因包括贫血、糖耐量异常、高血压和低血压、容量负荷过度、动－静脉内瘘术、供氧和代谢异常、高 PTH 血症导致的转移性心肌钙化、低白蛋白血症、氧化应激、高脂血症和高同型半胱氨酸血症、酸中毒和离子紊乱等。

3. 血液系统并发症

　　（1）出凝血异常　　尿毒症患者由于血管性血友病因子与血小板糖蛋白功能异常、血小板功能的异常、使用抗凝剂等因素造成出凝血异常，常可出现出血。

　　（2）贫血　　维持性血液透析患者由于促红素合成减少、失血、营养缺乏、血浆中存在红细胞生长的抑制因子等因素存在不同程度的贫血。

　　（3）粒细胞、单核细胞、淋巴细胞功能受抑制导致免疫力低下，这也是维持性血液透析患者好发感染的原因之一。

4. 神经系统的并发症

　　（1）中枢神经系统并发症　　常见的有尿毒症代谢异常相关脑病、脑出血、短暂性脑缺血、脑梗死、中枢神经系统感染、癫痫等。

　　（2）单一神经病变　　尿毒症患者由于 β_2 微球蛋白淀粉样变、尿毒症钙沉着症、动－静脉瘘引起肢体远端血供减少等因素导致腕管综合征，可引起尺神经和正中神经损伤。

　　（3）临床上可有直立性低血压、无汗、腹泻、便秘或性功能障碍。

5. 骨病和甲状旁腺功能亢进　　维持性血液透析患者肾性骨病的原因有继发性甲状腺功能亢进、酸中毒、活性维生素 D_3 相对或绝对不足、铝及 β_2 微球蛋白沉积于肾组织。肾性骨病分为高转动型和低转动型。

　　（1）高转动型肾性骨病　　典型病理改变为纤维性骨炎，也可表现为混合性骨病及血清甲状旁腺激素水平升高。

　　（2）低转动型肾性骨病　　包括骨软化和动力缺失性骨病，血清甲状旁腺激素水平降低或正常。

6. 代谢异常和营养不良并发症　　维持性血液透析患者由于蛋白质合成障碍和氨基酸从透析液中丢失，处于负氮平衡状态。还可出现脂质代谢紊乱，可见甘油三酯、极低密度脂蛋白和中密度脂蛋白水平升高，低密度脂蛋白和高密度脂蛋白水平下降。由于摄入不足、透析丢失、功能蛋白缺乏，患者常有肉碱、铁、锌、维生素和叶酸等营养素的缺乏。

7. 透析相关淀粉样变　其是长期血液透析患者最常见的致残性并发症。沉积主要发生在骨、关节及其周围软组织，导致腕管综合征、慢性关节病、骨囊性变、破坏性脊柱关节病、病理性骨折、弥漫性关节炎和关节周围炎等。病情发展到后期可沉积于胃肠道、心脏、肝脏、肾上腺等。

8. 肝炎　自血液净化应用于临床以来，血液透析中心爆发肝炎的报道时常可见，肝炎病毒感染成为血液透析的一大并发症。

9. 其他　维持性血液透析患者有透析腹水、肺水肿、获得性肾囊肿、精神异常、皮肤、消化系统等多系统并发症。

第三节　血液净化患者治疗

肾脏替代治疗患者的药物清除率等于机体的清除率与替代治疗清除率之和。如果替代治疗清除量较大，除了需要根据肾功能状况调整药物剂量外，还要根据透析的清除量对剂量进行调整或补充。一般来说，血液透析对药物的清除率主要取决于药物的分子大小、蛋白结合率、分布容积、电荷、水溶性或脂溶性、药物与透析膜结合程度以及透析膜的性质、孔径大小、面积、药物–透析膜的电荷作用等透析器的特性。因此，根据以上条件可以把血液净化患者的用药分为不需要调整剂量的药物、需要调整剂量的药物和避免（或禁止）使用的药物具体如下。

一、血液透析时不需要调整剂量的药物

1. 抗感染药物　青霉素V、头孢呋辛（口服）、克林霉素、氯霉素、多西环素、甲硝唑、米诺环素、利奈唑胺、夫西地酸、奎奴普丁/达福普丁、利福汀、两性霉素B、伊曲康唑（口服）、伏立康唑（口服）、卡泊芬净、茚地那韦。

2. 神经系统药物　氯氮䓬、氯丙嗪、硝西泮、氯硝西泮、羟基安定、丙米嗪、阿米替林、氟西汀、丙戊酸钠、卡马西平、苯妥英钠。

3. 心血管系统药物　维拉帕米、胺碘酮、氨氯地平、阿托伐他汀、普伐他汀、地尔硫䓬、双嘧达莫、多沙拉嗪。

4. 消化系统药物　奥美拉唑、兰索拉唑、昂丹司琼。

5. 内分泌系统药物　甲苯磺丁脲、格列齐特、格列吡嗪、左甲状腺素。

6. 免疫抑制剂类药物　西罗莫司、他克莫司、麦考酚酯。

7. 其他药物　阿法骨化醇、苯丁酸氮芥、他莫昔芬、帕米膦酸二钠、依诺

肝素、对乙酰氨基酚、特非那定、氯苯那敏。

二、血液透析应避免使用的药物

1. 抗感染药物 四环素、呋喃妥因、厄他培南、伊曲康唑（静脉）、伏立康唑（静脉）、膦甲酸、柳氮磺吡啶、拉米夫定/齐多夫定、替诺福韦、西多福韦、更昔洛韦。

2. 消化系统药物 埃索美拉唑、硫糖铝、巴柳氮、5-氨基水杨酸。

3. 骨骼肌肉系统用药 阿仑膦酸、依替膦酸钠、氯曲膦酸钠、利塞膦酸钠、塞来昔布、罗非昔布、布洛芬、非甾体抗炎药。

4. 其他药物 碳酸锂、格列苯脲、甲氨蝶呤、哌替啶。

三、需进行剂量调整的药物

常用的需要调整剂量的药物见表12-3。

表12-3 血液透析患者常用药物剂量

药物	血液透析患者
秋水仙碱	50%的标准剂量，避免延迟给药
别嘌醇	100mg qod 或仅在透析日血液透析后给予300mg
硫唑嘌呤	50%标准剂量
呋塞米 静脉/口服	最大用至500mg，每24h一次，除非无尿
苄星青霉素（青霉素G）	20%~50%标准剂量，最大剂量3.6g/24h
氨苄西林 静脉/口服	250~500mg，每6h一次
阿莫西林	最大剂量500mg，每8h一次
阿莫西林/克拉维酸钾 静脉/口服	口服最大剂量375mg，每12h一次；静脉用初始剂量1.2g，此后600mg，每24h一次，透析后应补充600mg
哌拉西林/他唑巴坦	4.5g，每12h一次，透析后追加2.25g
头孢呋辛	750mg，每24h一次
头孢他啶	0.5~1g，每24~48h一次
头孢曲松	1~2g，每24h一次
头孢噻肟	1g，每12h一次；最大剂量1g，每8h一次
亚胺培南/西司他丁	40~59kg：200mg，每12h一次；>60kg：250mg，每12h一次
美罗培南	50%标准剂量，每24h一次
克拉霉素	50%标准剂量，250mg，每12~24h一次

药物	血液透析患者
左氧氟沙星	如果标准剂量是 500mg，初始剂量是 500mg，此后 125mg，每 24h 一次。如果标准剂量是 250mg，初始剂量是 250mg，此后 125mg，每 48h 一次
环丙沙星　静脉/口服	50% 标准剂量
万古霉素	15mg/kg 或 1g，根据血药浓度调整剂量
替考拉宁	1 ~ 3 天给予标准剂量，此后从第 4 天起给予标准剂量，每 72h 一次或 33% 标准剂量，每 24h 一次
阿昔洛韦　静脉	50% 标准剂量，每 24h 一次
阿昔洛韦　口服	标准剂量，每 12h 一次
更昔洛韦	诱导 1.2mg/kg，每 24h 一次
两性霉素 B	标准剂量，每 24 ~ 48h 一次
两性霉素脂质体	标准剂量，但是只在血液透析后给药
氟康唑　静脉/口服	标准剂量，仅在透析日血液透析后给药
氟胞嘧啶	50mg/kg，每 24h 一次。根据药物浓度调整用药

四、血液透析患者处方审核注意事项

（1）需看药品使用适应证，包括原发疾病和并发症。肾功能已经衰竭需要透析的慢性肾脏病患者并发症多种多样，特别是透析时间比较长的患者，因此对适应证的判断需要仔细甄别。

（2）需要审核药品是否避免或者禁用于肾衰竭患者。对于慢性肾衰竭患者，仅有的残肾功能非常重要，因此对肾功能有损伤的药物应尽量避免使用以使残肾功能保存时间能够延长。

（3）对于应该进行剂量调整的药物是否进行剂量调整，应严格按照说明书要求进行剂量调整，避免对残肾功能的进一步损害。对于血液透析损失较大的药物应在透析后给药或者透析后给予一定剂量的补充。

（4）对于治疗窗比较窄的药物有条件的应该进行血药浓度的监测，根据血药浓度监测结果进行药物剂量的调整。没有血药浓度监测条件的应该密切关注药物治疗的反应及药物不良反应的发生。

（5）血液透析患者建议透析前收缩压 <160mmHg（含药物治疗状态下），避免收缩压低于 140mmHg，以免造成透析过程中出现低血压。另外，降压的使用剂量根据血压监测结果进行剂量调整，若是对肾功能情况进行剂量调整的药物不

能随意加大剂量，应该联合其他降压药进行降压治疗。

对于大部分血液透析患者来说，药物采取透析后给药可以减少透析清除导致的药物损失。当然，降压药和血管活性药物需避免在透析前几小时给药，以降低低血压的发生率。但是，从 PK/PD 的角度考虑，并非所有的药物都是透析后给药最佳，如氨基糖苷类和万古霉素。研究表明，氨基糖苷类和万古霉素在透析前或透析中给药，相对于透析后给药，可以得到相似的峰浓度，而峰浓度是这类药物主要的疗效指标。而给药间期的 AUC 和随后的透析前浓度会显著下降，因此耳毒性和肾脏毒性就能最小化。

总之，肾脏替代治疗患者的用药需要密切关注其疗效和安全性，应尽量选择肾毒性小或无肾毒性的药物，尽量选择非肾脏排泄或双通道途径排泄的药物。对于肾脏替代治疗患者的药物剂量调整，较单纯肾功能损害患者，更为复杂，需要引起广大临床医生及临床药师的密切关注。当然，对于肾脏替代治疗患者的药物动力学研究及药物剂量调整，我们还有很长的路要走。

第四节　处方审核案例

 案例 1

【处方描述】

(1) 患者信息：女；年龄：67 岁

(2) 临床诊断：慢性肾脏病 5 期；血液透析；高脂血症

(3) 处方

瑞舒伐他汀钙片　　　　　5mg×7 片　　　　　5mg, po, qd

【处方问题】　药物遴选不适宜：瑞舒伐他汀钙片选用不适宜。

【处方分析】　根据瑞舒伐他汀说明书，中度肾功能损害的患者禁用本品的所有剂量。《中国成人血脂异常防治指南（2016 年修订版）》中指出，慢性肾脏病患者是他汀类药物引起肌病的高危人群，尤其是肾功能减退或肾小球滤过率 < 30ml/（min·1.73m²），发病风险与他汀剂量密切相关，应避免大剂量使用。终末期肾脏病和血透患者需评估降胆固醇的风险和获益，药物选择和 LDL - C 目标应个体化。《2013KDIGO 慢性肾脏病血脂管理临床实践指南》推荐，对维持性透析的慢性肾脏病患者，不建议使用他汀类或他汀类联合依折麦布治疗。开始透析时已经使用他汀类或他汀类联合依折麦布治疗的患者，建议继续应用上述药物。该血透患者一直使用他汀类药物治疗，可继续应用。KDIGO 对慢性肾脏病患者建议他汀类药物的用量见表 12 - 4。

表 12 – 4　　KDIGO 对慢性肾脏病患者建议他汀类药物的用量

药　　物	CKD1 ~ 2 期用量	CKD3a ~ 5 期用量（mg/d） （包括接受透析或肾移植患者）
洛伐他汀	一般人群可接受的剂量	无相关研究
氟伐他汀	一般人群可接受的剂量	80
阿托伐他汀	一般人群可接受的剂量	20
瑞舒伐他汀	一般人群可接受的剂量	10
辛伐他汀/依折麦布	一般人群可接受的剂量	20/10
普伐他汀	一般人群可接受的剂量	40
辛伐他汀	一般人群可接受的剂量	40
匹伐他汀	一般人群可接受的剂量	2

注：亚洲国家慢性肾脏病人群宜应用更低剂量的他汀类药物。

【干预建议】　本案例已经根据 KDIGO 指南建议使用更低剂量的瑞舒伐他汀，可以判为合理用法用量，但应密切监测肌痛等他汀类药物不良反应的发生。也可考虑选择受肾功能影响较小的药物，如阿托伐他汀且无需调整剂量。

 案例 2

【处方描述】

（1）患者信息：女，48 岁。2 年前开始规律血液透析，每周 2 次。平素为改善贫血予促红细胞生成素 5000U，每周 2 次。近 3 个月血红蛋白水平由 105g/L 降至 90g/L 左右，透析前血肌酐 501μmol/L，透析后血肌酐 325μmol/L，近 1 个月促红细胞生成素剂量加大至 10000U 每 2 周注射 3 次。TSAT 23.1%；铁蛋白 318.4ng/ml，EPO 检测值为 60.4mIU/ml。

（2）临床诊断：CKD5 期；肾性贫血

（3）处方

　　　重组人促红细胞生成素注射液　1 万单位/支　10000U，每 2 周 3 次，ih

【处方问题】　其他用药不适宜情况：促红细胞生成素已加量使用 1 个月，患者贫血未改善，应考虑是否合并其他原因。

【处方分析】　EPO 纠正肾性贫血的效能受多种因素影响，如果治疗过程中，常规剂量的 EPO 无法再达到以往的疗效，首先应寻找原因。EPO 反应低下的常见原因是铁缺乏，如果在铁充足时 EPO 反应不足，应考虑透析是否充分，有无合并感染、失血、血红蛋白病、溶血，或是否对 EPO 反应下降等原因。本例患者 EPO 检测值为 60.4mIU/ml，排查其他因素，结合患者转铁蛋白饱和度状态考虑为 EPO 抵抗。

该患者长期规律透析，近期无失血、感染等情况，铁指标正常，可能也与透析充分性相关，也可以通过增加透析次数改善贫血状况。以上建议反馈至医师后，医师表示同意，并考虑将 EPO 减量，加予罗沙司他胶囊。罗沙司他为低氧诱导因子－脯氨酰羟化酶抑制剂，可诱导 Hep3B 细胞 EPO 水平升高，改善贫血。

2019 年《新英格兰医学杂志》发表了罗沙司他治疗长期接受透析和未接受透析的肾性贫血患者的中国Ⅲ期研究结果，罗沙司他组平均血红蛋白水平较基线改变（0.7 ± 1.1）g/dl 阿法依泊汀组较基线改变（0.5 ± 1.0）g/dl，达到了预设的统计学非劣效性。另外，铁调素是人体内铁代谢的负调控因子，研究发现第 27 周时罗沙司他组的铁调素水平也较阿法依泊汀组的降幅更大。在第 27 周铁相关生物标志物（iron biomarker）水平较基线变化方面，罗沙司他相比阿法依泊汀更显著地增高了受试者的转铁蛋白（transferrin）水平和总体铁离子结合能力。在临床副作用方面，罗沙司他组最常见（发生率≥5%）的不良事件是上呼吸道感染、高血压、高钾血症等，提示临床应做好相关监护。另外，阿法依泊汀在 C 反应蛋白浓度高的亚组（提示患者可能存在炎症状态）肾脏病患者效果欠佳，罗沙司他组并未出现这种现象。这提示了在有炎症状态时，罗沙司他可能有较大优势，推测这可能与罗沙司他能够降低铁调素以及调动内源铁有关。该患者选择罗沙司他合理。

【干预建议】 建议医师将每周透析 2 次改为每周透析 3 次，并予罗沙司他胶囊 100mg po，每周 3 次。

案例 3

【处方描述】

（1）患者信息：男，44 岁。"因发现血压升高 20 余年，肌酐升高 7 年，规律血透 3 年"入院，既往有"乙型肝炎"病史 7 年，长期服用抗病毒药物。入院实验室检查：血肌酐 1135.6μmol/L，HBV DNA 9.98×10^3，乙肝病毒表面抗原定量大于 250KIU/L，乙肝病毒 c 抗体定量 10.63S/CO。

（2）临床诊断：良性小动脉性肾硬化症；慢性肾脏病 5 期；血液透析；慢性活动性乙型肝炎

（3）处方

恩替卡韦片	0.5mg×28 片	0.5mg, qd, po

【处方问题】 用法用量不适宜：血液透析患者恩替卡韦给药剂量偏大。

【处方分析】 根据该患者 HBV DNA 水平，诊断为慢性活动性乙型肝炎，需要继续服用恩替卡韦抗乙肝病毒治疗。但肾功能不全患者，恩替卡韦的表观口服清除率随肌酐清除率的降低而降低，肌酐清除率＜50ml/min 的患者（包括血液透析或持续性非卧床腹膜透析治疗的患者）应调整给药剂量。见表 12 - 5。

表 12 - 5　肾功能不全患者恩替卡韦推荐用药间隔调整

肌酐清除率（ml/min）	通常剂量	拉米夫定治疗失败
≥50	每日一次，每次 0.5mg	每日一次，每次 1mg
30 ~ 50	每 48 小时一次，每次 0.5mg	每 48 小时一次，每次 1mg
10 ~ 30	每 72 小时一次，每次 0.5mg	每 72 小时一次，每次 1mg
<10 或血液透析或腹膜透析	每 5 ~ 7 日一次，每次 0.5mg	每 5 ~ 7 日一次，每次 1mg

【干预建议】　恩替卡韦用法用量调整为 0.5mg qw po。

 案例 4

【处方描述】

（1）患者信息：男，60 岁。Ccr 5.36ml/min。既往有脑外伤，曾出现四肢抽搐发作，数分钟后可自行缓解；本次住院期间，患者出现两眼上翻、颜面及全身抽搐的状况。

（2）临床诊断：慢性肾衰竭；尿毒性脑病；血液透析

（3）处方

左卡尼汀注射液　　　　　5ml∶2g　　　　2g，qd，ivd

0.9% 氯化钠注射液　　　　　　　　　　100ml

【处方问题】　遴选药品不适宜：左卡尼汀注射液不适宜。

【处方分析】　左卡尼汀又名左旋肉碱，是一种广泛存在于机体组织内的特殊氨基酸，人体长链脂肪酸代谢产生能量所必需的物质。肾功能不全的患者由于肾脏功能下降，无法正常合成左卡尼汀，加之严格控制饮食，体内左卡尼汀含量减少。对于血液透析患者，由于左卡尼汀属水溶性物质，透析时容易随透析排出体外，造成左卡尼汀进一步缺失。左卡尼汀缺乏可产生一系列的并发症，如心肌病、骨骼肌病、心律失常、高脂血症、低血压及透析中肌肉痉挛等。患者通过外源性补充左卡尼汀，能够恢复心肌细胞能量代谢，增加心肌功能，稳定心肌细胞膜，减少心律失常的发生，还能纠正贫血症状，改善患者低血压，降低肌肉痉挛的发生率，改善营养不良。

根据左卡尼汀注射液说明书，其不良反应中指出口服或静脉注射左卡尼汀可引起癫痫发作，不论先前是否有癫痫病史，先前有癫痫发作的患者，可诱发癫痫或使癫痫加重。已有多篇相关文献报道使用左卡尼汀后出现癫痫发作的案例，但左卡尼汀诱发癫痫的机制尚不明确，推测与患者有脑血管疾病有关。因此，临床医生在使用左卡尼汀前，应询问患者是否有癫痫病史，对有脑出血、脑梗死等颅内疾病病史的患者应慎用此药，以防诱发癫痫。该患者既往有脑外伤，有癫痫发作史，用药期间出现抽搐，故不推荐使用左卡尼汀。

【干预建议】 停用左卡尼汀注射液。

 案例5

【处方描述】

（1）患者信息：女，65岁。凝血酶原时间47.4秒；INR 4.34；舌头稍有渗血。降钙素原1.48μg/L，C反应蛋白69.2mg/L。双肺纹理清晰，走行自然，肺野透光度良好，双肺下叶后基底段见斑片状模糊影。双肺门不大，气管、支气管通畅。

（2）临床诊断：慢性肾衰竭；慢性肾脏病5期；血液透析状态；肺部感染

（3）处方

注射用头孢美唑钠	1g/瓶	1g, ivgtt, q12h
0.9%氯化钠注射液		100ml
注射用盐酸氨溴索	30mg	30mg, iv, bid
0.9%氯化钠注射液		100ml
缬沙坦分散片	80mg×7片	80mg, po, qd
特拉唑嗪胶囊	2mg×14片	2mg, po, q12h
硝苯地平缓释片	30mg×7片	30mg, po, q12h

【处方问题】 遴选药品不适宜：注射用头孢美唑钠不适宜。

【处方分析】 头孢美唑是具有N－甲基硫化四氮唑侧链的头孢菌素，可与维生素K竞争，阻碍谷氨酸的羧化，使依赖维生素K的凝血因子Ⅱ、Ⅶ、Ⅸ、Ⅹ等的水平降低，致凝血障碍，引起意外出血。肝肾功能不全、老年病人、营养不良及合并使用其他影响凝血作用的药物（如华法林）时，影响较为显著。类似的药物主要有头孢哌酮、拉氧头孢等。患者凝血功能异常，使用头孢美唑会增加患者的出血风险，因此选用药品不适宜。

【干预建议】 换用其他对凝血功能影响较小的抗菌药物如左氧氟沙星，或监测患者感染相关指标后评估是否可以停用抗菌药物。

 案例6

【处方描述】

（1）患者信息：女，53岁，62kg。血肌酐539μmol/L；CRP 28.62mg/L；PCT 1.38ng/ml；G实验阴性；肺部CT提示结节炎症灶；系统性红斑狼疮病史10年；血透2年余；每周3次。

（2）临床诊断：系统性红斑狼疮；慢性肾脏病5期；肺部炎症

（3）处方

注射用头孢他啶	1g/支	1g, ivgtt, qd

【处方问题】　用法用量不适宜：头孢他啶用于肾功能不全患者，应参考肌酐清除率调整剂量。

【处方分析】　运用 C - G 公式可以算出本例患者肌酐清除率为 10.46ml/（min·1.73m²）。根据注射用头孢他啶说明书可知，当肌酐清除率为（6~15）ml/（min·1.73m²）时，头孢他啶给药剂量应调整为 0.5g ivgtt qd。

本例患者已进入血透阶段，每周3次。根据中国医药教育协会感染疾病专业委员会2018年发表的《抗菌药物药代动力学/药效学理论临床应用专家共识》可知对于 IHD（间歇透析）患者，头孢他啶的给药推荐方式为 0.5~1g ivgtt qd。头孢他啶说明书也说明：如接受连续动静脉或高通量透析的患者推荐剂量为每天1g，但对于低通量血透的患者仍应参考肌酐清除率调整剂量，也即每天 0.5g。且头孢他啶在血透过程中，半衰期为 3~5 小时，因此在每次血透后应重复给予适当的头孢他啶维持剂量。因此该患者抗感染治疗方案可调整为血透后给予头孢他啶 0.5g。

【干预建议】　建议医师将头孢他啶用法用量改为 0.5g ivgtt qd，透析后给药。

 案例7

【处方描述】

（1）患者信息：女，56岁。血肌酐 760μmol/L。患者存在呼吸困难、咳嗽、痰量增多症状。WBC 13.4×10^9/L。

（2）临床诊断：慢性肾脏病5期；慢性肾脏病贫血；血液透析；肾性骨病；全身炎症反应综合征、肺部感染。

（3）处方

左氧氟沙星氯化钠注射液	0.5g×7 瓶	0.5g, ivgtt, qd
骨化三醇胶丸	0.25μg×7 粒	0.25μg, po, qd
重组人促红生成素注射液	10000U×1 支	10000U, ih, qw
复方 α - 酮酸片	84 片	4 片, po, tid

【处方问题】　用法用量不适宜：左氧氟沙星氯化钠注射液不适宜。

【处方分析】　肾功能正常患者肺部感染时左氧氟沙星用法用量是 0.5g ivgtt qd。患者目前肾功能处于慢性肾脏病5期，接受血液透析治疗。根据左氧氟沙星氯化钠注射液说明书：血液透析患者，第一次给药 500mg，此后每48小时 250mg。

【干预建议】 用量改为首剂 0.5g ivgtt qd，此后 0.25g ivgtt qod。

 案例 8

【处方描述】

（1）患者信息：女，69 岁。因"反复腰背部酸痛不适 20 余年，伴恶心、纳差 2 个月"入院。既往有肾结石病史，入院查血肌酐 560.2μmol/L，血常规 23.4×10^9/L，有发热，体温最高达 39℃，考虑为梗阻性肾病。予头孢哌酮他唑巴坦抗感染治疗 3 天后，复查血象仍偏高，持续发热，PCT 5.32ng/ml，血培养阴性，改为注射用亚胺培南西司他丁 1.0g q8h 治疗。

（2）临床诊断：肾终末期疾病；梗阻性肾病；慢性肾脏病 5 期；血液透析

（3）处方

注射用亚胺培南西司他丁 　　　500mg/支 　　　1.0g, ivgtt, q8h

【处方问题】 用法用量不适宜：慢性肾脏病 5 期血液透析患者使用亚胺培南西司他丁给药剂量偏大。

【处方分析】 亚胺培南西司他丁为广谱抗生素，适用于多种病原体所致和需氧/厌氧菌引起的混合感染，以及在病原菌未确定前的早期治疗。本品主要经肾脏排泄，肾功能不全患者需根据肌酐清除率调整用量。慢性肾脏病 5 期患者给药剂量为 0.25~0.5g q12h（以亚胺培南使用量表示，也表示同等剂量的西司他丁），该患者给药剂量偏大。

由于本品可导致抽搐、肌阵挛等中枢神经系统不良反应，并在使用大剂量超过推荐剂量或有癫痫等中枢神经疾病的基础病患者，或在肾功能损害未减量应用本品的情况下易于发生。因此，有中枢神经系统疾病患者应避免应用，确有指征使用时，应在严密观察下慎用。肾衰竭患者需根据其减退程度减量应用，但如有肾衰竭，未进行血液透析时不可使用本品。进行血液透析患者仅在权衡利弊后，患者获益高于发生抽搐的危险性时方可慎用。因为亚胺培南和西司他丁在血液透析时从循环中清除，所以应在血液透析后予以本品静脉滴注，并于血液透析后以每 12 小时间隔使用一次。

【干预建议】 注射用亚胺培南西司他丁剂量调整为 1.0g q12h，透析后给药。

 案例 9

【处方描述】

（1）患者信息：男，51 岁。血肌酐 759μmol/L；磷 1.9mmol/L；钙 2.7mmol/L；iPTH 251pg/ml。

（2）临床诊断：慢性肾脏病肾性骨病；继发性甲状旁腺功能亢进；慢性肾

脏病 5 期；血液透析

（3）处方

硝苯地平控释片	30mg×7 片	60mg, po, qd
酒石酸美托洛尔片	25mg×20 片	50mg, po, bid
盐酸特拉唑嗪片	2mg×14 片	2mg, po, qn
呋塞米片	20mg×100 片	20mg, po, tid
螺内酯片	20mg×100 片	20mg, po, bid
阿托伐他汀钙片	20mg×7 片	20mg, po, qn
重组人促红素注射液	10000U/支	10000U, ih, qw
骨化三醇胶丸	0.25μg×10 粒	0.25μg, po, qd
碳酸钙 D_3 片	0.6g×30 片	0.6g, po, bid（随餐嚼服）
尿毒清颗粒（无糖型）	5g×18 袋	5g, po, qid

【处方问题】 遴选的药品不适宜：碳酸钙 D_3 片选用不适宜。

【处方分析】 根据中华医学会肾脏病学分会于 2019 年发布的《中国慢性肾脏病矿物质和骨异常诊治指南》推荐，CKD 3a～5d 期，建议尽可能将升高的血清磷降至接近正常范围，尽可能避免高钙血症。很多研究结果表明高磷血症可致心血管钙化，左心室肥厚，心血管全因死亡率增加。2017 年《KDIGO 慢性肾脏病矿物质和骨异常临床实践指南》建议，将血清磷维持在 0.87～1.45mmol/L。

磷的代谢平衡主要通过胃肠道吸收、肾脏排泄、骨转运和矿化来实现，因此血磷的管理遵循 diets（食物）限制磷，dialysis（透析）清除磷，drugs（药物）结合磷，这三大原则（3D 原则）。在药物结合降磷过程中，主要有两种磷结合剂。一种含钙，如碳酸钙、醋酸钙；一种不含钙，如司维拉姆、碳酸镧。而含钙的磷结合剂存在潜在加重高钙血症的风险，可能加速钙、磷在骨骼以外的地方沉积，如血管壁、心肌、皮下组织、肌腱、关节等部位，加重心血管钙化、全因死亡等发生率。因此无论是 KDIGO 或是中国指南均建议限制含钙磷结合剂的使用，尤其是患者血钙高时应换用非含钙磷结合剂如司维拉姆或碳酸镧等。对于血液透析患者还可以考虑延长透析时间或增加透析频率，以更有效地清除血磷。

患者目前血磷、血钙均高，医师给予含钙磷结合剂餐中嚼服不合理，存在加重高钙血症风险，应按指南建议换用不含钙的磷结合剂，即将碳酸钙 D_3 片改为碳酸司维拉姆片随餐吞服。

【干预建议】 建议医师将碳酸钙 D_3 片改为碳酸司维拉姆片或碳酸镧咀嚼片，如改为碳酸司维拉姆片 0.8g po tid（随餐吞服）。

（邱晓燕　张志东　章　正）

第十三章 肾移植

第一节 概述

肾移植是治疗终末期肾病的有效方法，也是 20 世纪医学领域的一项重大突破，其技术核心是用具有正常功能的肾脏替换已经丧失功能的肾脏，从而继续发挥肾脏生理功能，达到延长患者生命的目的。目前肾移植的成功率相当高，据统计，1 年和 5 年的移植肾存活率分别超过90%及85%，人存活率更高，分别超过95%及90%。

一、受者与供者的选择

1. 受肾者选择 原则上任何肾脏疾患引起不可逆的肾衰竭均可考虑肾移植治疗。理想的移植受者为青壮年慢性原发性肾脏病患者，内生肌酐清除率 < 10ml/min，无严重血红蛋白下降，经透析尿毒症症状改善。

2. 供肾者选择 活体供肾肾移植包括血缘相关的活体供肾肾移植和血缘无关的活体供肾肾移植。前者包括父母子女间、兄弟姐妹间的肾移植，后者包括夫妻间、朋友及社会热心人士自愿捐肾者。最好的供肾者是单卵双胎供者，其次是兄弟姐妹，再次为父母或子女。尸体供肾是以脑死亡作为供者条件，包括有心跳的脑死亡供体和无心跳的脑死亡供体，以脑外伤供体最适宜。

3. 肾移植相对禁忌证 急进型和抗肾小球基底膜抗体阳性的肾小球肾炎、继发于全身性疾病的肾脏疾病、对免疫抑制剂治疗禁忌的患者、肾肿瘤远位转移、淋巴细胞毒抗体阳性、妊娠及受体有活动性乙型或丙型肝炎等。

二、移植术后排异反应

肾移植术后，由于供、受者之间的组织相容性抗原不同，从而刺激相互的免疫系统，引起排斥反应。肾移植排斥反应主要表现为宿主抗移植物反应，分为超急性排斥反应、急性加速性排斥反应、急性排斥反应和慢性排斥反应。

超急性排斥反应是在移植物血液循环恢复后数分钟或数小时内发生的排斥反

应，多为宿主体内预存的供体特异性抗体所致。移植术后，这些抗体与移植物细胞表面相应抗原结合，激活补体，导致移植的血管内凝血和血栓形成，造成移植器官栓塞、坏死。反复多次输血、多次妊娠、长期血液透析或有同种异基因移植史的个体体内易存在供体特异性抗体。

急性加速性排斥反应多发生在移植术后 2～5 天内，发生越早，程度越重，严重时可致移植肾破裂出血，移植肾功能迅速丧失。其病因与超急性排斥反应类似，参与的抗体可能有 3 种，即预存低浓度抗体、记忆 B 细胞新产生的抗体以及供者抗原诱导的新生供体特异性抗体所致。

急性排斥反应是最常见的一种移植排斥反应，多发生在移植术后早期，也有移植多年后发生急性排斥的情况，较多患者与移植后免疫抑制剂的不规律服用有关。急性排斥反应临床上表现为发热、全身不适，移植物肿大和疼痛同时伴有移植物功能突然减退。主要原因是移植物表面的抗原被识别为外来或非己分子，淋巴细胞游走到移植肾内，浸润至间质或血管周围。

慢性排斥反应属于迟发型变态反应，发生于移植后数月甚至数年之后，是器官移植失败的主要原因之一，但其机制尚不清楚。主要表现为进行性移植器官的功能减退直至丧失；病理特点是血管壁细胞浸润、间质纤维化和瘢痕形成，有时伴有血管硬化性改变。

从排斥反应发生的机制角度，又可将排斥反应分为 T 细胞介导的排斥反应和抗体介导的排斥反应，以便更好地指导临床治疗。两者在发病机制、病理改变和临床预后等方面存在明显不同。前者临床较多见，及时处理多可以逆转，后者却常可导致移植物失功。

第二节　肾移植术后药物治疗

肾移植患者需要抑制宿主对移植肾的排斥反应，延长移植物和患者的存活期。免疫抑制剂的发展和应用是 20 世纪器官移植领域的重要突破，明显提高了移植患者的生存率。免疫抑制剂是一类可抑制机体异常免疫反应的药物，主要包括多种化学合成药物和生物制剂，在临床上主要用于防止器官移植时的排斥反应及自身免疫性疾病的治疗。

一、常见治疗药物介绍

1. 钙调蛋白抑制剂（calcineurin inhibitor，CNI）

（1）环孢素（ciclosporin，CsA）是含 11 个氨基酸的环形多肽，通过干扰 T 淋巴细胞活性，阻断其参与体液和细胞免疫，从而防止排斥反应的发生。

（2）他克莫司（tacrolimus，FK506）是一种具有强大免疫抑制作用的大环内酯类免疫抑制剂，与 CsA 有相似的免疫作用机制。主要通过抑制白细胞介素 – 2（interleukin – 2，IL – 2）的释放，全面抑制 T 淋巴细胞的作用来发挥强大的免疫抑制作用。其免疫抑制作用强度为 CsA 的 10 ~ 100 倍，肝毒性却较 CsA 小。

CNI 类药物毒副作用与血药浓度密切相关，服药期间宜严密监测血药浓度、肝肾功能等。

2. 西罗莫司（sirolimus，SRL） 西罗莫司，又名雷帕霉素，是一种大环内酯类免疫抑制剂，通过抑制哺乳动物雷帕霉素靶蛋白（mammalian target of rapamycin，mTOR）的活化，抑制 P70S6 激酶活性，阻止淋巴细胞 G_1 期向 S 期转变，可同时抑制 T 细胞和 B 细胞的增殖。SRL 不引起肾小球滤过率减少及肾功能损害，且无神经毒性。目前临床上常把 SRL 作为替代 CNIs 的备用方案。

3. 抗代谢药

（1）硫唑嘌呤（azathioprine，AZA） 是 6 – 巯基嘌呤的前体药物。通过抑制 DNA、RNA 以及蛋白合成，抑制淋巴细胞增殖反应。AZA 主要不良反应有肝功能损害、造血系统损害和感染。

（2）吗替麦考酚酯（mycophenolate mofetil，MMF） 是霉酚酸（mycophenolate acid，MPA）的酯类衍生物，是一种高效、选择性、非竞争性、可逆性的次黄嘌呤核苷磷酸脱氢酶抑制剂，可抑制鸟嘌呤核苷酸的经典合成途径。麦考酚钠肠溶片（mycophenolate sodium enteric – coated tablet，EC – MPS）是 MPA 钠盐的肠衣片型，其活性成分同样是 MPA，与 MMF 在分子结构上的差异在于以钠盐替代了酯基团，因此作用机制同 MMF。EC – MPS 肠溶剂型的主要作用是能够改善 MPA 的胃肠道不良反应。针对服用 MMF 胃肠道不耐受的患者，换用 EC – MPS 后胃肠道症状可得到改善。主要用于 AZA 禁忌证患者或作为抗代谢药物的首选药。MMF 主要的不良反应是骨髓抑制及胃肠道不良反应。

4. 糖皮质激素（glucocorticoid，GC） 糖皮质激素是最早应用于免疫抑制治疗的非特异性抗炎药，目前仍是基础免疫抑制方案中的一线用药。移植患者常用的 GCs 主要是甲泼尼龙（methylprednisolone，MP）和泼尼松（prednison，Pred）。GCs 的不良反应较多，使用中应注意监测。

5. 生物免疫抑制剂（抗体制剂） 代表性的有抗胸腺细胞免疫球蛋白、抗淋巴细胞免疫球蛋白和 IL – 2 受体拮抗剂（如巴利昔单抗）。抗体制剂目前主要用于围手术期的诱导治疗、预防急性排斥反应以及治疗激素抵抗型排斥反应。

二、药物治疗方案

免疫抑制剂的联合用药原则，根据器官移植后免疫抑制剂应用抗排斥反应的共识，研究显示无论采用何种联合方式，均有单一用药无可替代的优势。具体用药方案应根据药物的作用机制、不良反应、各地区的用药习惯并结合患者的经济条件来确定。同时，通过血药浓度监测、药物基因检测等手段，并结合患者自身状态，决定患者药物治疗方案中联合用药的品种和具体剂量。

肾移植中免疫抑制剂按使用时间和治疗目的，治疗方案可分为三类。

1. 诱导治疗　适用于移植术后早期，免疫抑制剂的用量相对较大，有助于预防排斥反应；通常将生物制剂作为肾移植受者初始免疫抑制方案的诱导治疗，其中 IL-2 受体拮抗剂巴利昔单抗作为诱导治疗的一线用药；对具有高排斥风险的肾移植受者，使用抗人胸腺细胞免疫球蛋白（anti-human T lymphocyte immunoglobulin，ATG）进行诱导治疗。

2. 抗排斥治疗　又称救急治疗，通常采用冲击治疗，以逆转急性排斥反应。对于细胞介导的急性排异反应，糖皮质激素（GCs）冲击治疗是一线方案；GCs治疗效果不佳或复发的急性细胞性排斥患者，使用抗淋巴细胞抗体（如 ATG等）；对于抗体介导的排斥反应，可考虑使用血浆置换、静脉注射用免疫球蛋白（intravenous immunoglobulin，IVIG）、抗 CD20 单克隆抗体（利妥昔单抗）、抗淋巴细胞抗体，可联用或不联用 GCs 冲击。

3. 维持治疗　维持小剂量的免疫抑制剂，达到既防止排斥反应，又保护受者正常防御功能的目的；联合使用免疫抑制剂包括钙调磷酸酶抑制剂（CNI）和抗增殖类药物，包含或不包含 GCs。目前国内外最常用的免疫抑制维持治疗方案是以 CNI 为基础的三联免疫抑制方案，即他克莫司或环孢素联合一种抗增殖类药物（如吗替麦考酚酯）再联合小剂量 GCs。KDIGO 指南推荐 CNI 中他克莫司为一线用药，抗增殖类药物中 MPA 类药物为一线用药；对于低免疫风险的患者和已接受诱导治疗的患者，移植后 1 周内可停用 GCs；如需使用 mTOR 抑制剂，可在移植肾功能完全恢复、手术伤口愈合后使用；西罗莫司可与 CNI、抗增殖类药物和 GCs 联合使用，形成三联或四联免疫抑制方案。

在 CNI 为基础的三联免疫维持方案应用过程中需要注意以下事项：① CNI类免疫抑制剂早期药物浓度不达标是 T 细胞介导排斥反应（T cell-mediated rejection，TCMR）发生的危险因素。因此，初始用药时可以按照平均偏大的剂量使用［如 CsA，$6mg/(kg \cdot d)$；FK506，$0.15mg/(kg \cdot d)$］，或者应用基因检测手段给予初始给药剂量，必要时还可以检测服药后药物峰浓度作为调整剂量的参考。②早期足量抗增殖药物的使用也有利于预防急性 TCMR 的发生（如 MMF 为

1~2g/d)。③激素的使用：早期激素的使用对预防急性 TCMR 是必要的，GC 应用遵循递减的原则，一般减至 Pred 5~10mg/d 维持。

三、免疫抑制剂的药物治疗管理

1. 免疫抑制剂血药浓度监测　在免疫抑制治疗中，患者体内必须达到稳定的药物浓度才能获得治疗效果。在临床应用中，免疫抑制剂的治疗窗窄和血药浓度个体间差异大，且其血药浓度与免疫抑制强度及毒副反应相关。因此，应定期对移植患者进行免疫抑制剂血药浓度监测，优化给药剂量，确保有效安全用药。

（1）FK506 的血药浓度监测

【有效谷浓度参考值】　见表 13-1。

表 13-1　FK506 的有效谷浓度参考值

肾移植术后	FK506 谷浓度（C_0）（ng/ml）
0~1 个月	8~12
1~3 个月	6~10
3~12 个月	4~10
>12 个月	4~8

注：此浓度为 FK506 + MPA 类药物 + GCs 的三联方案中的 FK506 浓度，以上数值仅供参考，实际用药过程中医师会根据个人情况进行调整。

【血药浓度过低】　可能会产生排斥反应，建议定期就诊、复查。

【血药浓度过高】　FK506 全血谷浓度超过 20ng/ml 时，易发生药物毒副作用症状如血糖升高等。建议及时向医生或药师咨询。

（2）CsA 的血药浓度监测

【有效谷浓度参考值】　见表 13-2。

表 13-2　CsA 的有效谷浓度参考值

肾移植术后	谷浓度（C_0）（ng/ml）	峰浓度（ng/ml）
0~1 个月	150~300	1000~1500
1~3 个月	150~250	800~1200
3~12 个月	120~250	600~1000
>12 个月	80~120	>400

注：此浓度为 CsA + MPA 类药物 + GCs 的三联方案中 CsA 浓度，以上数值仅供参考，实际用药过程中医师会根据个人情况进行调整。

【血药浓度过低】　可能会发生移植排斥反应，建议定期就诊、复查。

【血药浓度过高】　易发生肾毒性，且产生的肾毒性难以和排斥反应区别，建议及时向医师或药师咨询。

（3）SRL 的血药浓度监测

【有效谷浓度】　SRL 联合 CNI 类及 GCs 作为初始治疗的血药谷浓度 8 ~ 12ng/ml；早期转化 SRL + MPA + GCs 方案，建议 SRL 血药谷浓度 4 ~ 10ng/ml；晚期转换 SRL + MPA + GCs 方案，SRL 血药谷浓度控制在 4 ~ 8ng/ml。

【血药浓度过低】　低于 3ng/ml 应及时调整服药剂量，调整剂量后 7 ~ 14 天再次给药前采血测定谷浓度。SRL 的最大给予剂量不可超过 40mg/d。

【血药浓度过高】　血药浓度与药物毒性成正比，浓度高较易发生不良反应，但其不良反应是可逆的。减少药物剂量血药浓度降低后，不良反应均可好转。对于发生的不良反应对症处理即可。

（4）MPA 类的血药浓度监测

【有效谷浓度】　MPA – AUC 治疗窗为 30 ~ 60mg/（h·L）。

【血药浓度过低】　MPA 类药物的药动学和药效学在个体间和个体内存在极大变异，浓度过低应及时增加 MPA 类药物剂量。

【血药浓度过高】　目前对 MPA 暴露与其不良事件的相关性尚存在争议。一项前瞻性随访研究中，肾移植受者的白细胞减少或贫血发生风险随 MPA – $AUC_{0~12h}$增加而升高，感染或腹泻发生风险则与之无关。

2. 免疫抑制剂不良反应的监测　移植术后患者使用免疫抑制剂可能出现多种药物不良反应，需进行监护和管理，出现不良反应时需进行评估是否调整免疫抑制方案或进行对症处理。常见的免疫抑制剂不良反应见表 13 – 3。

表 13 – 3　常见免疫抑制剂的不良反应

免疫抑制剂	常见不良反应
环孢素 A	肾功能异常；高血压、高血糖；震颤、头痛、癫痫；皮肤感觉异常、多毛症、痛风；齿龈增生；肝毒性；感染[a]
他克莫司	肾功能异常；头痛、失眠、震颤、肌痛、乏力等神经毒性，严重和易感个体可以发生脱髓鞘损伤；胃肠道反应以及高血压、高血钾、低镁血症、高尿酸血症、高血糖等；感染[a]
西罗莫司	外周性水肿、发热、头痛；伤口愈合不良；感染[a]；高血压、静脉血栓栓塞；胃肠道反应、口腔炎；贫血、全血细胞减少；高脂血症、电解质紊乱；关节痛、鼻出血；肺炎；痤疮；尿路感染、蛋白尿
霉酚酸类	胃肠道反应；皮疹、脉管炎、肌痛、关节痛；低血压；Stevens – Jones 综合征；良性和恶性肿瘤；骨髓抑制

续表

免疫抑制剂	常见不良反应
皮质类固醇	短期使用时，常引起心血管疾病、移植后新发糖尿病、创口愈合不良、低血钾、水钠潴留、机会性感染增加等 长期使用时可能出现白内障、糖尿病、高血压、肥胖、骨质疏松、消化道溃疡、儿童生长抑制、肾上腺皮质功能减退等
巴利昔单抗	便秘、尿路感染、发热；恶心、呕吐；外周性水肿；高血压、低血压、头痛；贫血、中性粒细胞减少、血小板减少；水、电解质紊乱；伤口愈合不良；支气管痉挛；心律失常
兔抗人胸腺细胞免疫球蛋白	白细胞减少、血小板减少；过敏；感染[a]；淋巴组织增生障碍、恶性肿瘤

注：a. 包括细菌、真菌及病毒，包括耶氏肺孢子菌、巨细胞病毒、EB 病毒感染等。

3. 免疫抑制剂的相互作用监护 移植后药物的应用需非常谨慎，有些药物会增加免疫抑制剂的血药浓度，而有些药物则会降低免疫抑制剂的血药浓度，另外一些药物本身就有肾脏或肝脏毒性，应该避免联合使用。

常见的可增加免疫抑制剂血药浓度的药物有红霉素、克拉霉素、氟康唑、伏立康唑、酮康唑、维拉帕米、五酯胶囊、甲氧氯普胺、口服避孕药、甲基睾丸酮等。可降低免疫抑制剂的血药浓度的药物有苯巴比妥、苯妥英钠、利福平、异烟肼等。应该尽量避免使用的药物有庆大霉素、阿米卡星、多黏菌素、万古霉素等。

4. 免疫抑制剂的依从性管理 移植器官作为一个外来物，时刻处于受者免疫系统的监视之下，一旦免疫抑制作用减弱，机体免疫系统就会对移植器官发起攻击，也就是排斥反应发生。有时这种排斥反应很微弱，可能没有临床症状，但器官的损害已经发生。因此，按时、按规定服药，使机体的免疫机制处于一种稳定的免疫抑制状态，减少排斥反应的发生率，延长移植器官的存活期就显得非常重要。

5. 移植患者的定期规律随访 器官移植后，为了患者能获得长期的移植器官功能和提高生活质量，术后长期随访与管理必不可少，随访中教育重点包括规律服药、定期随访、生活方式教育及加强自我管理能力教育。规律随访也可促进免疫抑制剂剂量的个体化调整。

第三节 处方审核的注意事项

肾移植后免疫抑制剂的处方审核时需留意下列几点注意事项。

1. 评估处方用药与诊断是否相符。评估患者处方中的各个药物是否具有相应适应证。

2. 特别要注意审核用法、用量是否合适。需要掌握免疫抑制剂的常规使用剂量，对于超常规剂量的免疫抑制剂，有血药浓度检测的，需结合血药浓度检测结果进行评估；没有血药浓度检测的，最好与医师沟通评估用药剂量是否合适。给药频次或给药途径与常规不符合的，应与医师沟通。例如麦考芬钠肠溶片，一日 3~4 次服用，应与医师沟通是否有特殊情况。

3. 特殊人群用药。需要关注药物对生殖系统、妊娠的影响，如霉酚酸类药物对妊娠等级为 D 级，具有致突变和致畸的可能性，妊娠期内禁止使用。

4. 是否有重复给药和有临床意义的相互作用。如他克莫司和环孢素均为钙调磷酸酶抑制剂，不建议同时使用。与有显著相互作用的药物使用时是否已调整用药剂量或监测药物浓度。如移植后真菌感染患者使用伏立康唑时，患者他克莫司的用药剂量是否较常规剂量低，或建议结合血药浓度指标进行评估剂量是否合适，如有可疑未调药物剂量，建议与医师沟通。

5. 是否有用药禁忌。除了有过敏史禁用之外，更应该关注药物是否会加重患者病情，如白细胞过低的患者使用具有骨髓抑制作用的吗替麦考酚酯需要减量或停药。移植后使用硫唑嘌呤患者联用别嘌呤治疗痛风时，因两者有严重相互作用，建议修改医嘱。

第四节　处方审核案例

 案例1

【处方描述】

（1）患者信息：男，51 岁，61kg。肾移植术后 2 个月余，血肌酐 128μmol/L，FK506 C_0 20.1ng/ml

（2）临床诊断：慢性肾脏病 4 期；肾移植术后

（3）处方

五酯胶囊	11.25mg×24 片	11.25mg, po, bid
他克莫司胶囊	1mg×50 粒	3mg, po, bid
吗替麦考酚酯胶囊	250mg×40 粒	500mg, po, bid
泼尼松片	5mg×100 片	15mg, po, qd

【处方问题】　药物相互作用和用法用量不适宜：五酯胶囊可升高他克莫司浓度，他克莫司或者五酯胶囊给药剂量不适宜，导致他克莫司血药浓度偏高。

【处方分析】 根据中华医学会器官移植学分会《器官移植免疫抑制剂临床应用技术规范（2019版）》，肾移植术后1~3个月，他克莫司目标血药浓度推荐范围为6~10ng/ml，该患者肾移植术后2个月余，他克莫司血药浓度为20.1ng/ml，浓度偏高可能增加肾毒性和肝毒性等的发生风险。

【干预建议】 建议减少他克莫司剂量或者停用五酯胶囊，并注意继续监测药物浓度确定该患者的合适剂量，同时需要关注患者肌酐水平及转氨酶水平。

 案例2

【处方描述】

（1）患者信息：女，38岁，48kg。肾移植术后1个月余，伴少尿，血钾6.1mmol/L

（2）临床诊断：慢性肾病Ⅴ期，肾移植术后

（3）处方

他克莫司胶囊	1mg×50粒	3mg, po, bid
吗替麦考酚酯胶囊	250mg×40粒	500mg, po, bid
泼尼松片	5mg×100片	15mg, po, qd
螺内酯片	20mg×100片	20mg, po, bid

【处方问题】 联合用药不适宜：他克莫司联用螺内酯易引起高钾血症。

【处方分析】 根据他克莫司及螺内酯的药品说明书，两者均可升高血钾水平，两者联用应该警惕高钾血症。该患者目前血钾6.1mmol/L，血钾偏高，合用利尿剂用于利尿时不建议联用保钾利尿剂。

【干预建议】 建议停用螺内酯，可改用呋塞米，注意复查患者血钾水平。

 案例3

【处方描述】

（1）患者信息：女，44岁，51kg。肾移植术后第4天，血肌酐285μmol/L

（2）临床诊断：慢性肾小球肾炎、慢性肾病Ⅴ期、肾性高血压

（3）处方

注射用巴利昔单抗	20mg	20mg, ivgtt, qd
0.9%氯化钠注射液	100ml	
他克莫司胶囊	1mg×50粒	3mg, po, bid
吗替麦考酚酯胶囊	250mg×40粒	1000mg, po, bid
注射用甲泼尼龙	40mg	40, ivgtt, qd
0.9%氯化钠注射液	100ml	

【处方问题】　用法用量不适宜：巴利昔单抗给药频次不适宜，不宜 qd 给药。

【处方分析】　根据药品说明书及《器官移植免疫抑制剂临床应用技术规范（2019 版）》，在免疫抑制诱导治疗中，巴利昔单抗给药总剂量为 40mg，分两次给药，手术当天和第 4 天各 20mg。该患者术后第 4 天给药频次为 qd，不合理。

【干预建议】　建议将巴利昔单抗的给药频次 qd 改为 once。

 案例 4

【处方描述】

（1）患者信息：女，50 岁，体重 44.8kg。肾移植术后 3 年，有咳嗽、咳痰，体温 37.8℃；血肌酐 288μmol/L；FK506 浓度 21ng/ml

（2）临床诊断：肾移植术后、移植肾功能不全、肺部真菌感染

（3）处方

麦考酚钠肠溶片	180mg×50 片	180mg，po，qd
他克莫司胶囊	1mg×50 粒	1mg，po，q12h
泼尼松片	5mg×100 片	15mg，po，qd
伏立康唑片	200mg×30 片	200mg，po，bid

【处方问题】　有配伍禁忌或不良相互作用：伏立康唑可提高他克莫司药物浓度。

【处方分析】　伏立康唑通过细胞色素 P450 同工酶代谢，并抑制细胞色素 P450 同工酶，可抑制他克莫司代谢，与他克莫司联合使用可使后者浓度增高，峰浓度和曲线下面积分别增高 117% 和 221%。根据说明书以及 2019 年《Interactions between anti‐infective agents and immunosuppressants—Guidelines from the American Society of Transplantation Infectious Diseases Community of Practice》，当已接受他克莫司治疗的患者开始使用伏立康唑时，建议将他克莫司剂量减至原剂量的 1/3，并严密监测他克莫司血药浓度。根据《中国肾移植受者免疫抑制治疗指南（2016 版）》《他克莫司在临床肾移植中的应用指南》，监测他克莫司血药浓度的指标是服药后 12 小时谷浓度。在他克莫司＋MPA 类药物＋激素的三联方案中，他克莫司的目标谷浓度参考值为术后 1 年以上 5～10ng/ml。该患者因相互作用导致他克莫司浓度过高，易引起肝肾毒性、电解质紊乱等药物不良反应。

【干预建议】　建议暂停使用他克莫司胶囊，并注意监测 FK506 药物浓度，待浓度达到正常水平，血钾及肌酐水平恢复正常后，继续服用他克莫司胶囊 0.5g qd，并注意监测血药浓度。

案例5

【处方描述】

（1）患者信息：女，62岁，体重48.8kg。肾移植术后6个月余，间断腹泻1个月，7~8次/日。

（2）临床诊断：腹泻，肾移植状态

（3）处方

吗替麦考酚酯胶囊	250mg×40粒	1000mg, po, bid
他克莫司胶囊	1mg×50粒	1mg, po, bid
泼尼松片	5mg×100片	20mg, po, qd
蒙脱石散	3g×12袋	1袋, po, tid

【处方问题】 用法用量不适宜：吗替麦考酚酯剂量不适宜，剂量过大易引起腹泻。

【处方分析】 根据《中国肾移植受者免疫抑制治疗指南（2016版）》《肾移植临床用药》以及药物说明书，免疫抑制剂易引起腹泻，其中霉酚酸类药物发生概率最大，尤其是剂量过大的情况下。其引起腹泻的机制可能是胃肠上皮细胞可能部分依赖嘌呤合成的途径进行生长和增殖，因此容易受到霉酚酸抑制而导致腹泻。该患者长期腹泻，应考虑可能与吗替麦考酚酯有关。

【干预建议】 建议将吗替麦考酚酯胶囊减量至500mg bid，若仍有腹泻，可更换为二线抗增殖药如硫唑嘌呤或咪唑立宾。

 案例6

【处方描述】

（1）患者信息：男，43岁，体重62.5kg。肾移植术后1个月余，发现微小病毒感染，微小病毒DNA 1.0×10^{10}/ml。血肌酐210μmol/L，他克莫司浓度8.1ng/ml

（2）临床诊断：移植肾功能不全，细小病毒感染，红细胞生成障碍，贫血

（3）处方

吗替麦考酚酯胶囊	250mg×40粒	1000mg, po, bid
他克莫司胶囊	1mg×50粒	3mg, po, bid
泼尼松片	5mg×100片	20mg, po, qd
静注人免疫球蛋白（pH 4）	2.5g:50ml/瓶	20g, ivgtt, qd

【处方问题】 用法用量不适宜：微小病毒感染急性期，免疫抑制剂的剂量过大。

【处方分析】　根据《2009 KDIGO 临床实践指南：肾移植受者的诊治》《中国肾移植受者免疫抑制治疗指南（2016 版）》，患者病毒感染由免疫力低下引起，需要调整免疫抑制方案，停用或者减量 MMF，将 FK506 转换为 CsA，且静脉滴注免疫球蛋白提高免疫力及抗微小病毒感染。本患者仍全剂量免疫抑制剂，FK506 浓度 8.1ng/ml，吗替麦考酚酯 1g bid，建议减量。

【干预建议】　建议减少或停用吗替麦考酚酯胶囊用量，若无环孢素使用的安全性问题也可考虑将他克莫司更换为环孢素。

 案例 7

【处方描述】

（1）患者信息：女，28 岁，体重 56kg。肾移植术后 2 年，妊娠 2 个月。

（2）临床诊断：肾移植状态、移植肾功能不全

（3）处方

吗替麦考酚酯胶囊	250mg×40 粒	500mg，po，bid
他克莫司胶囊	0.5mg×50 粒	1.5mg，po，bid
泼尼松片	5mg×100 片	5mg，po，qd

【处方问题】　遴选药品不合理：妊娠期不适合选用吗替麦考酚酯胶囊。

【处方分析】　吗替麦考酚酯胶囊的妊娠等级为 D 级。根据药品说明书，本品具有生殖毒性，禁用于孕妇和未使用高效避孕方法的育龄期妇女。

【干预建议】　建议将吗替麦考酚酯胶囊更换为硫唑嘌呤 100mg qd，并密切关注胎儿发育情况。

 案例 8

【处方描述】

（1）患者信息：男，35 岁，体重 55kg。肾移植术后 3 个月，乏力纳差半月余。

（2）临床诊断：移植肾急性排斥反应、移植肾功能不全

（3）处方

兔抗人胸腺细胞免疫球蛋白	25mg	50mg，ivgtt，qd（静滴持续 2h）
0.9%氯化钠注射液	250ml	

【处方问题】　用法用量不适宜：兔抗人胸腺细胞免疫球蛋白的滴注时间 2 小时不合理。

【处方分析】　根据药品说明书和《肾移植临床用药》，抗胸腺细胞球蛋白（ATG）滴注时间应在 6 小时以上，滴速过快增加患者严重不良反应的发生率。

【干预建议】 建议抗胸腺细胞球蛋白应滴注时间 6 小时以上，溶媒可以选用 500ml 氯化钠注射液，并告知护士输注期间自始至终严密监测患者，以免出现不良反应。

案例 9

【处方描述】

（1）患者信息：男，55 岁，体重 65kg。肾移植术后半年，规律服用"他克莫司＋吗替麦考酚酯＋泼尼松"三联抗排斥治疗。近 1 个月他克莫司全血谷浓度维持在 7.1ng/ml 左右；肺炎支原体抗体 1∶320。

（2）临床诊断：肾移植术后、肺炎支原体感染

（3）处方

克拉霉素片	0.25g×8 片	0.5g，po，qd
他克莫司胶囊	1mg×50 粒	2mg，po，q12h
麦考酚钠肠溶片	180mg×50 片	540mg，po，q12h
泼尼松片	5mg×100 片	25mg，po，qd

【处方问题】 有配伍禁忌或不良相互作用：克拉霉素缓释片可能导致他克莫司血药浓度升高而导致不良反应风险增加。

【处方分析】 克拉霉素为 CYP3A4 的强效抑制剂，环孢素为 CYP3A4 的底物，前者可抑制后者的代谢，提高其血药浓度，较高剂量的环孢素发生肾毒性、神经毒性等的风险增加。根据 2019 年《Interactions between anti – infective agents and immunosuppressants—Guidelines from the American Society of Transplantation Infectious Diseases Community of Practice》，克拉霉素与他克莫司同时使用会导致后者浓度或曲线下面积显著增加（3～10 倍），如果使用该组合，建议在启动时将他克莫司的剂量减少 50%，监测血药浓度并据此进一步调整给药剂量。

患者肺炎支原体感染，可将克拉霉素换为相互作用小的阿奇霉素，并监测抗感染疗效与他克莫司血药浓度；如必须联用，建议开始治疗时将他克莫司的剂量减少 50%，并密切监测血压浓度。

【干预建议】 建议将他克莫司的剂量减为 1mg po q12h 或者克拉霉素切换为阿奇霉素，并密切监测血药浓度。

案例 10

【处方描述】

（1）患者信息：男，58 岁。肾移植术后 14 年，血肌酐 950μmol/L，糖化血红蛋白 7.0%，空腹血糖 7～8mmol/L，餐后血糖 10mmol/L 左右，拟行二次肾移

植手术。

（2）临床诊断：肾移植术后、移植肾功能不全、糖尿病

（3）处方

他克莫司胶囊	0.5mg×50 粒	0.5mg，po，q12h
泼尼松片	5mg×100 片	5mg，po，qd
磷酸西格列汀片	25mg×14 片	50mg，po，qd
生物合成人胰岛素注射液	3ml：300IU	8IU – 10IU – 10IU，ih，三餐前
甘精胰岛素注射液	3ml：300IU	20IU，ih，qn

【处方问题】　用法用量不适宜：西格列汀用量不适宜。

【处方分析】　根据 2020 年《糖尿病肾病多学科诊治与管理专家共识》，胰高血糖素样肽 – 1（glucagon – likepeptide – 1，GLP – 1）受体激动剂和钠 – 葡萄糖共转运蛋白 – 2（sodium – dependent glucose transporter – 2，SGLT – 2）抑制剂、DDP – 4 抑制剂等均可以降低糖尿病肾病蛋白尿，延缓肾病进展。西格列汀用于 Ccr > 50ml/min 的慢性肾脏病（chronic kidney disease，CKD）患者，无需调整剂量 100mg qd；对于 30ml/min < Ccr < 50ml/min 的 CKD 患者，剂量减半至 50mg qd；对于 Ccr < 30ml/min 的 CKD 或者透析患者，剂量减为 1/4，即 25mg qd。利格列汀 80% 通过肠肝系统，5% 通过尿液清除，利格列汀用于 CKD 非透析患者不需要减量。此外，GLP – 1 受体激动剂在 GFR < 30ml/（min · 1.73m^2）和 SGLT – 2 抑制剂在 GFR < 45ml/（min · 1.73m^2）不推荐使用。该患者重度肾功能不全，CrCl < 30ml/min，目前每日 50mg 剂量偏大。

【干预建议】　建议将西格列汀减量为 25mg qd；或者换用利格列汀 5mg qd。

 案例 11

【处方描述】

（1）患者信息：女，25 岁。肾移植术后 17 日

（2）临床诊断：异体肾移植状态、高血压、腹泻

（3）处方

他克莫司胶囊	1mg×50 粒	3mg，po，q12h
咪唑立宾片	50mg×100 片	150mg，po，q12h
泼尼松片	5mg×100 片	30mg，po，qd
厄贝沙坦片	0.15mg×7 片	0.15mg，po，qd

【处方问题】　遴选的药品不适宜：肾移植术后早期不宜使用厄贝沙坦片。

【处方分析】　厄贝沙坦属于血管紧张素受体拮抗剂（angiotensin receptor

blocker，ARB）。根据《中国实体器官移植术后高血压诊疗规范（2019 版）》，虽然 ARB 类药物具有肯定的降压、减少蛋白尿的效果，但它们可产生血清肌酐升高、血钾升高、肾小球滤过率降低、贫血等并发症，有可能干扰肾移植后急性排斥反应的判断，尤其是在急性期。因此，一般建议此类药物的使用延迟至术后 4~6 个月以后，肾功能稳定时，以获得最大的安全性。

患者肾移植术后 17 日，暂不建议用 ARB 类降压药，如患者既往无明显的不良反应事件，可选择钙离子拮抗剂（calcium channel blocker，CCB）类药物，如氨氯地平、硝苯地平控释片等。如不能耐受 CCBs 类药物，亦可换用其他类降压药。

【干预建议】　建议选择 CCBs 类药物，如氨氯地平、硝苯地平控释片等。

 案例 12

【处方描述】

（1）患者信息：男，42 岁。肾移植术后 5 年，T – SPOT（＋）

（2）临床诊断：异体肾移植状态、骨结核

（3）处方

异烟肼片	100mg×100 片	300mg，po，qd
利福平胶囊	0.15g×100 粒	0.45g，po，qd
吗替麦考酚酯胶囊	0.25g×40 粒	0.75mg，po，q12h
醋酸泼尼松片	5mg×100 片	10mg，po，qd
他克莫司胶囊	1mg×50 粒	2mg，po，q12h

【处方问题】　有配伍禁忌或不良相互作用：利福平和他克莫司存在药物相互作用。

【处方分析】　利福平为 CYP3A4 的强效诱导剂，而他克莫司为 CYP3A4 底物，前者可增加后者的肝脏代谢，使其血药浓度降低，从而增加排斥反应的发生率。根据 2019 年《Interactions between anti – infective agents and immunosuppressants—Guidelines from the American Society of Transplantation Infectious Diseases Community of Practice》，二者应避免联用。如必须联用，建议在开始联合治疗时将他克莫司的剂量增加 2 倍，随后迅速增加剂量（据报道高达 10 倍），并频繁监测药物水平，直到稳定给药。

该患者结合诊断明确，如必须联用利福平和他克莫司，建议在开始联合治疗时将他克莫司的剂量增加 2 倍。或者换用利福喷丁，对 CYP3A4 的诱导作用较弱，对他克莫司浓度影响较小。

【干预建议】　建议医生将他克莫司的剂量增加至 4mg po q12h，或者将利福平换为利福喷丁，并监测血药浓度。

 案例 13

【处方描述】

（1）患者信息：女，54 岁。肾移植术后 20 年。目前免疫维持方案为：他克莫司胶囊 1.5mg q12h，硫唑嘌呤片 50mg qd，甲泼尼龙片 6mg qd；血肌酐 133.7μmol/L，血尿酸 617.9pg/ml，Ccr 35.8ml/min

（2）临床诊断：异体肾移植状态、肾功能不全、高尿酸血症

（3）处方

非布司他片	40mg×10 片	40mg, qd, po
他克莫司胶囊	1mg×50 粒	1mg, q12h, po
他克莫司胶囊	0.5mg×50 粒	0.5mg, q12h, po
硫唑嘌呤片	50mg×60 片	50mg, qd, po
甲泼尼龙片	4mg×30 片	6mg, qd, po

【处方问题】 有配伍禁忌或不良相互作用：非布司他与硫唑嘌呤存在药物相互作用。

【处方分析】 非布司他是一种黄嘌呤氧化酶抑制剂，而硫唑嘌呤通过黄嘌呤氧化酶代谢，两者存在药物相互作用。非布司他可使硫唑嘌呤的活性代谢物硫基嘌呤的毒性增加。根据非布司他说明书，非布司他禁用于正在接受硫唑嘌呤治疗的患者。根据硫唑嘌呤说明书，两者必须合用时，硫唑嘌呤的剂量应大大减低。根据 Up To Date 中关于"成人肾移植的维持性免疫抑制治疗"的章节内容，如果患者存在重度痛风且必须使用别嘌醇或非布司他，硫唑嘌呤的剂量至少应减少 50%，并密切监测白细胞计数，可能仍要停用硫唑嘌呤。

该患者应避免联用非布司他与硫唑嘌呤，考虑更换硫唑嘌呤或非布司他的可能性。如患者必须使用硫唑嘌呤，需要更改降尿酸方案，可选择苯溴马隆（该患者肌酐大于20ml/min）；或者调整免疫抑制方案，停用硫唑嘌呤，选择其他抗代谢类药物，如 MPA 类或咪唑立宾等。如二者必须联用，建议硫唑嘌呤的剂量至少减少 50%，并密切监测白细胞计数。

【干预建议】 建议医生将非布司他换为苯溴马隆，50mg qd 早餐后服用。

 案例 14

【处方描述】

（1）患者信息：男，45 岁，57kg。肾移植术后 6 个月；Scr 309.2μmol/L，肺孢子菌 PCR 检测阳性，1,3 - β - D 葡聚糖含量为 217.9pg/ml

（2）临床诊断：异体肾移植状态、肾功能不全、重症肺炎、卡氏肺孢子菌感染

（3）处方

复方磺胺甲噁唑片	磺胺甲噁唑400mg/甲	2片，po，qid
	氧苄啶80mg×100片	
他克莫司胶囊	1mg×50粒	3mg，po，q12h
麦考酚钠肠溶片	180mg×50片	540mg，po，q12h
醋酸泼尼松片	5mg×100片	20mg，po，qd

【处方问题】 用法用量不适宜：严重肾功能不全患者应减量使用复方磺胺甲噁唑。

【处方分析】 复方磺胺甲噁唑的两种成分均主要来自肾小球滤过和肾小管分泌。根据复方磺胺甲噁唑的药品说明书，肾功能减退者，半衰期延长，需调整剂量。避免发生与药物剂量相关的急性肾损伤、高钾血症、皮疹等不良反应。肾功能不全时复方磺胺甲噁唑的推荐治疗剂量，根据 Micromedex，Ccr > 30ml/min 时无需调整；15~30ml/min 时剂量减半；<15mL/min 时避免使用。根据《热病：桑福德抗微生物治疗指南》，Ccr > 30ml/min 时无需调整；Ccr 为 10~30ml/min 时剂量为 5~10mg/(kg·d)（分次，q12h），Ccr < 10ml/min 时不推荐，如必需使用 5~10mg/(kg·d)。

该患者 Ccr 约为 25ml/min，应减量使用复方磺胺甲噁唑，建议复方磺胺甲噁唑的剂量减少一半，可改为 2 片 bid。

【干预建议】 建议医生将复方磺胺甲噁唑的剂量调整为 2 片 bid。

 案例15

【处方描述】

（1）患者信息：男，37 岁。肾移植术后 1 年；Scr 150.2μmol/L

（2）临床诊断：泌尿系感染、输尿管支架术后、异体肾移植状态

（3）处方

注射用依替米星	1ml:50mg/支	150mg，ivgtt，qd
0.9%氯化钠注射液	100ml	
他克莫司胶囊	1mg×50粒	3mg，po，q12h
麦考酚钠肠溶片	180mg×50片	540mg，po，q12h
醋酸泼尼松片	5mg×100片	20mg，po，qd

【处方问题】 遴选药品不适宜：不宜选用依替米星。

【处方分析】 依替米星为氨基糖苷类药物，有一定的肾毒性，肾功能不全

者应尽量避免使用。他克莫司也可导致肾毒性。根据 2019 年《Interactions between anti - infective agents and immunosuppressants—Guidelines from the American Society of Transplantation Infectious Diseases Community of Practice》，应避免他克莫司与氨基糖苷类药物合用，可能加重肾毒性。

该患者为移植术后肾功能不全患者，免疫抑制剂他克莫司也具有肾毒性，此时应尽量避免再使用具有肾毒性的药物依替米星。建议根据药敏结果选择其他无肾毒性的抗菌药物，如选择头孢菌素类药物。

【干预建议】 建议医生根据药敏结果选药；或者可经验性予以头孢唑肟 1g q12h。

（马葵芬 崔向丽 侯文婧）

参 考 文 献

[1] Xu Y, Wang L, He J, et al. Prevalence and control of diabetes in Chinese adults [J]. JAMA, 2013, 310 (9): 948 – 959.

[2] James PA, Oparil S, Carter BL, et al. 2014 Evidence – Based Guideline for the Management of High Blood Pressure in Adults: Report From the Panel Members Appointed to the Eighth Joint National Committee (JNC8) [J]. JAMA, 2014, 311 (5): 507 – 520.

[3] 史伟, 杨敏. 临床药物治疗学: 肾脏疾病 [M]. 北京: 人民卫生出版社, 2017.

[4] 中华医学会. 临床诊疗指南: 肾脏病学分册 [M]. 北京: 人民卫生出版社, 2011.

[5] 王海燕. 肾脏病临床概览 [M]. 北京: 北京大学医学出版社, 2010.

[6] 陈灏珠, 林果为, 王吉耀. 实用内科学 [M]. 14 版. 北京: 人民卫生出版社, 2013.

[7] 钱桐荪. 肾脏病学 [M]. 3 版. 北京: 华夏出版社, 2001.

[8] Demuynck M, Lerut E, Kuypers D, et al. Post – streptococcal glomerulonephritis: not an extinct disease [J]. Acta Clin Belg, 2013, 68 (3): 215 – 217.

[9] Gheissari A, Adjodani TS, Hashemi M, et al. Outcome of Iranian children with mild post streptococcal glomerulonephritis [J]. Saudi J Kidney Dis Transpl, 2010, 21 (3): 571 – 574.

[10] Zeledon JI, McKelvey RL, Servilla KS, et al. Glomerulonephritis causing acute renal failure during the course of bacterial infections. Histological varieties, potential pathogenetic pathways and treatment [J]. Int Urol Nephrol, 2008, 40 (2): 461 – 470.

[11] Eison TM, Ault BH, Jones DP, et al. Post – streptococcal acute glomerulonephritis in children: clinical features and pathogenesis [J]. Pediatr Nephrol, 2011, 26 (2): 165 – 180.

[12] Hoy WE, White AV, Dowling A, et al. Post – streptococcal glomerulonephritis is a strong risk factor for chronic kidney disease in later life [J]. Kidney Int, 2012, 81 (10): 1026 – 1032.

[13] Takeno S, Wisanuyotin S, Jiravuttipong A. Risk factors and outcome of atypical acute post – streptococcal glomerulonephritis in pediatrics [J]. Southeast Asian J Trop Med Public Health, 2013, 44 (2): 281 – 288.

[14] Kellum JA, Lameire N, Aspelin P, et al. Kidney Disease: Improving global outcomes (KDIGO) acute kidney injury work group. KDIGO clinical practice guideline for acute kidney injury [J]. Kidney Int, 2012, 2 (Supp 1): 1 – 138.

[15] 程庆砾, 史伟, 郭代红. 肾脏内科常见病用药处方分析 [M]. 北京: 人民卫生出版社, 2009.

[16] Uchino S, Bellomo R, Goldsmith D, et al. An assessment of the RIFLE criteria for acute renal failure in hospitalized patients [J]. Crit Care Med, 2006, 34 (7): 1913 – 1917.

［17］赵佳慧，程庆砾，张晓英等. 老年住院患者急性肾衰竭的临床分析［J］. 中华老年多器官疾病杂志，2007，6（4）：253－256.

［18］Wen J，Cheng QL，Zhao JH，et al. Hospital－acquired Acute Kidney Injury in Chinese Very elderly Persons［J］. J Nephrol，2013，26（3）：572－579.

［19］Khosla N，Soroko SB，Chertow GM，et al. Preexisting chronic kidney disease：a potential for improved outcomes from acute kidney injury［J］. Clin J Am Soc Nephrol，2009，4（12）：1914－1919.

［20］Aronson D. Cardiorenal syndrome in acute decompensated heart failure［J］. Expert Rev Cardiovasc Ther，2012，10（2）：177－189.

［21］White LE，Chaudhary R，Moore LJ，et al. Surgical sepsis and organ crosstalk：the role of the kidney［J］. J Surg Res，2011，167（2）：306－315.

［22］Bellomo R，Wan L，May C. Vasoactive drugs and acute kidney injury［J］. Crit Care Med，2008，36（10）：S179－S186.

［23］Liu YL，John P，Elisa L，et al. Changes in blood pressure before the development of nosocomial acute kidney injury［J］. Nephrol Dial Transplant，2009（2）：504－511.

［24］王海燕. 肾脏病学［M］.3 版. 北京：人民卫生出版社，2012.

［25］汪年松，邓跃毅，王伟铭，等. 继发性肾脏疾病［M］. 北京：科学技术文献出版社，2009.

［26］O'Sullivan S，Healy DA，Moloney MC，et al. The role of N－acetylcysteine in the prevention of contrast－induced nephropathy in patients undergoing peripheral angiography：a structured review and meta－analysis［J］. Angiology，2013，64（8）：576－582.

［27］张文、陈楠、任红，等. 急性肾功能衰竭流行病学调查［J］. 肾脏病与透析肾移植杂志，2002，11（4）：323－327.

［28］张路霞、王梅、王海燕. 慢性肾脏病基础上的急性肾功能衰竭［J］. 中华肾脏病杂志，2003，19（2）：78－81.

［29］施桂英. 非甾体抗炎药的肾毒性［J］. 药物不良反应杂志，2004（4）：240－243.

［30］陈家伦. 临床内分泌学［M］. 上海：上海科学技术出版社，2011.

［31］中华医学会糖尿病学分会. 中国 2 型糖尿病防治指南（2013 年版）［J］. 中华糖尿病杂志，2014，30（8）：447－498.

［32］中国老年学学会老年医学会老年内分泌代谢专业委员会，老年糖尿病诊疗措施专家共识编写组. 老年糖尿病诊疗措施专家共识（2013 年版）［J］. 中华内科杂志，2014，53（3）：243－251.

［33］中华医学会糖尿病学分会微血管并发症学组. 糖尿病肾病防治专家共识（2014 年版）［J］. 中华糖尿病杂志，2014，6（11）：792－801.

［34］中华医学会内分泌学分会. 中国成人 2 型糖尿病 HbA1c 控制目标的专家共识. 中华内分泌代谢杂志，2011，27（5）：371－374.

［35］Li PK，Szeto CC，Piraino B，et al. Peritoneal dialysis－related infections recommendations：

2010 update ［J］. Perit Dial Int, 2010, 30 (4)：393－423.

［36］Liu C, Bayer A, Cosqrove SE, et al. Clinical practice guidelines by the infectious diseases society of america for the treatment of methicillin－resistant Staphylococcus aureus infections in adults and children ［J］. Clin Infect Dis, 2011, 52 (3)：e18—55.

［37］翟所迪, 应颖秋. 肾衰药物手册 ［M］. 北京：人民军医出版社, 2010.

［38］王质刚. 血液净化学 ［M］. 2 版. 北京：北京科学技术出版社, 2003.

［39］何长民, 张训. 肾脏替代治疗学 ［M］. 2 版. 上海：上海科技教育出版社, 2005.

［40］Ronco C, Bellomo R. Continuous renal replacement therapies：the need for a standard nomenclature ［J］. Contrib Nephrol, 1995, 11 (6)：28－33.

［41］刘文虎. 不同血液净化模式的临床应用 ［J］. 中国血液净化, 2013, 12 (7)：390－393.

［42］孙晓茜. 左卡尼汀诱发癫痫发作 1 例分析 ［J］. 中国现代医药杂志, 2017, 19 (3)：84－85.

［43］邵欢, 徐晓俊, 王晓丹. 左卡尼汀致癫痫大发作 1 例并文献分析 ［J］. 中国药房, 2010, 21 (12)：1136－1137.

［44］栾云, 刘清泉, 张茜, 等. 血液透析患者注射左卡尼汀致癫痫大发作 1 例 ［J］. 内科急危重症杂志, 2020, 26 (1)：87－88.

［45］中华医学会器官移植学分会, 中国医师协会器官移植医师分会. 中国肾移植受者免疫抑制治疗指南 (2016 版). 器官移植, 2016, 7 (5)：327－331.

［46］中华医学会器官移植学分会. 器官移植免疫抑制剂临床应用技术规范 (2019 版) ［J］. 器官移植, 2019, 10 (3)：213－226.

［47］Kasiske B L, Zeier M G, Chapman J R, et al. KDIGO clinical practice guideline for the care of kidney transplant recipients：a summary ［J］. Kidney International, 2010, 77 (4)：299－311.

［48］中华医学会器官移植学分会肾移植学组. 他克莫司在临床肾移植中的应用指南 ［J］. 中华器官移植杂志, 2010, 31 (9)：565－566.

［49］糖尿病肾病多学科诊治与管理共识专家组. 糖尿病肾病多学科诊治与管理专家共识 ［J］. 中国临床医生杂志, 2020, 48 (5)：522－527.